dr. J.N. Keeman
dr. B.C. Vrouenraets

Kleine chirurgische ingrepen

dr. J.N. Keeman
dr. B.C. Vrouenraets

Kleine chirurgische ingrepen

Elfde, ongewijzigde druk

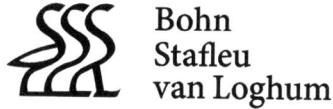

Houten, 2016

Eerste druk, 1980
Zevende druk, eerste oplage, Uitgeverij Bunge, Utrecht 1995
Zevende druk, tweede oplage, Elsevier/Bunge, Maarssen 1999
Achtste en negende ongewijzigde druk, Elsevier gezondheidszorg, Maarssen 2001 en 2006
Tiende herziene druk, eerste oplage, Elsevier gezondheidszorg, Maarssen 2009
Tiende herziene druk, tweede oplage, Reed Business, Amsterdam 2011
Tiende herziene druk, derde oplage, Reed Business Education 2014
Elfde (ongewijzigde) druk, Bohn Stafleu van Loghum, Houten 2016

ISBN 978-90-368-1381-5
DOI 10.1007/978-90-368-1382-2

ISBN 978-90-368-1382-2 (eBook)

© 2016 Bohn Stafleu van Loghum, onderdeel van Springer Media
Alle rechten voorbehouden. Niets uit deze uitgave mag worden verveelvoudigd, opgeslagen in een geautomatiseerd gegevensbestand, of openbaar gemaakt, in enige vorm of op enige wijze, hetzij elektronisch, mechanisch, door fotokopieën of opnamen, hetzij op enige andere manier, zonder voorafgaande schriftelijke toestemming van de uitgever.

Voor zover het maken van kopieën uit deze uitgave is toegestaan op grond van artikel 16b Auteurswet j° het Besluit van 20 juni 1974, Stb. 351, zoals gewijzigd bij het Besluit van 23 augustus 1985, Stb. 471 en artikel 17 Auteurswet, dient men de daarvoor wettelijk verschuldigde vergoedingen te voldoen aan de Stichting Reprorecht (Postbus 3060, 2130 KB Hoofddorp). Voor het overnemen van (een) gedeelte(n) uit deze uitgave in bloemlezingen, readers en andere compilatiewerken (artikel 16 Auteurswet) dient men zich tot de uitgever te wenden.

Samensteller(s) en uitgever zijn zich volledig bewust van hun taak een betrouwbare uitgave te verzorgen. Niettemin kunnen zij geen aansprakelijkheid aanvaarden voor drukfouten en andere onjuistheden die eventueel in deze uitgave voorkomen.

NUR 870
Basisontwerp omslag en binnenwerk: Martin Majoor bno, Arnhem
Tekeningen: Maarten Breuker, Haarlem

Bohn Stafleu van Loghum
Het Spoor 2
Postbus 246
3990 GA Houten

www.bsl.nl

Auteurs

Dr. J.N. Keeman (1934 - 2013) was tot aan zijn pensionering chirurg in het Sint Lucas Andreas Ziekenhuis te Amsterdam. Daarna is hij nog ruim 10 jaar betrokken geweest bij het onderwijs en de wetenschap vanuit de 'Onderwijsunie' van dit ziekenhuis. Enkele jaren geleden werd de jaarlijkse wetenschapsprijs naar hem vernoemd: de dr. Keeman Wetenschapsprijs.

Dr. B.C. Vrouenraets, die in 2009 bij de 10e druk als coauteur toetrad, is algemeen chirurg/chirurgisch oncoloog in het OLVG locatie West in Amsterdam.

Voorwoord bij de tiende druk

Voor de tiende druk van de *Kleine Chirurgische Ingrepen* geldt dat de oude hoofdstukindeling voor een deel nog wel is aangehouden, maar ook hier en daar geheel is omgewerkt en naar de huidige maatstaven aangepast. Als auteurs hebben wij ons getracht opnieuw voor ogen te stellen wat het doel van dit boek dient te zijn. Waren in de vorige uitgaven geleidelijk aan ook ingrepen opgenomen die via dagbehandeling door een specialist worden uitgevoerd, bij deze editie hebben wij gemeend deze niet meer te moeten beschrijven en ons uitsluitend te zullen houden bij poliklinische ingrepen. De doelgroep die wij hierbij voor ogen hebben wordt gevormd door huisartsen, nurse practitioners en jonge artsen en arts-assistenten die op enigerlei wijze met de 'kleine' chirurgie in aanraking komen.

Een hoofdstuk over toegang tot de bloedbaan ten behoeve van hemodialyse is niet weer opnieuw opgenomen. Het gaat immers thans om een inmiddels zeer specialistische chirurgische ingreep, die weliswaar onder plaatselijke verdoving uitgevoerd kan worden, maar die ten einde langdurigheid te garanderen toch heel specifieke kennis en vaardigheid vereist. Daarom is dit hoofdstuk vervangen door een tweetal hoofdstukken: één betreffende 'diagnostische ingrepen' en één over 'lijnen en drains'. Het leek ons nuttig deze veelvuldig uitgevoerde handelingen aan een beschouwing te onderwerpen.

De tekeningen die bij deze nieuwe hoofdstukken nodig waren, zijn wederom door Maarten Breuker verzorgd.

Aan het begin van ieder hoofdstuk wordt telkens een overzicht gegeven van de onderwerpen die behandeld zullen worden.

Ten einde het eventuele verder naspeuren nog te vergemakkelijken zijn aan het einde van ieder hoofdstuk zo recent mogelijke literatuurverwijzingen opgenomen.

J.N. Keeman
B.C. Vrouenraets
voorjaar 2009

Inhoud

Auteurs 5

Voorwoord bij de tiende druk 7

Inhoud 9

1 Inleiding 11

2 Behandelkamer, instrumentarium, desinfectie, sterilisatie 13

3 Lokale anesthesie 23

4 Verbandtechniek 41

5 Wondgenezing en wondbehandeling 49

6 Suppuratieve ontstekingen 79

7 Oppervlakkige tumoren en cysten 91

8 Premaligne en maligne huidafwijkingen 111

9 Afwijkingen aan de mamma 125

10 Afwijkingen van de regio perianalis, de anus en het anale kanaal 129

11 Kleine ingrepen aan de mannelijke genitalia 149

12 Traumatische ontstekingen 161

13 *Diagnostische kleine chirurgische ingrepen   175*

14 *Lijnen en drains   181*

15 *Varices van de onderste extremiteit   191*

16 *Afwijkingen van de voet   211*

Register   231

1 Inleiding

De chirurgie van de ambulante patiënt is een onderwerp dat sterk in de belangstelling staat. Wat dat betreft is er sinds de eerste uitgave van het voorliggende boek veel veranderd. Ziektekostenverzekeraars hebben lijsten opgesteld van aandoeningen die naar hun mening uitsluitend op poliklinische basis zouden moeten worden behandeld. De toenemende kosten in de gezondheidszorg zullen hieraan zeker debet zijn. Een chirurgische ingreep die op poliklinische basis wordt uitgevoerd, is over het algemeen aanzienlijk minder kostbaar dan die in de kliniek.

Het uitvoeren van dit soort ingrepen mag zich tevens in een grote belangstelling van de huisarts verheugen. In *Huisarts en Wetenschap* zijn regelmatig artikelen en discussies te lezen die over dit onderwerp gaan, waarbij over het nut van een behandeling de Cochrane Library regelmatig wordt aangehaald. In het recente verleden was er in de opleiding tot huisarts maar ook in die tot chirurg weinig plaats ingeruimd voor onderwijs in deze zogenaamde 'kleine' chirurgie, die overigens net zo veel zorgvuldigheid vereist als de grotere chirurgische ingrepen. Inmiddels is daar wel wat verandering in gekomen.

Kleine chirurgische ingrepen zullen zelden catastrofale gevolgen hebben. Toch is het van belang ook de kleine operaties op adequate wijze uit te voeren. Laesies op het terrein van de poliklinische chirurgie zijn gevarieerd en nooit regionaal beperkt, noch het exclusieve terrein van één specialist. Daarom is een goede kennis van de aandoeningen en van hun eventuele chirurgische behandeling van groot belang.

Chirurgie bij de ambulante patiënt heeft vele voordelen omdat deze gewoonlijk in staat zal zijn om zijn normale bezigheden zonder of met geringe problemen voort te zetten. Het feit dat hij thuis kan blijven betekent een aanzienlijke besparing in de onkosten. Het moreel van de patiënt wordt daardoor aanzienlijk verbeterd. De noodzaak om zelf in beweging te blijven doet zijn zelfvertrouwen en normale fysiologie sneller herstellen.

Ook vanuit het chirurgisch gezichtspunt zijn er vele voordelen. Na poliklinische operaties ontwikkelen zich minder vaak complicaties dan na dezelfde soort operatie bij een gehospitaliseerde patiënt. Anusoperaties bij ambulante patiënten bijvoorbeeld worden eigenlijk zelden of nooit gecompliceerd door een urineretentie, terwijl deze bij ziekenhuispatiënten als een frequente en lastige klacht wordt waargenomen. De eindresultaten zijn vaak zeer bevredigend en kunnen nogal eens gunstig afsteken bij die van de klinisch uitgevoerde operaties. In de kliniek bestaat in het algemeen het probleem van de ziekenhuisinfectie. Een incidentie van 10-20%, afhankelijk van de duur van het ziekenhuisverblijf is bij ziekenhuisinfecties niet ongewoon.

Bij de selectie van patiënten voor het ondergaan van een poliklinische ingreep mag geen twijfel bestaan over de mogelijkheid om de voorgestelde operatie ook te kunnen beëindigen. Grotere ingrepen die een nauwkeurige bewaking in de postoperatieve periode vereisen, moeten niet op deze wijze ondernomen worden. Wanneer de diagnose twijfelachtig is of de uitbreiding van de laesie niet definitief bekend is, moet de operatie niet poliklinisch worden uitgevoerd. Een kleine omvang betekent niet altijd dat de laesie onbelangrijk is. De arts die het mes zal hanteren dient dus constant op zijn hoede te zijn. Operaties van onbelangrijke laesies bij patiënten met stollingsstoornissen zoals hemofilie of leukemie kunnen, vanwege het gevaar van postoperatieve bloedingen, het beste uitgevoerd worden onder toezicht van een chirurgisch specialist. Ook bij diabetes kunnen zelfs kleine operaties problemen opleveren in de zin van metabole complicaties en wondgenezingsstoornissen. Patiënten die cytostatica, trombocytenaggregatieremmers of anticoagulantia gebruiken, lopen eveneens een risico op wondgenezingsstoornissen, hetgeen een verhoogde waakzaamheid van de behandelend arts vereist.

Afhankelijk van de omvang kunnen deze patiënten daarom eigenlijk beter klinisch behandeld worden. Emotioneel gestoorde mensen zijn gewoonlijk ook geen goede kandidaten voor poliklinische chirurgie.

Over het algemeen dient na poliklinische chirurgie een arts 24 uur bereikbaar te zijn om hulp te kunnen bieden bij problemen, zoals een nabloeding die kan optreden na terugkeer van de patiënt naar huis. Poliklinische chirurgie moet veilige chirurgie zijn, ook wanneer het gaat om kleine laesies.

Ook voor de huisarts en zijn ondersteunende nurse practitioner zijn deze algemene opmerkingen van belang. Het herkennen en het goed schatten van het gevaar van een klein maligne groeisel of van een naevus is niet altijd eenvoudig. Dit boek is dan ook geschreven om huisartsen, nurse practitioners en jonge chirurgen, maar ook om studenten geneeskunde een handleiding aan te rijken. Er worden geen procedures beschreven die niet op poliklinische basis veilig en gemakkelijk kunnen worden uitgevoerd. Wel wordt duidelijk onderscheid gemaakt tussen ingrepen die verricht kunnen of moeten worden door huisartsen, chirurgische assistenten dan wel door ervaren chirurgisch specialisten.

2 Behandelkamer, instrumentarium, desinfectie, sterilisatie

- De behandelkamer
- Het chirurgisch instrumentarium
- Sterilisatie en desinfectie
- Desinfectantia
- Huiddesinfectie

Voor het goed uitvoeren van kleine chirurgische ingrepen zijn een aparte ruimte en goed instrumentarium onontbeerlijk. Door een doelmatige inrichting verloopt de operatie vlotter, wordt de asepsis bevorderd en wordt ergernis tijdens de operatie voorkomen. In de huisartsenpraktijk zal voor kleine chirurgische ingrepen meestal niet meer dan één kamer beschikbaar zijn. Informatie over inrichting en benodigdheden is te vinden in het document *Infectiepreventie in de huisartsenpraktijk* uitgegeven door de Werkgroep Infectie Preventie (WIP), vastgesteld in januari 2004 (www.wip.nl). Aan de hand van enkele voorbeelden geven wij een handleiding voor de inrichting van de chirurgische behandelkamer.

De behandelkamer
Is slechts één ruimte beschikbaar, dan is een afmeting van ongeveer 4 × 3 m groot genoeg. In dit vertrek dienen een flinke wastafel met koud en warm stromend water en enige stopcontacten aanwezig te zijn; een aanrecht kan dienen voor het plaatsen van de sterilisator en het reinigen van het instrumentarium. Onder het aanrecht kan men een kast aanbrengen voor het opbergen van het instrumentarium. Als operatietafel kan een brede onderzoekbank of een gynaecologische stoel dienen. Verder is een aantal bijzettafeltjes nuttig; deze moeten de hoogte van de operatietafel hebben zodat, indien nodig, hierop een arm of hand gelegd kan worden. Een ander tafeltje kan dienen als instrumententafel. Men moet ervoor zorgen dat de operatietafel en bijzettafels niet te laag zijn, daar het opereren in gebukte houding onaangenaam is. Het is

handig een verband- of pedaalemmer naast de operateur te plaatsen zodat deze tijdens de operatie zijn gazen kwijt kan.

Het is wenselijk dat het onderste gedeelte van de wanden afwasbaar, dus bij voorkeur betegeld, is.

Een goede verlichting is belangrijk, bij voorkeur met een eenvoudige lichtbron die aan het plafond bevestigd kan worden. Een andere mogelijkheid is een staande verrijdbare lamp voorzien van een lange arm, welke meer ruimte in beslag neemt (figuur 2.1 en 2.2).

Indien men beschikt over meer dan één ruimte, dan is een schoonmaak- annex opslagkamer naast de behandelkamer het meest doelmatig. Hier kan dan eventueel ook de administratie worden verricht. De WIP heeft in haar brochure *Omstandigheden*

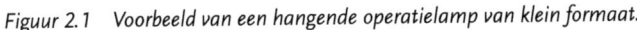

Figuur 2.1 Voorbeeld van een hangende operatielamp van klein formaat.

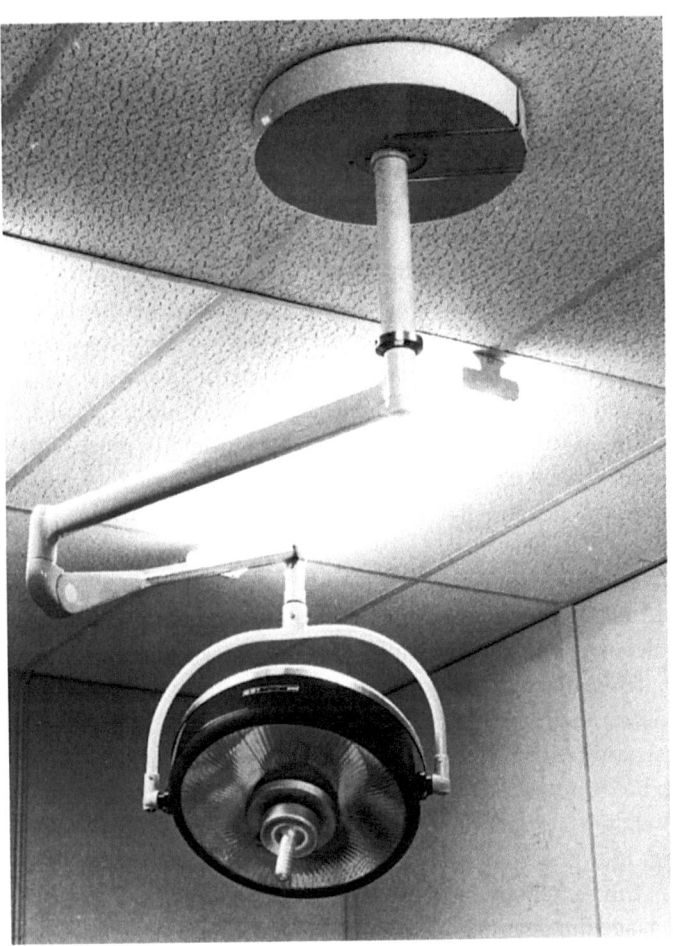

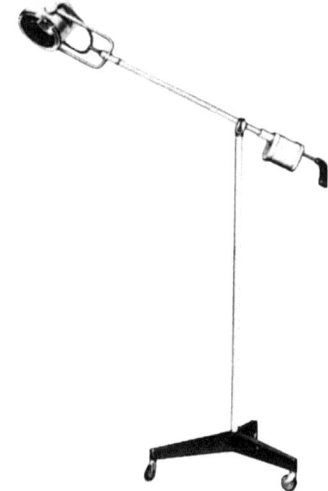

Figuur 2.2 Staande operatielamp.

(kleine) chirurgische en invasieve ingrepen (april 2006) een overzicht gegeven van bouwkundige en klimatologische voorwaarden waaraan zowel binnen als buiten de operatieafdeling moet worden voldaan om (op het gebied van infectiepreventie) veilig te kunnen werken (www.wip.nl).

Het chirurgisch instrumentarium

Het instrumentarium kan eenvoudig zijn. Steriele handschoenen zijn in alle soorten en maten, disposable en steriel verpakt, verkrijgbaar. Het instrumentarium kan het beste opgeborgen worden in een zogenaamd 'net' (zie figuur 2.3), gevouwen in waterafstotend papier om te voorkomen dat het instrumentarium tijdens het bewaren onsteriel wordt.

Hoewel bij kleine chirurgische ingrepen in het ziekenhuis vaak een groot aantal instrumenten ter beschikking staat, zal men in het algemeen in de huisartsenpraktijk met minder toekunnen. Minimaal lijken de volgende instrumenten noodzakelijk (zie figuur 2.4):

- Een anatomisch pincet (1); dit wordt echter maar zelden gebruikt.
- Het chirurgisch pincet (2); door de scherpe tandjes van dit instrument kan men het weefsel vastpakken zonder dat men te veel hoeft te knijpen.
- Fijngepunte mosquitoklemmetjes (3).
- Een mesje; mes en mesheft zijn in disposable vorm in de handel; dit heeft het voordeel dat men altijd een scherp mes heeft, maar even goed is een permanent mesheft waarover een disposable mes wordt geschoven (4).
- Een rechte schaar (5) voor alles wat geknipt moet worden.

16 KLEINE CHIRURGISCHE INGREPEN

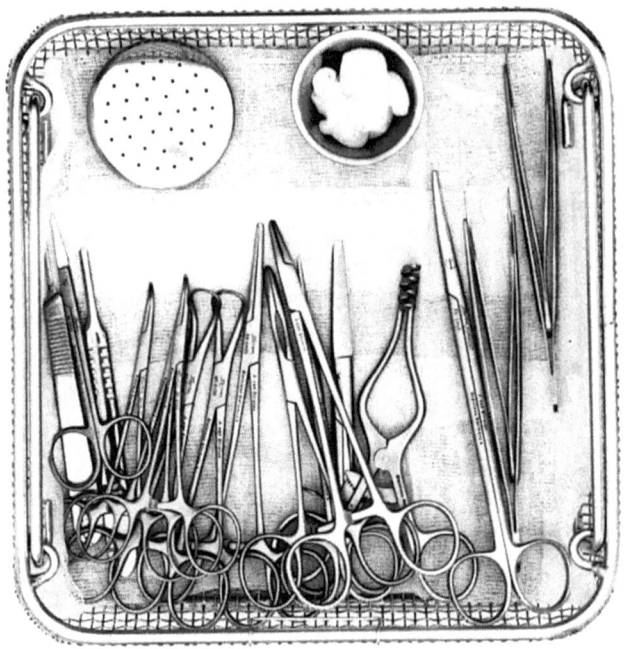

Figuur 2.3 Het 'net' waarin chirurgisch instrumentarium wordt gesteriliseerd.

Figuur 2.4 Basisinstrumentarium voor het verrichten van kleine chirurgie.

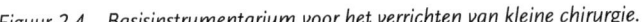

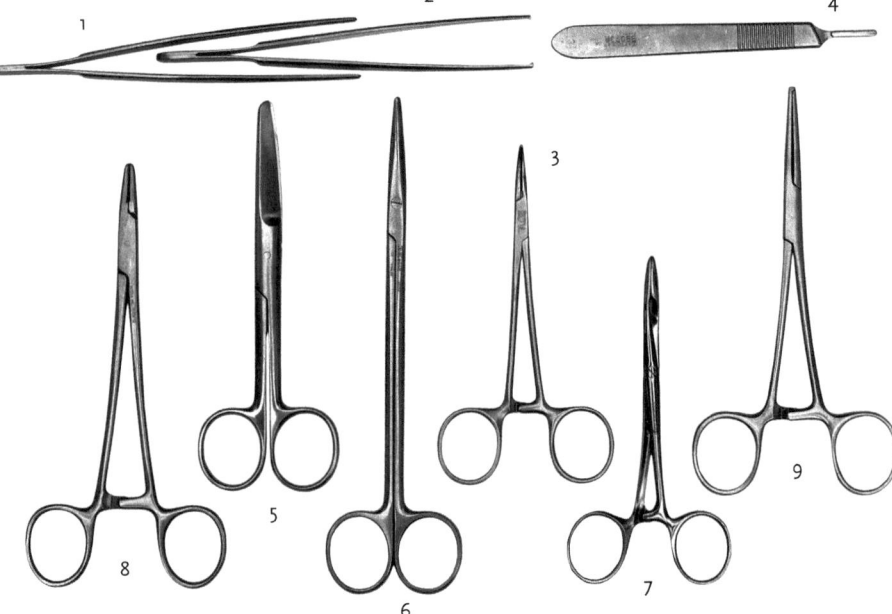

- Een prepareerschaar met stompe punten en een gebogen uiteinde (6), groot en/of klein. Klem volgens Péan (7), klem volgens Kocher (9).
- Een naaldvoerder (8).
- Een scherpe lepel, ovaal of rond, die gebruikt kan worden bij de excochleatie van huidafwijkingen (zie hoofdstuk 7).
- Eventueel wondhaakjes, eentandshaakjes, draadtang enzovoort.

Voor het afdekken van het wondgebied kunnen uitstekend recent gestreken theedoeken (steriel) gebruikt worden. Eenvoudiger zijn echter steriel verpakte papieren gatdoeken met plakranden welke commercieel verkrijgbaar zijn. Verscheidene firma's hebben zich toegelegd op het leveren van instrumenten, materialen en handschoenen voor het verrichten van kleine chirurgische ingrepen in de huisartsenpraktijk (bijvoorbeeld www.vermeulen-medical.nl, www.amstelmedical.nl, www.dax-medishop.nl).

Sterilisatie en desinfectie

Om het aantal micro-organismen te verminderen kan men kiezen uit sterilisatie, desinfectie en reiniging. Bij sterilisatie worden alle micro-organismen gedood, terwijl bij desinfectie eigenlijk alleen het risico op de overdracht van micro-organismen wordt geëlimineerd: alle micro-organismen worden gedood; sporen kunnen echter blijven bestaan. Operatie-instrumentarium, katheters, injectienaalden enzovoort dienen steriel te zijn. Desinfectie kan men toepassen in situaties waar steriliteit geen vereiste is, of waar steriliteit weliswaar wenselijk maar niet mogelijk is, bijvoorbeeld bij hittegevoelige instrumenten. In het algemeen zal aan sterilisatie en desinfectie een proces van grondige reiniging vooraf dienen te gaan, dat met het oog op het risico van besmetting niet handmatig uitgevoerd mag worden.

Sterilisatie

Voor kritisch instrumentarium, waaronder het instrumentarium voor kleine chirurgische ingrepen, is sterilisatie vereist (zie www.wip.nl). Steriliteit is een absoluut begrip, waaronder de facto de volledige afwezigheid van micro-organismen wordt verstaan. De oudste en meest toegepaste sterilisatiemethoden maken gebruik van verhitting, welke men kan verdelen in droge en vochtige verhitting. Nieuwere methoden zijn chemische sterilisatie of sterilisatie door middel van gammastraling.

Sterilisatie door droge verhitting (de heteluchtoven). Flamberen en verbranden zijn vormen van droge verhitting die maar een beperkte toepasbaarheid hebben. In de heteluchtoven is in de praktijk de minimale sterilisatietijd 1 uur bij 160 °C. Deze methode is alleen geschikt voor materialen die tegen deze hoge temperatuur bestand zijn. Het materiaal heeft hiervan te lijden en kan bot worden. Bovendien is in een eenvoudig uitgevoerde heteluchtoven de procescontrole niet toereikend.

Sterilisatie door vochtige verhitting. De uitkookpannen worden niet meer gebruikt omdat gebleken is dat sporen van Clostridia in staat zijn de verhitting tot 100 °C te overleven. Hetzelfde geldt voor het hepatitisvirus dat, in bloedresten verborgen, een dergelijke temperatuur lange tijd kan weerstaan. Een methode die veel beter is, is verhitting met verzadigde stoom. Dit is een zeer efficiënte vorm van sterilisatie met een enorm verwarmings- en penetratievermogen. De betrouwbaarheid van de sterilisatie door middel van verzadigde stoom is gebaseerd op een nauwkeurig evenwicht tussen temperatuur en druk. Men kan kiezen tussen een temperatuur van 120 °C bij een sterilisatietijd van 20 minuten en een druk van 200 kPa of een temperatuur van 134 °C gedurende 3 minuten bij een druk van 300 kPa. Dit is afhankelijk van het te steriliseren materiaal. Deze effectieve, snelle en betrouwbare vorm van steriliseren heeft ook nadelen. Het te steriliseren materiaal moet vocht- en hittebestendig zijn. Bovendien is de hiervoor benodigde apparatuur in het algemeen vrij kostbaar en is een regelmatige procescontrole noodzakelijk.

Chemische sterilisatie. Ethyleenoxide bevindt zich boven 11 °C in gasvormige toestand. Het werkt bij kamertemperatuur al steriliserend, maar de temperatuur wordt in verband met de snelheid van het proces verhoogd tot 50-60 °C. Chemische sterilisatie wordt uitsluitend gebruikt bij elektronica of instrumenten die thermolabiele onderdelen hebben.

Sterilisatie door middel van gammastraling. Deze vorm van sterilisatie wordt eigenlijk uitsluitend industrieel toegepast.

Geldigheidsduur van de steriliteit. De kans dat een gesteriliseerd voorwerp op het moment van gebruik gecontamineerd is, hangt af van de aard van het verpakkingsmateriaal, het besmettingsniveau van de buitenzijde, de wijze van hanteren en opslaan van de verpakking na sterilisatie en de zorgvuldigheid waarmee de verpakking wordt geopend. Eén laag textiel laat na drie dagen al contaminatie van de inhoud zien, terwijl dit bij verpakking in één laag papier pas na drie tot vier weken het geval kan zijn. Wordt het geheel bewaard in een plastic zak die na sterilisatie wordt dichtgelast, dan kan de steriliteit van de inhoud zelfs na anderhalf jaar nog bestaan. Er bestaat dus geen algemene geldigheidsduur voor steriliteit, maar men kan de duur wel aanzienlijk opvoeren door

- het materiaal in een dubbele laag te verpakken, bijvoorbeeld binnen linnen met daaromheen crêpepapier (gemiddelde geldigheidsduur twee maanden);
- het materiaal zorgvuldig te hanteren;
- zorg te dragen voor een stofarme opslagplaats;
- na sterilisatie een gesloten plastic zak of andere bacteriedichte verpakking aan te brengen (gemiddelde geldigheidsduur één jaar).

Instrumentarium of verband dat in één laag papier verpakt op een gunstige plaats ligt, heeft een steriliteitsduur van een maand. Wanneer deze samen worden verpakt in een bacteriedichte verpakking, loopt de geldigheidsduur op tot een jaar. Het verdient aanbeveling de sterilisatiedatum, maar nog liever de expiratiedatum op de verpakking te vermelden.

Desinfectie

Desinfectantia worden in verschillende concentraties en in grote variatie gebruikt voor verschillende doeleinden. In spoelruimten worden verschillende desinfectantia gebruikt waarvan lysol het meest bekend is. De concentratie hiervan wisselt van 0,2% tot 5%. Na lysol zijn quaternaire ammoniumbasen (concentratie wisselend van 1/200 tot 1/6000) en chloorhexidine het meest in trek, ondanks dat deze laatste twee voor het gebruik in spoelruimten ongeschikt zijn. Een korte bespreking van de verschillende desinfectantia lijkt gewenst.

Door de WIP zijn in de brochure *Beleid reiniging, desinfectie en sterilisatie* (gewijzigde versie mei 2005) de uitgangspunten van het gebruik van desinfectantia als volgt geformuleerd:

- Desinfecteer niet wanneer sterilisatie is aangewezen.
- Desinfecteer niet wanneer reiniging voldoende is.
- Desinfecteer niet als steriele artikelen voor eenmalig gebruik economisch verantwoord kunnen worden toegepast.
- Pas geen chemische desinfectie toe waar thermische desinfectie mogelijk is.
- Gebruik een zo beperkt mogelijk aantal desinfectantia.
- Gebruik voor ieder desinfectans voor zover mogelijk een vaste combinatie van gebruiksconcentratie en inwerktijd.
- Desinfecteer volgens protocol door deskundig personeel.

Onder thermische desinfectie vallen onder andere uitkoken en pasteurisatie. Desinfectie vindt plaats door inwerking van heet water of stoom bij temperaturen onder de 100 °C. Chemische desinfectie is in de dagelijkse praktijk buiten het ziekenhuis gebruikelijker dan thermische desinfectie.

In de brochure van de WIP worden de desinfectiemiddelen met hun werking uitvoerig besproken.

Lysol en de reukloze fenolpreparaten behoren tot de langst gebruikte ontsmettingsmiddelen. Van het grote aantal preparaten dat wordt aangeboden is ofenylfenol (Lyorthol®) in Nederland het meest gebruikt. Het doodt vrijwel alle micro-organismen, maar is niet werkzaam tegen sporen, hydrofiele virussen en hepatitis-B-virus. De juiste concentratie is 2%. Het kan gebruikt worden als reinigend desinfectiemiddel, maar heeft als bezwaar dat huidcontact uitslag kan veroorzaken.

Chloor en chloorverbindingen zijn in staat om in lage concentraties (100 ppm) in korte tijd bacteriën te doden. Voor virussen, ook het hepatitis B-virus en hiv, is een concentratie van 1000 ppm (0,1%) gedurende 10 minuten noodzakelijk. Van de thans beschikbare preparaten verdient het natriumdichloorisocyanuraat in een concentratie van 250-1000 ppm (0,025-0,1%) de voorkeur gezien de stabiliteit en de minder inactiverende werking door serum.

Glutaaraldehyde is niet-vluchtig en heeft een breed antimicrobieel spectrum. Het werkt sneller dan formaline en is minder prikkelend. Dit middel kan gebruikt worden voor instrumenten die niet geautoclaveerd kunnen worden (bijvoorbeeld gastroscopen, cystoscopen, thermometers en plastic prothesen). Nauwkeurig reinigen van de instrumenten vóór desinfectie is essentieel. Voor gebruik dient het gesteriliseerde instrument met steriel gedestilleerd water te worden af- en doorgespoeld ter verwijdering van glutaaraldehyderesten. Aldehyden mogen alleen in gesloten systemen of desinfectiemachines gebruikt worden. In een 2%-oplossing werken ze bactericide, fungicide en virucide (ook hepatitis B-virus en hiv) binnen 10 minuten. Glutaaraldehyde (Cidex®) is het meest gebruikte aldehyde. Formaline heeft eigenlijk als desinfectans afgedaan. Het biedt geen voordelen boven glutaaraldehyde en heeft nogal wat bijwerkingen. Zo heeft het een prikkelende werking op de slijmvliezen en kan het leiden tot overgevoeligheidsreacties.

Peroxiden. Waterstofperoxide (H_2O_2) is allang bekend als een bacteriedodend middel. Het is echter door zijn geringe stabiliteit enige tijd niet gebruikt. Inmiddels hebben een veel zuiverder bereidingswijze en de toevoeging van stabiliserende stoffen ertoe geleid dat het middel langere tijd zonder desintegratie kan worden bewaard. Ook zijn er perzuren in de handel (perazijnzuur, natriumperboraat) welke actiever zijn dan H_2O_2. Peroxiden zijn bactericide, sporocide, fungicide en virucide in een 0,3%-oplossing (perazijnzuur, natriumperboraat); ze zijn actiever dan H_2O_2. H_2O_2 in een 3%-oplossing en perboraat in een 2%-oplossing inactiveren hiv respectievelijk in 10 en 5 minuten. Peroxiden hebben echter een beperkte toepassingsmogelijkheid omdat zij een toxische en corrosieve werking hebben. Daarom dienen zij ook niet in wonden gebruikt te worden. Van perazijnzuur is bekend dat het carcinogeen kan werken.

Huiddesinfectie

Hiervoor zijn een aantal middelen in de handel. Slechts enkele voldoen aan de normen van een effectieve huiddesinfectie.

Ethylalcohol doodt alle micro-organismen, met uitzondering van sporen, zeer snel. 70% ethylalcohol doodt ook virussen. Het kan alleen gebruikt worden op goed gereinigde oppervlakken. Zo blijkt hiv, aanwezig in ingedroogd materiaal, niet te worden geïnactiveerd in ethanol 70%, maar wel in suspensie. Alcohol is goed te combineren met jodium en chloorhexidine. In de aanwezigheid van organische stoffen zoals bloed en etter wordt de werking wel verminderd. Voor de desinfectie van de huid werkt ethylalcohol het beste in een concentratie van 70%. Jodiumtinctuur kan, gezien de krachtig desinfecterende werking van jodium, bestaan uit 1% jodium en 70% alcohol.

Jodium en jodiumverbindingen zijn van oudsher veel gebruikte huiddesinfectantia, hetzij als een oplossing van vrije jodium in 70% alcohol, hetzij in de vorm van een jodofoor. Een bekende jodofoor is polivinylpyrrolidon. Het kan met jodium op dezelfde wijze gecombineerd worden als een plasmaproteïne met organisch jodium. Deze verbinding is, in tegenstelling tot anorganisch jodium, wateroplosbaar. Zij kleurt de huid niet en is effectief bij de ontsmetting van het huidoppervlak. In de waterige oplossing is de desinfecterende werking vrij traag. Alleen de alcoholische oplossing heeft de gewenste snelle werking. Deze laatste oplossing is in de handel onder de naam Betadine®-lotion (2,5% povidonjodium in alcoholische oplossing). Er moet goed onderscheid gemaakt worden tussen povidonjodiumzeep die in de eerste plaats reinigt en povidonjodium in alcohol, dat uitsluitend als snel huiddesinfectans dient.

Chloorhexidine heeft een bactericide werking tegen grampositieve bacteriën, maar is tegen sommige gramnegatieve micro-organismen (met name Proteus species en *Pseudomonas aeruginosa*) weinig, en tegen sporen en tuberkelbacteriën in het geheel niet werkzaam. Het wordt gebruikt voor desinfectie van de huid en voor enkele andere klinische doeleinden, maar komt zowel vanwege zijn selectieve werking als vanwege de prijs niet in aanmerking voor het desinfecteren van voorwerpen en dergelijke. Chloorhexidine wordt gebruikt in een oplossing van 0,5% in 70% alcohol of van 1% in water. Deze waterige oplossing heeft het bezwaar dat vooral bij lang staan een besmetting met Proteus en Pseudomonas kan ontstaan. De fles moet met een schroefsluiting of nog liever met een capsule afgesloten worden; eenmaal geopend mag de fles niet langer dan 12 uur bewaard worden. Een ander preparaat voor desinfectie van de handen is een 4%-oplossing van chloorhexidine in een detergens (Hibiscrub®). Met dit preparaat wordt een even snelle reductie verkregen als met een jodoforenoplossing, maar deze reductie houdt langer aan, daar het chloorhexidine niet door eiwit onwerkzaam gemaakt wordt. Het heeft een minder snelle werking dan een alcoholische chloorhexidineoplossing.

Hexachlorofeen is hoofdzakelijk werkzaam tegen grampositieve micro-organismen. Het wordt gebruikt in zeep en crème voor desinfectie van de huid en in strooipoeder bij de verpleging van zuigelingen. Hexachlorofeen ontvouwt pas na vijf tot zeven dagen zijn optimale werking. Het heeft een toxische werking en moet daarom alleen op indicatie gebruikt worden.

Handreiniging en handdesinfectie

Handreiniging is het verwijderen van vuil en transiënte flora op de handen. De handen worden gewassen met water en vloeibare zeep en vervolgens goed gedroogd aan een papieren handdoek.

Handdesinfectie is het verminderen van de transiënte en de residente flora die op de handen aanwezig is. De handen worden ingewreven met handalcohol waarna de handen aan de lucht drogen. In principe kunnen handreiniging en handdesinfectie als gelijkwaardige methoden beschouwd worden. De keuze voor reiniging of desinfectie zal dan ook bepaald worden door de praktische uitvoerbaarheid en de mate en soort bevuiling van de handen.

Voor preoperatieve desinfectie van de handen wordt de volgende werkwijze aanbevolen volgens de WIP-richtlijn *Preoperatieve handdesinfectie* (november 2004):

1. Handen wassen met water en zeep gedurende 1 minuut, voor de nagels en knokkels (de dorsale zijde van het metacarpofalangeale, het proximale en het distale interfalangeale gewicht en polsen) een zachte borstel gebruiken.
2. Daarna twee minuten handen en onderarmen wassen zonder borstel.
3. Handen en onderarmen goed afdrogen.
4. Handen en voor zover mogelijk de onderarmen goed inwrijven met 5 ml chloorhexidine 0,5% in ethylalcohol 70% tot de huid droog is.
5. Nogmaals inwrijven met bovenstaande oplossing, wederom tot de huid droog is; met deze tweede procedure wordt beoogd de nog niet bereikte huid van de onderarmen te desinfecteren (eenmaal 5 ml zal veelal voldoende zijn).
6. Handschoenen aantrekken.

Het dragen van steriele handschoenen bij het verrichten van kleine chirurgische ingrepen is niet erg gebruikelijk in de huisartsenpraktijk. Veelal worden slechts 'schone' handschoenen gedragen. In een kritische beschouwing van Bruens et al. (2008) lijkt hiervoor ook voldoende grond te bestaan.

Het is verstandig altijd handschoenen te dragen wanneer de handen in contact komen of kunnen komen met bloed, lichaamsvochten, excreta, slijmvliezen, niet-intacte huid, of verpleeg- en behandelmaterialen die hiermee in aanraking zijn geweest. Deze worden direct hierna uitgetrokken. Ze mogen tijdens het dragen niet in contact komen met omgevingsmaterialen zoals telefoons, deurknoppen, apparatuur, toetsenborden en dergelijke. Wanneer handelingen in volgorde van 'schoon' naar 'vuil' plaatsvinden, is het niet noodzakelijk om de handschoenen tussendoor te vervangen door nieuwe.

LITERATUUR
Bruens ML, Keijman JMG, Berg PJ van de. Steriele handschoenen niet nodig bij kleine chirurgie. Een kritische beschouwing van de NHG-richtlijn Infectiepreventie. Huisarts Wet 2008;51:444-46

Nederlands Huisartsen genootschap. Leidraad voor infectiepreventie in de huisartspraktijk. Utrecht: NHG.

INTERNET
www.wip.nl

3 Lokale anesthesie

- Lokale anesthetica, dosering en complicaties
- Vormen van lokale anesthesie
- Infiltratieanesthesie
- Geleidingsanesthesie

Inleiding
Het merendeel van de kleine chirurgische verrichtingen geschiedt onder plaatselijke verdoving, maar ook het reponeren van sommige botbreuken kan zo plaatsvinden. Goede lokale anesthesie is van essentieel belang: een onvolledige verdoving betekent voor de patiënt een marteling en voor de arts onrustig opereren, resulterend in een gefrustreerde dokter en een ontevreden patiënt.

Overzicht van lokale anesthetica, dosering en complicaties
Wij noemen hier alleen de lokale anesthetica die tegenwoordig het meest gebruikt worden. Voor algemeen gebruik als lokaal anestheticum verdient lidocaïne de voorkeur. De werking ervan treedt vrij snel in en het heeft een middellange werkingsduur. Het is geschikt voor alle lokale anesthesietechnieken. Bij langdurige geleidingsanesthesie komen bupivacaïne en mepivacaïne in aanmerking (Farmacotherapeutisch Kompas 2007). Het gelijktijdig gebruik van vasoconstrictoren, voornamelijk adrenaline, heeft een gecombineerd doel: ze verminderen en vertragen de systemische absorptie, verlengen de lokale werkzaamheid van het lokale anestheticum en verminderen peroperatief bloedverlies door vaatvernauwing. Adrenaline kan het een uitstekend en nuttig medicament zijn indien het in de juiste hoeveelheden wordt gebruikt en vooral de nadelen: tachycardieën en tachyaritmieën, gevaarlijke weefselischemie in kritieke gebieden, angst en syncope en een variëteit aan psychische reacties, worden onderkend.

Lidocaïne (Xylocaïne®)

Eigenschappen
1. snel intredende werking;
2. lange werkingsduur (1-2 uur);
3. wordt goed verdragen;
4. grote mate van stabiliteit;
5. weinig sensibiliserende eigenschappen.

Maximale dosis
Voor volwassenen met een normaal lichaamsgewicht bedraagt de maximale dosis:
1. in de vorm van lidocaïneoplossingen zónder vasoconstrictie het equivalent van 200 mg lidocaïnesubstantie;
2. in de vorm van lidocaïneoplossingen mét adrenaline het equivalent van 500 mg lidocaïnesubstantie.

Bij kinderen en personen met een gering lichaamsgewicht moeten kleinere hoeveelheden en zwakkere concentraties worden gegeven, afhankelijk van de leeftijd en het gewicht.

Maximale volumina:

lidocaïneoplossing met adrenaline 1:100.000	2%	1%	0,5%
maximale dosis (volume)	25 ml	50 ml	100 ml
lidocaïneoplossing zonder vasoconstrictor	2%	1%	0,5%
maximale dosis (volume)	10 ml	20 ml	40 ml

Prilocaïne (Citanest®)

Eigenschappen
1. snel intredende werking;
2. veel langere werkingsduur dan lidocaïne;
3. geringer vaatverwijdend vermogen;
4. bij lagere concentraties hetzelfde effect als lidocaïne;
5. zeer grote stabiliteit.

Maximale doses en volumina
De maximale dosis is 400 mg prilocaïnesubstantie in de vorm van oplossingen zonder vasoconstrictor en 600 mg in de vorm van oplossingen met vasoconstrictor. Voor iemand met een lichaamsgewicht van circa 70 kg gelden dan de volgende volumina:

prilocaïneoplossing met adrenaline 1:200.000	1%	2%
maximale dosis (volume)	60 ml	30 ml
prilocaïneoplossing zonder vasoconstrictor	1%	2%
maximale dosis (volume)	40 ml	20 ml

Mepivacaïne (Scandicaine®)

Eigenschappen
1. lokale anesthetische activiteit even groot als van lidocaïne en prilocaïne;
2. werkingsduur 25% langer dan van lidocaïne;
3. gering vaatverwijdend vermogen;
4. bij lagere concentraties hetzelfde effect als lidocaïne;
5. zeer grote stabiliteit.

Maximale doses en volumina
De maximale dosis mepivacaïne bedraagt 350 mg mepivacaïnesubstantie, zowel voor oplossingen met of zonder vasoconstrictor. Dit houdt in dat voor volwassenen van 70 kg die in goede conditie verkeren, de volgende maximale volumina aangehouden worden:

mepivacaïneoplossing met of zonder adrenaline 1:200.000	2%	1%	0,5%
maximale dosis (volume)	18 ml	35 ml	70 ml

Bupivacaïne (Marcaïne®)

Eigenschappen
1. vooral geschikt voor geleidingsanesthesie;
2. zeer langdurige werking, 3-15 uur;
3. sterker werkzaam dan andere, daarom geringe dosering nodig;
4. toevoegen vasoconstrictor nauwelijks nodig;
5. goede stabiliteit, zij het minder dan van de andere lokale anesthetica.

Maximale doses en volumina
De maximale dosis bupivacaïne bedraagt 150 mg substantie, zowel voor oplossingen met als zonder vasoconstrictor. Dit houdt in dat voor volwassenen van 70 kg die in een goede conditie verkeren, de volgende maximale volumina aangehouden moeten worden:

bupivacaïneoplossing met of zonder adrenaline 1:200.000	0,5%	0,25%
maximale dosis (volume)	30 ml	60 ml

Complicaties

Complicaties kunnen grofweg in twee grote groepen verdeeld worden: de specifieke en de niet-specifieke. De specifieke groep omvat al die complicaties die direct het gevolg zijn van de lokale anesthetica en hun toevoegingen.

Specifieke complicaties

Intoxicaties worden veroorzaakt door een absolute of relatieve overdosering. Er kunnen toxische reacties ontstaan wanneer de hoeveelheid lokaal anestheticum te groot is door een te sterke concentratie of een te grote hoeveelheid (zie voorgaande tabellen), wanneer de resorptie te snel is, bijvoorbeeld door injectie in een zeer goed gevasculariseerd gebied of door een intravasale injectie, of wanneer de afbraaksnelheid verminderd is. Hetzelfde kan geschieden bij een relatieve overdosering als gevolg van een verminderde tolerantie, zoals bij oudere mensen of jonge kinderen nogal eens gezien wordt. De in de vorige paragrafen opgegeven maximale volumina zijn dus arbitraire hoeveelheden. Het is verstandig rekening te houden met de mogelijkheid van het optreden van toxische reacties en deze ook te kennen (zie tabel 3.1).

Bij toxische reacties volgt in de regel na een fase van excitatie, zowel cardiaal als centraalnerveus, een stadium waarin de depressie gaat overheersen als gevolg van een verminderde ademhalingsfrequentie, maar vooral van een negatieve inotrope werking op het hart, alsmede polsvertraging en asystolie.

Allergische reacties komen bij de bovengenoemde anesthetica heel zelden voor. De ernstige vorm is de anafylactische shock met bronchospasme en cardiovasculaire

Tabel 3.1 Intoxicatieverschijnselen veroorzaakt door lokale anesthetica

CZS		cardiovasculaire symptomen

onrust, tremor
verwardheid
prikkeling van:
   ademcentrum
   vasomotorisch centrum
braakneiging
krampen
	stimulatiefase	tachycardia
		hypertensie
		vasodilatatie van de huid

bewusteloosheid
depressie van:
   ademcentrum
   vasomotorisch centrum
	depressiefase	bradycardie
		hypotensie
		asystolie

complicaties. Deze kan zeer moeilijk te onderscheiden zijn van de toxische reacties. Over het algemeen is de excitatie van de musculatuur, met als gevolg het optreden van krampen, afwezig.

Reacties op adrenaline. Bij absolute (intravasale injectie!) en relatieve (oudere patiënten!) overdosering kunnen een plotselinge bleekheid, klam zweet, onrust, sterke tachycardie met neiging tot heterotope prikkelvorming, hypertensie, longoedeem, apoplexie en dergelijke optreden.

Niet-specifieke complicaties
Complicaties verbonden aan de techniek. Deze complicaties zijn het gevolg van de injectietechniek: bloedingen en hematomen als gevolg van bloedvatbeschadiging of van niet-herkende stollingsstoornissen. Ook zenuwletsels kunnen door intraneurale injectie ontstaan met soms maandenlang durende paresthesieën of anesthesie. Infecties treden zelden op.

Psychogene reacties worden nogal eens gezien bij poliklinische patiënten. Pijn en angst bij patiënten die geen premedicatie hebben gehad kunnen vasomotorische stoornissen geven die aanleiding kunnen zijn tot hyperventilatie, bloeddrukverlaging (vooral als de patiënt zich in zittende houding bevindt), syncope of zelfs convulsies.

Preventie van complicaties
Door het gebruik van de laagst mogelijke dosering van het lokale anestheticum kunnen toxische complicaties meestal voorkomen worden. Hierbij dient rekening gehouden te worden met leeftijd, gewicht en lokalisatie van het anesthetisch te maken gebied. Bij de oudere patiënt dient het gebruik van adrenaline vermeden te worden. Bij een zorgvuldige techniek waarbij niet te grote volumina van het lokale anestheticum op één plaats worden gedeponeerd, treden over het algemeen geen problemen op. Door de patiënt op zijn gemak te stellen en de te volgen procedure uit te leggen, worden psychogene reacties meestal voorkomen. Bij kinderen is het misschien wel verstandig om te zeggen dat de prik pijn doet, maar dat ze best mogen huilen of schreeuwen. Vertel er ook bij dat na de prik de pijn ophoudt.

Neem na het aanbrengen van het anestheticum de tijd om het zijn werk te laten doen en ga niet om de paar seconden testen of de verdoving al opgetreden is, dat maakt de patiënt gespannen. Begint men te snel, dan voelt de patiënt nog pijn en zal hij gedurende de rest van de ingreep op zijn hoede zijn.

Behandeling van specifieke complicaties
De behandeling dient zich te richten op het klinisch beeld. Staat stimulatie van het centraal zenuwstelsel op de voorgrond, dan is het geven van zuurstof en anticonvulsiva zoals valium vereist. Dit is echter gevaarlijk wanneer de depressiefase op komst is! Dan zijn juist stimulantia noodzakelijk zoals adrenaline. Eventueel zorgt men voor relaxatie door toediening van succinylcholine. Bij cardiovasculaire symptomen zijn

shockbehandeling met vasopressoren en indien nodig hartmassage geïndiceerd. Bij een ademhalingsdepressie is zuurstof nodig; de ademhalingswegen moeten vrijgemaakt worden en eventueel beademt men. Anafylactische reacties worden behandeld met adrenaline i.v. of corticosteroïden.

Tabel 3.2 Indicatieschema voor lidocaïne, prilocaïne, mepivacaïne en bupivacaïne

infiltratie	lidocaïne 0,5% + adrenaline 1:100.000	totaal 100 ml
	lidocaïne 0,5% zonder adrenaline 1:200.000	totaal 40 ml
	mepivacaïne 0,5% + adrenaline 1:200.000	totaal 20-40 ml
perifeer zenuwblok		
polsblokkade (n. radialis,	lidocaïne 2% + adrenaline 1:100.000	3-20 ml
n. medianus, n. ulnaris)	prilocaïne 2% + adrenaline 1:200.000	2-5 ml
	voor lange werkingsduur:	
	bupivacaïne 0,25% +0,5% adrenaline 1:100.000	4-10 ml
n. haemorrhoidalisblokkade	bupivacaïne 0,25% + adrenaline 1:100.000	15-30 ml
blokkade volgens Oberst	lidocaïne 2% zonder vasoconstrictor	2-4 ml
	mepivacaïne 2% zonder vasoconstrictor	2-4 ml
fractuuranesthesie	lidocaïne 1 %	5 ml
	mepivacaïne 1%	2-5 ml

Tabel 3.3 Overzichtstabel lokale anesthetica

Naam	concentratie (%)	begin werking	duur werking[1]	max. hoeveelheid[2]
lidocaïne	1	snel	60-120 min	20 ml
	2			10 ml
prilocaïne	1	snel	120-180 min	40 ml
	2			20 ml
mepivacaïne	1	snel	75-150 min	35 ml
	2			18ml
	0,5			70 ml
bupivacaïne	0,5	traag	3-15 uur	30 ml
	0,25			60 ml

1 Bij toevoeging adrenaline 1:100.000 is de werking langer.
2 Bij toevoeging adrenaline 1:100.000 kan de dosis hoger zijn

Algemene opmerkingen

Aspireer alvorens het lokaal anestheticum in te spuiten om zeker te weten dat de punt van de naald zich niet in een vat bevindt: intravasale injecties worden zo vermeden. Vooral in de zeer vaatrijke gebieden zoals de mondholte, pararectaal, paravaginaal en in de penis is dit gevaar niet denkbeeldig.

Gebruik altijd de laagst mogelijke concentratie en hoeveelheid (tabel 3.2).

Vormen van lokale anesthesie

Voor de werking van de lokale anesthetica, zie tabel 3.3.

EMLA-crème

Voor het herstellen van kleine wonden kan topische anesthesie even effectief zijn als lokale infiltratie waardoor het goed bruikbaar is voor kinderen. EMLA-crème bevat een combinatie van 2,5% lidocaïne en 2,5% prilocaïne. Deze crème heeft bewezen voordelen, maar als nadeel geldt de lange inwerkingstijd (1-2 uur).

Intradermale anesthesie (huidkwaddel)

Het betreft hier lokale uitschakeling van een begrensd gebied door directe intradermale infiltratie van de zenuwuiteinden met behulp van een fijne naald. De sensibele zenuwen liggen voor het grootste deel in het corium. De insteek van de naald in het corium is vrijwel horizontaal ten opzichte van het huidoppervlak. Daarbij wordt de opening van de naaldpunt naar onderen gehouden. Bij een juiste insteekhoek wordt het onderhuidse vetweefsel niet bereikt. Door een geringe hoeveelheid lokaal anestheticum te injiceren ontstaat de huidkwabbel. In het nu optisch en palpatoir goed afgrensbare gebied is de sensibiliteit uitgeschakeld en wordt verder insteken of injecteren niet meer gevoeld (zie figuur 3.1).

Infiltratieanesthesie

Infiltratieanesthesie is het inbrengen van een lokaal anestheticum in de sensibele zenuweinden of in de terminale geleidingsbanen, meestal in het onderhuidse vetweef-

Figuur 3.1   Links het maken van een huidkwaddel, rechts uitvoering van infiltratieanesthesie.

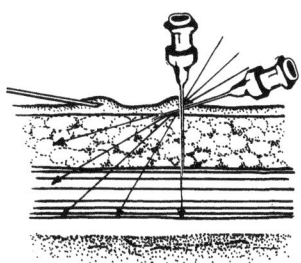

sel. Talrijke terminale sensibele takken voor huid, subcutaan vet en subfasciale gebieden verlopen in de subcutis, terwijl het gebied eronder tot aan het periost (voor het grootste deel intramusculair) relatief matig van pijnreceptoren voorzien is. Een uitschakeling van de sensibele zenuwuiteinden in het gebied van de subcutis bewerkstelligt daarom meestal een voldoende anesthesie. Er zijn twee methoden voor de toediening van infiltratieve anesthesie: oppervlakkige infiltratie en ruitvormige sensibele uitschaking van het te opereren gebied.

Oppervlakkige infiltratie

Uitvoering
Een huidkwaddel moet worden geplaatst in het centrum of in de periferie van het te verdoven gebied. Een zo dun mogelijke naald, die ongeveer de lengte heeft van de diameter van het gewenste infiltratiegebied, wordt nu laagsgewijs, oppervlakkig en diep tot aan de fascie al spuitend ingebracht, nadat eerst door middel van aspiratie is gecontroleerd of de naaldpunt zich niet in een vat bevindt. Bij opschuiven van de naald wordt betrekkelijk weinig vloeistof ingespoten, terwijl juist bij het terugtrekken een veel grotere hoeveelheid anesthesievloeistof kan worden ingebracht (zie figuur 3.1).

Ruitvormige sensibele uitschakeling (omspuitingsanesthesie, veldblokkade)

Uitvoering
Deze techniek kan vanuit twee huidkwaddels uitgevoerd worden en vereist zowel een horizontale omspuiting van de oppervlakte als een diepte-injectie; het kan ook gebruikt worden bij het verdoven van een oor of de lippen. Hierbij is ook het brengen van lokaal anestheticum onder het te verwijderen gebied vaak noodzakelijk. Het kan nuttig zijn ook een subfasciale injectie te geven (zie figuur 3.1 en 3.2); deze wordt dan laagsgewijs uitgevoerd. Subperiostale injecties zijn eigenlijk zelden nodig en kunnen omdat zij pijnlijk zijn beter vermeden worden. Bij kleine en diepliggende gezwellen is het vaak wenselijk om met het onderspuiten aan te vangen. Doet men dit niet, dan loopt men de kans dat de tumor na omspuiting niet meer te voelen is. In dit verband kan het ook nuttig zijn om eerst de plaats van de incisie of het gezwel met een ballpoint of een (daarvoor in de handel gebrachte) viltstift af te tekenen.
 Opmerking. Men dient bij alle – op deze wijze betrekkelijk grote – anesthetisch gemaakte gebieden nauwkeurig op de maximale volumina te letten.

Geleidingsanesthesie
Hieronder verstaat men een onderbreking van de sensibele geleidingsmogelijkheid voor een neuroanatomisch afgegrensd, distaal zenuwverzorgingsgebied door het gericht inbrengen van een lokaal anestheticum in of vlakbij de desbetreffende zenuwstam. Het gaat hierbij niet om een opzettelijke intraneurale injectie, maar om een

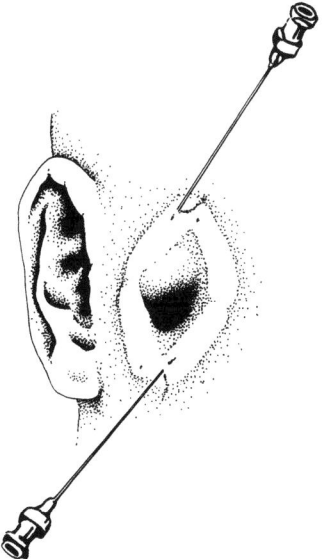

Figuur 3.2 Omspuitingsanesthesie (veldblokkade).

direct inbrengen van het lokaal anestheticum in de vereiste hoeveelheid en concentratie in de schede van de zenuw, dus om een infiltratieve blokanalgesie.

Techniek van de n. radialisblokkade

De takken van de n. radialis lopen volledig oppervlakkig van de volaire fascie in het polsgebied. De a. radialis wordt gepalpeerd en na het maken van een kleine huidkwaddel wordt de naald voorzichtig in het subcutane weefsel gebracht, juist mediaal van de a. radialis. Op dit punt wordt een kleine hoeveelheid anestheticum (circa 0,5 ml) gedeponeerd om een tak van de n. cutaneus lateralis van de onderarm (die nogal varieert in anatomische lokalisatie) te verdoven (zie figuur 3.3. Hierna wordt de naald teruggetrokken en naar radiaal (lateraal van de arterie) gericht, vervolgens naar dorsaal opgeschoven, bijna parallel aan de huid, totdat een lengte van circa 2 cm van de naald in het subcutane weefsel is gebracht. Na aspireren om te verzekeren dat de naald zich niet in een bloedvat bevindt, wordt ongeveer 1 ml anesthesievloeistof geïnjiceerd. Nog eens 0,5 ml wordt even lateraal van de a. radialis gedeponeerd, wanneer de naald wordt teruggetrokken (zie figuur 3.3)

Techniek van de n. medianusblokkade

De n. medianus ligt diep ten opzichte van de volaire fascie in de pols en bevindt zich achter de pees van de m. palmaris longus. Een kleine tak van de n. medianus ligt in het subcutane vetweefsel aan de radiale zijde van deze pees en oppervlakkig ten opzichte van de fascie. Wanneer de patiënt zijn pols buigt, tegen tegendruk op de vingers in, wordt de pees van de m. palmaris longus zeer duidelijk zichtbaar. Men

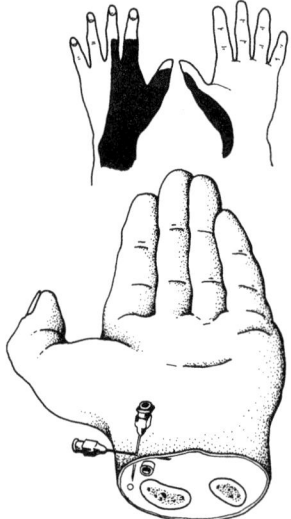

Figuur 3.3 Polsblokkade n. radialis. Het verzorgingsgebied van de n. radialis is in grijs aangegeven.

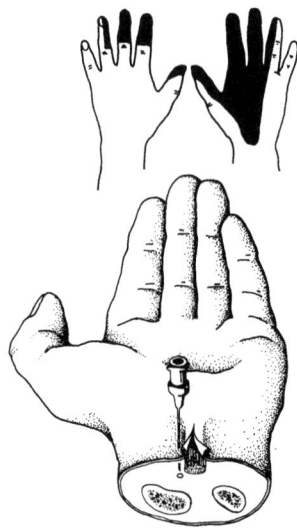

Figuur 3.4 Polsblokkade n. medianus. In zwart is het verzorgingsgebied van de n. medianus aangegeven.

doet verstandig om deze pees met ballpoint af te tekenen op de huid. Vervolgens wordt een circulaire lijn afgetekend die loopt over de processus styloideus ulnae. Op deze lijn, even radiaal van de pees van de m. palmaris longus, wordt na het geven van een huidkwaddel de naald in het subcutane weefsel gebracht. Hier wordt circa 0,5 ml anestheticum gedeponeerd. De naald wordt dan opgeschoven tot de volaire fascie. Deze is gemakkelijk te herkennen daar hij een duidelijke weerstand tegen de punt van de naald biedt. De hele opening van de naald moet nu door de fascie gebracht worden, maar niet veel verder, daar zij anders in de n. medianus terechtkomt. Hier wordt circa 2 ml lokaal anestheticum gedeponeerd (zie figuur 3.4).

Techniek van de n. ulnarisblokkade

Om een blokkade van de n. ulnaris en zijn takken te bereiken moet de a. ulnaris eerst gepalpeerd en gemarkeerd worden. Nadat een huidkwaddel is gelegd wordt de naald door de huid gebracht aan de ulnaire zijde van de arterie. Hier worden enkele druppels oplossing subcutaan gedeponeerd. De naald wordt daarna naar mediaal opgevoerd door de volaire fascie waar circa 1 ml van het anestheticum onder de arterie gelegd wordt. De naald wordt dan teruggetrokken tot de punt in het subcutane vet ligt, waarna zij meer naar dorsaal wordt gericht en opnieuw door de fascie wordt gevoerd. Hier wordt nog eens ruim 0,5 ml oplossing gedeponeerd om een kleine tak van de zenuw uit te schakelen. Hierna wordt de naald opnieuw teruggetrokken tot de punt wederom in het subcutane vet ligt waarna zij naar dorsaal wordt gericht en het subcutane vet wordt geïnfiltreerd terwijl zij wordt teruggetrokken (zie figuur 3.5).

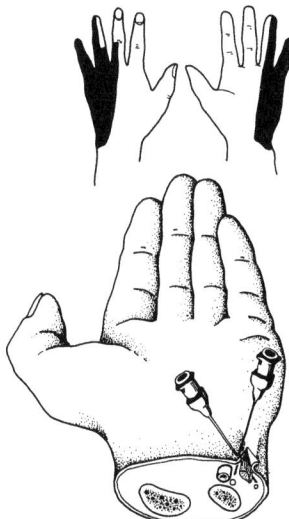

Figuur 3.5 Polsblokkade n. ulnaris. In zwart is het verzorgingsgebied van de n. ulnaris aangegeven.

Opmerking. Complete analgesie van de hand treedt over het algemeen na 10 minuten op en duurt, afhankelijk van het gebruikte anestheticum, 1 tot 15 uur.

De sensibele innervatie van de hand en vingers. De gebruikelijke verdeling van de sensibele zenuwen wordt in de figuren 3.3, 3.4 en 3.5 getoond. De gebieden die door deze zenuwen worden verzorgd, zijn doorgaans niet zo scherp afgegrensd als in de figuren wordt aangegeven doordat er variaties bestaan in de dorsale sensibele zenuwvoorziening en er overlappingen bestaan bij de volaire zenuwvoorziening. Deze figuren kunnen echter dienen als een algemene leidraad voor een adequate verdoving in het voorgestelde (chirurgische) gebied. Een blokkade van de n. radialis bij de pols zal de huid van de radiale zijde van het dorsum van de hand en van 3,5 vinger tot het einde van de tweede falanx verdoven. Een blokkade van de n. medianus zal de sensibiliteit van het radiale twee derde gedeelte van de palm van de hand en de volaire oppervlakte van de duim uitschakelen. Tevens wordt de palmaire huid van de eerste twee falangen, de gehele distale falanx van de tweede en derde vinger en de helft van de vierde vinger door de n. medianus verzorgd. Een ulnaire zenuwblokkade in het polsgebied zal het ulnaire gedeelte van de vola manus uitschakelen, terwijl de huid aan de ulnaire zijde van het dorsum van de hand en van 1,5 vinger wordt verdoofd (zie figuur 3.3, 3.4 en 3.5).

Techniek van de distale geleidingsanesthesie volgens Oberst

Deze techniek biedt de eenvoudigste en beste mogelijkheid voor verdoving van een vinger of teen door uitschakeling van twee volaire en twee dorsale sensibele zenuwtakken ter hoogte van het metacarpofalangeale gewricht. Met een dunne naald wordt dorsaal ter plaatse van de *webspace*, ter weerszijden van het grondgewricht, eerst in

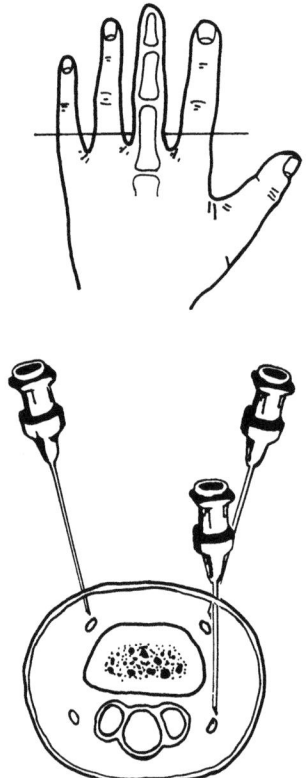

Figuur 3.6   Digitale blokkade volgens Oberst.

het subcutane weefsel 0,5 ml anestheticum ingebracht. Vervolgens wordt de naald naar volair doorgestoken en wordt wanneer men de punt tegen de huid voelt komen, aldaar nog eens 0,5 ml van het lokaal anestheticum gedeponeerd. Bij voorkeur moet een dunne naald gebruikt worden, daar de prik van een dikke naald zeer pijnlijk kan zijn. Tevens moet het inspuiten van grote vloeistofhoeveelheden die tot een sterke lokale spanningspijn en tot een mechanische vermindering van de doorbloeding kunnen leiden, vermeden worden (zie figuur 3.6).

Lang is het toepassen van adrenaline bij de digitale blokkade als een kunstfout beschouwd. Deze opvatting blijkt nu op onjuiste gronden te zijn gebaseerd. Adrenaline kan veilig gebruikt worden met als mogelijk voordeel dat het aanleggen van een tourniquet niet meer nodig is. Alleen bij patiënten met vasospastische aandoeningen zoals de ziekte van Raynaud of sclerodermie en bij patiënten met perifeer vaatlijden is het verstandig een anestheticum zonder adrenaline te gebruiken. Oberstanesthesie met bupivacaïne (0,5%) geeft gemiddeld een aanmerkelijk langere anesthesie van de aangedane teen of vinger (25 uur) dan lidocaïne 2% met adrenaline (1:100.000) (10 uur) en lidocaine 2% alleen (5 uur). Het appliceren van EMLA-crème op de injectieplaats teneinde de pijn van de prik te verminderen, zoals wel wordt geadviseerd, lijkt niet echt werkzaam te zijn en heeft bovendien het grote nadeel van de trage inwerking.

Techniek van de rectum- en anusblokkade

De sensibele takken van de n. haemorrhoidalis inferior die naar het anale kanaal en het orificium anale gaan, kunnen gemakkelijk worden geblokkeerd op de plaats waar ze het vetweefsel van de ischiorectale fossa doorkruisen. Deze zenuwen ontspringen uit de n. perinealis en doorkruisen de ischiorectale fossa van achteren naar voren en mediaal waar ze dan het anale kanaal bereiken; bovendien is er een aantal kleine zogenaamde coccygeale zenuwen die direct van de regio van het staartbeen naar het anale kanaal overgaan. Daarom is het mogelijk om alle zenuwen van het anale kanaal te blokkeren door een kwaddel van het anestheticum te leggen in de ischiorectale fossa. Dit geschiedt door het geven van twee injecties. De eerste is infiltratie van de huid van de regio perianalis. Dit kan, na reinigen met water en zeep en desinfectie, zonder vrees voor infectie gedaan worden. De lokale infiltratie wordt begonnen in de achterste mediaanlijn en naar lateraal uitgebreid naar de huid aan iedere zijde van het anale orificium om deze compleet te verdoven. Na de huidinfiltratie wordt een diepere injectie gegeven, juist in het gebied van de ischiorectale fossa. Daar de zenuwen van achteren naar voren en mediaal lopen, is het zeer belangrijk dat het anestheticum wordt gelegd rond het achterste gedeelte van de circumferentie van het anale kanaal. Met de wijsvinger van de linkerhand in de anus wordt de injectie juist even lateraal van de mediaanlijn begonnen. De patiënt moet gewaarschuwd worden voor een licht gevoel van pijn als de naald diep in de ischiorectale fossa wordt gebracht. Deze naald wordt voor- en achterwaarts, waaiervormig om het anale kanaal gevoerd op circa 2 cm afstand daarvan en over de gehele lengte. Soms is het noodzakelijk ook een anterieure injectie uit te voeren. Bij het injiceren is het belangrijk telkens een kleine hoeveelheid anestheticum te deponeren op één plaats. De naald moet eigenlijk steeds in beweging blijven. Indien te veel anestheticum op één plaats wordt neergelegd, kan een pijnlijke bobbel het gevolg zijn. Deze lokale infiltratie veroorzaakt bijna direct anesthesie, hetgeen vooral waardevol is bij operaties voor fissura ani, hemorroïden, of bij verwijdering van anuspoliepen. De injectie is gecontraïndiceerd in geïnfecteerd gebied, zoals bij abcessen of fistels (figuur 3.7, 3.8, 3.9).

Techniek van de penisblokkade

Blokanesthesie voor circumcisie of andere operaties aan de penis kan verkregen worden door een subcutane injectie rondom, aan de basis van de penis, gecompleteerd door een injectie van 1 of 2 ml van het anestheticum onder de fascie van Buck aan iedere kant (figuur 3.10). In circa 15 minuten wordt een totale analgesie bereikt. Uiteraard mag geen adrenaline aan het anestheticum toegevoegd zijn.

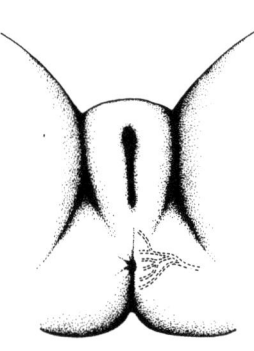 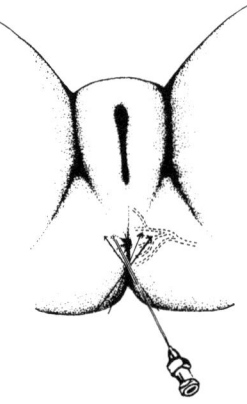

Figuur 3.7 Takken van de n. haemorrhoidalis inferior verzorgen het anale kanaal.

Figuur 3.8 Infiltratie van de huid van de regio perianalis.

Figuur 3.9 Diepe infiltratie met de wijsvinger in het anuskanaal.

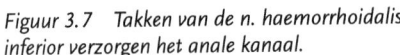

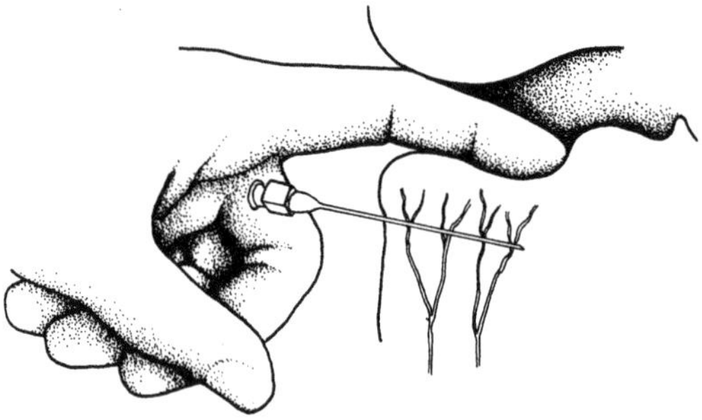

Figuur 3.10 Subcutane circulaire injectie van een lokaal anestheticum aan de basis van de penis gecompleteerd door deponeren van 1 à 2 ml onder de fascia van Buck.

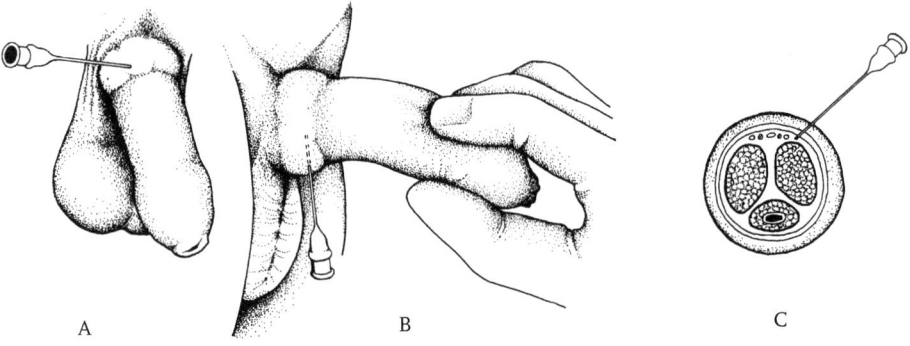

A B C

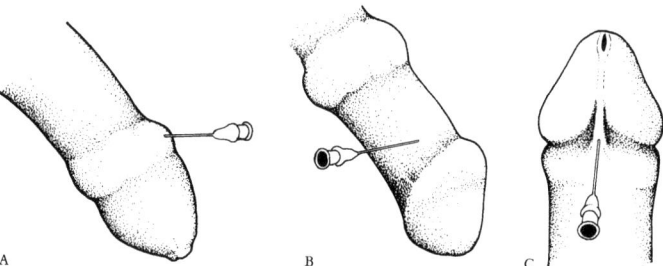

Figuur 3.11 Anesthesie voor circumcisie voor fimosis. A Oppervlakkige infiltratie van het preputium. B Zo veel mogelijk terugschuiven van het preputium waarna het anestheticum dieper in de voorhuid naast de basis van de glans gedeponeerd wordt. C Vervolmaking van de anesthesie door infiltratie van het frenulum.

Voor de circumcisie kan ook een eenvoudige vorm van *infiltratieanesthesie* toegepast worden. De voorhuid wordt teruggeschoven en met een lokaal anestheticum kan een circulaire infiltratieanesthesie subcutaan worden uitgevoerd, dichtbij de basis van de glans. Aangezien het frenulum rijk is aan sensibele zenuwen, is het vaak gewenst om dit eveneens apart te infiltreren. Na voltooiing van deze infiltratie wordt de huid weer over de glans geplaatst en een tweede infiltratie wordt gemaakt in de huid op dezelfde hoogte aan de basis van de glans. Deze dubbele infiltratie is niet tijdrovend en geeft een uitstekende anesthesie. In gevallen waarbij de voorhuid niet gemakkelijk kan worden teruggeschoven, wordt de oppervlakkige anesthesie eerst uitgevoerd en wordt het anestheticum dieper in de voorhuid naast de basis van de glans gelegd. Een infiltratielijn wordt gemaakt naar distaal naar de rand van de voorhuid. Met deze anesthesie is het mogelijk om de rand van de voorhuid voldoende te inciseren om retractie van de voorhuid te verrichten en op deze wijze de anesthesie te vervolmaken (figuur 3.11A, B en C).

Techniek van de voetblokkade

De voet wordt geïnnerveerd door vijf terminale takken van de primaire zenuwen van de lumbosacrale plexus. Een blokkade van alle zenuwen die de voet nerveus voorzien ter hoogte van het bovenste spronggewricht zal de volgende zenuwen dienen te omvatten: n. tibialis; n. peroneus profundus; n. peroneus superficialis; n. suralis; n. saphenus. Gezien de nogal ruime anatomische variatie in lokalisatie van deze zenuwen en gezien het feit dat er mogelijke onderlinge anastomosen bestaan, is het te adviseren om voor alle diagnostische, therapeutische en/of chirurgische procedures aan de voet een volledig voetblok uit te voeren en de blokkade niet tot slechts één zenuw te beperken. Voor de onderscheiden voorzieningsgebieden van deze zenuwen, zie figuur 3.12.

Herkenningspunten voor het blokkadegebied zijn: malleolus medialis; malleolus lateralis; rand van de tibia; achillespees; a. tibialis posterior; a. dorsalis pedis.

Blokkade van de n. tibialis posterior. De voet is in exorotatie. Na zorgvuldig jodëren wordt de a. tibialis posterior gepalpeerd en wordt met een fijn naaldje dorsaal van de arterie de huid geperforeerd. De punt van de naald moet direct naast of onder de arterie gericht worden. Na een negatieve aspiratie wordt 2-3 ml lokaal anestheticum

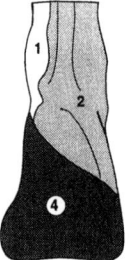 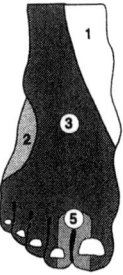

Figuur 3.12 Analgetische gebieden na een voetblokkade: 1 n. saphenus; 2 n. suralis; 3 n. peroneus superficialis; 4 n. tibialis; 5 n. peroneus profundus.

ingebracht. Voor de zekerheid, vanwege de anatomische variaties, wordt deze procedure herhaald aan de anterieure zijde van de a. tibialis posterior (figuur 3.13A).

Blokkade van de n. peroneus profundus. Direct mediaal van de a. dorsalis pedis op het dorsum pedis wordt de naald ingevoerd tot de punt onder de arterie ligt. Na negatieve aspiratie wordt 2-3 ml lokaal anestheticum ingespoten. Vanwege de anatomische variatie wordt deze procedure aan de laterale zijde herhaald (figuur 3.13B).

Blokkade van de n. peroneus superficialis en de n. suralis. Van de crista tibiae tot de achillespees wordt een subcutane ringblokkade aangelegd, ongeveer handbreed boven de punt van de malleolus lateralis (figuur 3.13C).

Blokkade van de n. saphenus. Van de mediale rand van de tibia tot de achillespees wordt een subcutane ringblokkade aangelegd ongeveer handbreed boven de punt van de malleolus medialis (figuur 3.13A).

Dosering. De dosering voor een blokkade van de n. tibialis en de diepe n. peroneus bedraagt 5 ml lokaal anestheticum; voor de subcutane ringblokkade 10-20 ml lokaal anestheticum, bijvoorbeeld prilocaïne 1% of bupivacaïne 0,25-0,50%. Het voordeel

Figuur 3.13 Verschillende vormen van voetblokkade. A N. tibialisblokkade: insteekopeningen achter de malleolus medialis, posterieur en anterieur van de a. tibialis posterior; n. saphenusblokkade: handbreed boven de malleolus medialis wordt een subcutane ringblokkade aangelegd. B Diepe n. peroneusblokkade: mediaal en lateraal van de a. dorsalis pedis wordt een depot gelegd. C Blokkade van de n. peroneus superficialis en de n. suralis: handbreed boven de punt van de malleolus lateralis wordt van crista tibiae tot de achillespees een ringblokkade gelegd.

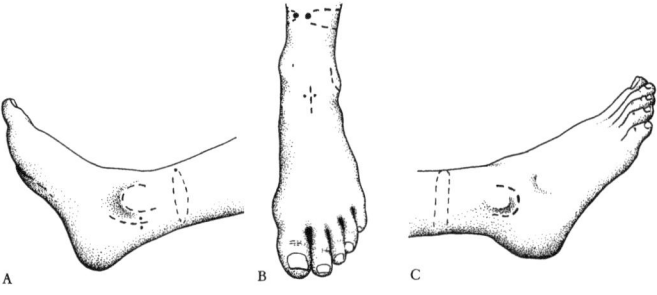

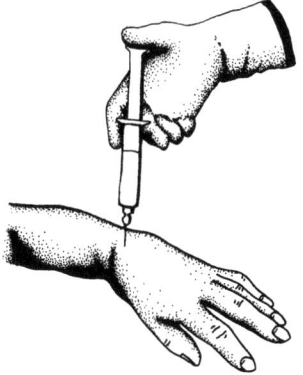 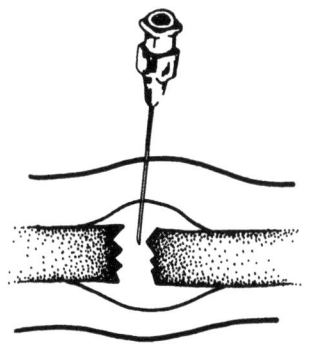

Figuur 3.14 Infiltratie van het fractuurhematoom van een polsfractuur.

Figuur 3.15 Schematische weergave van de infiltratie van een fractuurhematoom.

van deze procedures is dat zij zeer geschikt zijn voor heelkundige behandeling van de ambulante patiënt.

Techniek van lokale anesthesie voor het reponeren van botbreuken

De door Böhler aangegeven inspuiting van een fractuurhematoom met een lokaal anestheticum is gemakkelijk uit te voeren. Na palpatie van de lokalisatie van de fractuur en van het fractuurhematoom, wordt, *uiteraard onder steriele omstandigheden*, de naald in het fractuurhematoom gebracht. Men kan zich overtuigen van de juiste lokalisatie van de punt van de naald door eerst te aspireren. Wanneer zich in de spuit bloed vertoont, bevindt de naaldpunt zich in het fractuurhematoom en kan het lokaal anestheticum ingespoten worden (zie figuur 3.14 en 3.15).

Bevriezing met chloorethyl

De bevriezing met chloorethyl is een vorm van anesthesie die vrij pijnlijk is (anaesthesia dolorosa) en alleen te gebruiken bij het openen van oppervlakkig gelegen abcessen, waarbij met de eerste snede het doel is bereikt. Het grote bezwaar van deze bevriezing is dat een harde, moeilijk te perforeren oppervlakte ontstaat, waarbij de druk van de incisie pijn over het gehele gebied veroorzaakt. Bij dieper gelegen abcessen of bij het incideren van panaritia moet deze werkwijze afgeraden worden, daar rustig werken

Figuur 3.16 Intracutane anesthesie voor abcesincisie.

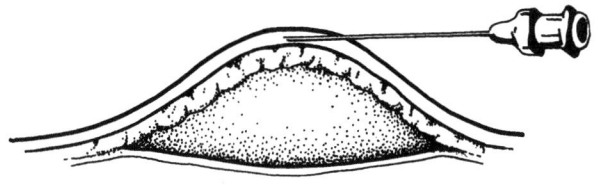

hiervoor noodzakelijk is en elk gevoel van gejaagdheid bij de operateur vermeden moet worden. In vele gevallen is het beter om met een dun naaldje een intracutane anesthesie te geven (figuur 3.16), waarbij tevens een geringe hoeveelheid in het abces wordt gespoten. Hierbij moet het verspreiden van geïnfecteerd materiaal in de omgeving worden vermeden. Bij diep gelegen abcessen en panaritia is geleidingsanesthesie te prefereren.

LITERATUUR
Browne J, Fung M, Donnelly M, Cooney C. The use of EMLA reduces the pain associated with digital ring block for ingrowing toenail correction. Eur J Anaesthesiol 2000;17:182-4

Commissie Farmaceutische Hulp van het College voor Zorgverzekeringen. Farmacotherapeutisch Kompas. Diemen: CVZ, 2009

Koay J, Orengo I. Application of local anesthetics in dermatologic surgery. Dermatol Surg 2002;28:143-8

Salam GA. Regional anesthesia for office procedures. Part I: head and neck surgeries. Am Fam Physician 2004; 69:585-90

Salam GA. Regional anesthesia for office procedures. Part II: extremity and inguinal area procedures. Am Fam Physician 2004;69:896-900.

Serour F, Ben-Yehuda Y, Boaz M. EMLA cream prior to digital nerve block for ingrown nail surgery does not reduce pain at injection of anesthetic solution. Acta Anaesthesiol Scand 2002;46:203-6

Thompson CJ, Lalonde DH. Randomized double-blind comparison of duration of anesthesia among three commonly used agents in digital nerve block. Plast Reconstr Surg 2006;118:429-32

Thompson CJ, Lalonde DH, Denkler KA, Feicht AJ. A critical look at the evidence for and against elective epinephrine use in the finger. Plast Reconstr Surg 2007;119:260-6.

4 Verbandtechniek

- Zwachtels
- Wondbedekkers
- Zwachteltechniek
- Verbandwisseling

Inleiding

Wondverbanden zijn primair bedoeld om wonden te beschermen tegen verdere beschadiging en contaminatie. In sommige gevallen dragen zij bij tot de genezing door bloeding te stelpen, dode ruimte te oblitereren, wondsecreet te absorberen en het aangedane lichaamsdeel rust te geven, waarbij ook pijn wordt verminderd. Schone, op tijd door primaire sluiting behandelde wonden hebben in wezen slechts een verband nodig om de kleding te beschermen tegen lekkage van wondvocht en bloed. Open drainerende wonden hebben baat van absorberende verbanden die het regenererende epitheel beschermen en exsudaatophoping voorkomen.

Hoewel door het op de markt brengen van vele nieuwe soorten verbanden een nauwkeurige verbandtechniek niet zo noodzakelijk meer is, moet men zich realiseren dat de eisen die aan verband gesteld worden door een poliklinisch behandelde patiënt hoger zullen zijn dan in de kliniek of door een patiënt die thuis in bed ligt. Om deze reden blijft de verbandtechniek een belangrijk onderdeel van de behandeling van de poliklinische chirurgische patiënt. In tabel 4.1 en 4.2 is een overzicht gegeven van verbandmiddelen en zwachtels die beschikbaar zijn; daarbij is niet naar volledigheid gestreefd (zie ook figuur 4.1). Wondbedekkers voor secundair genezende chirurgische wonden, waarvan vele soorten in de handel zijn, vormen een hoofdstuk apart. Het zou in het kader van dit boek te ver voeren om deze te behandelen. Daarbij is het enige wat hierover gezegd kan worden dat, op grond van beperkt bewijs overigens, gaasverband afgeraden wordt voor de behandeling van secundair genezende wonden gezien de pijnlijke verbandwisselingen, lagere patiënttevredenheid en arbeidsintensieve verpleging. Er is tot nu toe onvoldoende wetenschappelijk bewijs om een voorkeur te geven aan de ene boven de andere wondbedekker.

Tabel 4.1 Zwachtels

naam	grondstof	bijzonderheden
hydrofiele zwachtel	katoen	bij fixatie gipsspalk eerst natmaken; krimpt
elastische hydrofiele zwachtel	katoen/viscose/polyamide	elastisch in de lengte
crèpe/cambricwindsel	grof katoen/viscose/polyamide	korte rek in de lengterichting
dauerbinde	katoen- + polyurethaandraden	lange rekzwachtel
ideaalwindsel	zodanig geweven katoen dat goede elasticiteit in de lengte bestaat	korte rekzwachtel
cilindervormige zwachtels		
tricotzwachtel	katoen, licht elastisch geweven	onder of over een gipsverband
Tubigrip®	katoen/polyamide/latex	kan als compressieverband dienen; compressie te vergroten door een dubbele laag te gebruiken
Elastofix®	netvormig, wijdmazig, van katoen-, polyamide- en gummivezels	vele toepassingsmogelijkheden
Stockinette®	katoen, elastisch geweven in de breedte	onder gipsverband aan te leggen

Zwachtels hebben steeds een ondersteunende of fixerende functie. Door de elastische cilindervormige zwachtels is een gedeelte van de bekende zwachteltechnieken minder noodzakelijk geworden voor het goed gefixeerd houden van het verband. Vooral bij de poliklinische behandeling heeft deze techniek ingang gevonden (figuur 4.2), wat niet wegneemt dat het toch gemakkelijk kan zijn de techniek van enkele zwachtelverbanden te kennen.

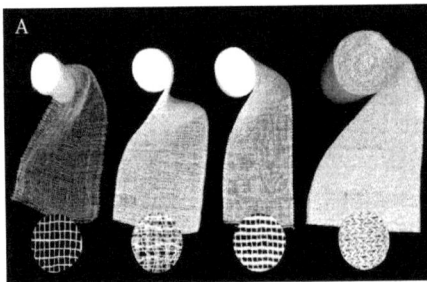 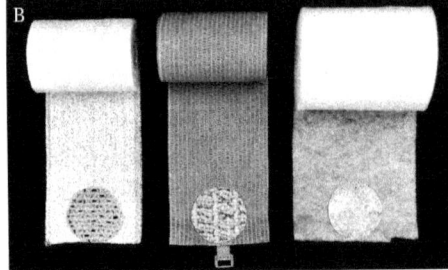

Figuur 4.1   A Van links naar rechts: hydrofiele zwachtel, elastomulzwachtel, cambricwindsel, ideaalwindsel. B Van links naar rechts: elastoplast, dauerbinde, wattenzwachtel van synthetisch materiaal.

Tabel 4.2 Verbandmiddelen

naam	grondstof	functie	voorbeeld
hydrofiel gaas	losmazig katoenen weefsel	vochtabsorptie	deppen tijdens operatie
	'nonwoven', cellulosebasis	idem	idem
vet gaas	katoen met vaseline geïmpregneerd	vermijden van kleven aan de wond	schaafwond
celstof	opeengeperste celluloselagen	absorptie wondsecreet	sterk afscheidende wond
	kunststof viscose/polyester	kan afhankelijk van de dikte veel vocht opnemen	sterk afscheidende wond
Engels pluksel	geruwd katoen, als molton geweven met één gladde en één ruwe kant	zalfverband	
witte watten	ontvet katoen	vochtabsorptie	vochtig verband
wiener watten	idem	voorkomen van te sterke compressie	onder gipsverband
	kunststof	idem	idem
vette watten	katoen	niet vochtabsorberend, warmtetoevoerend, veerkrachtig	drukverband
pleisterverband	katoen met plaklaag, soms geperforeerd	fixatie of ondersteuning	fixatie van gaas, drukverband in flebologie, traumatologie
	plastic met plaklaag	idem	
	geweven kunststof met plaklaag	idem	
	papier met plaklaag	idem	
elastisch pleisterverband	katoen	fixatie, compressie of ondersteuning	fixatie, compressieverband in flebologie en traumatologie
	kunststof	idem	ondersteuning bij metatarsale fractuur
pleisterverband met hydrofiel gaas	katoen	wondbedekking en absorptie	postoperatief wondverband
	kunststof op cellulosebasis	idem: sterk absorberend vermogen	idem schaafwond

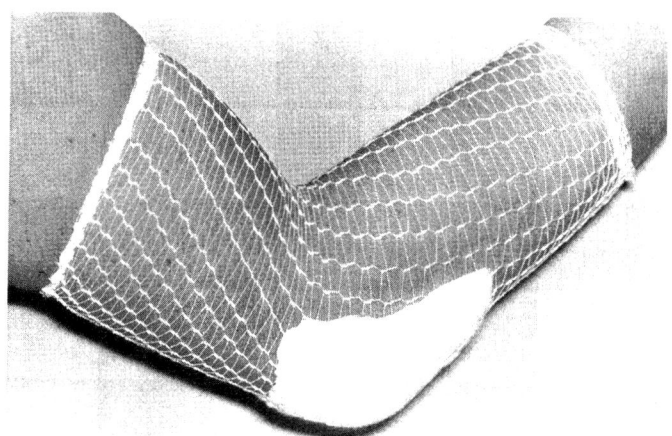

Figuur 4.2 Elastische cilindervormige zwachtel ter fixatie van gaas.

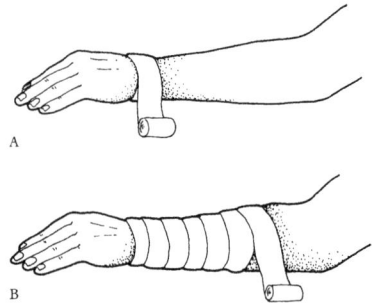

Figuur 4.3   A Fixeren van de zwachtel door middel van een tweetal circulaire windingen. B Spiraalwinding waarbij de slagen elkaar gedeeltelijk overlappen.

Zwachteltechniek

Bij het zwachtelen wordt de opgerolde zwachtel altijd zodanig gehouden dat deze bij wijze van spreken in de hand rolt. Bij het begin wordt de zwachtel steeds met een tweetal circulaire windingen gefixeerd (figuur 4.3A). Er zijn verschillende soorten windingen:

Spiraalwinding. Hierbij overlappen de slagen elkaar gedeeltelijk: deze kan men opstijgend of afdalend aanleggen op cilindervormige extremiteiten (zie figuur 4.3B), alsmede over gewrichten (korenaarverband; zie figuur 4.4).

Renverséwinding. Hierbij wordt de zwachtel na fixatie met de duim steeds een halve slag gedraaid, zodat een nauwsluitend verband wordt gelegd op een kegelvormige extremiteit; door gebruik te maken van het ideaalwindsel is deze techniek minder noodzakelijk geworden (figuur 4.5).

Winding met kruisgang. Deze techniek met achtvormige windingen is vooral van belang bij gewrichten, maar ook bij het aanleggen van compressieverband om het onderbeen (zie figuur 4.6 en 4.7). Bij gewrichten kan men beginnen rond het gewricht om zo steeds naar craniaal en distaal verder te winden; men kan ook craniaal of distaal aanvangen (zie figuur 4.8).

Heen-en-weerwinding. Deze techniek kan bij vingers en het hoofd gebruikt worden (zie figuur 4.9).

Verbandwisseling

Bij de verbandwisseling moet wondcontaminatie voorkomen worden maar, zoals al werd vermeld, is een primair gehechte wond praktisch bacterieresistent. Niet alleen de wond dient voor contaminatie behoed te worden, maar ook de handen van de arts en het verplegend personeel. Het is daarom gewenst dat verbandwisseling steeds geschiedt met een gehandschoende hand. Geïnfecteerde of dragende wonden zullen een regelmatige verbandwisseling nodig hebben, afhankelijk van de mate van exsudatie. Het wordt geadviseerd dragende wonden regelmatig schoon te spoelen, tot twee- à driemaal daags. Hierbij kan gewoon kraanwater (eventueel met behulp van

VERBANDTECHNIEK 45

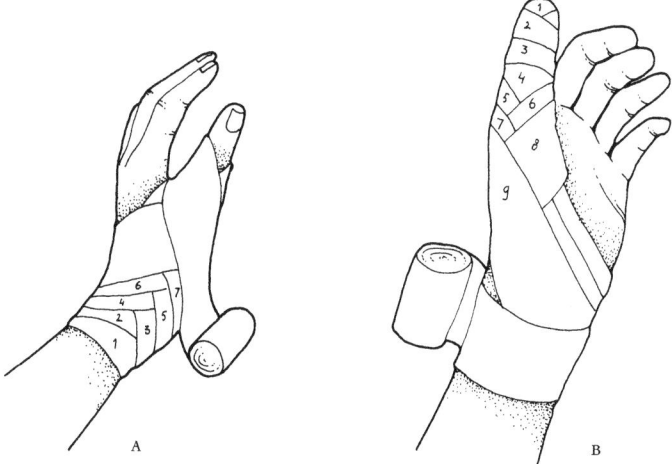

Figuur 4.4   Korenaarverband; links (A) beginnend om de pols, rechts (B) beginnend om de duim.

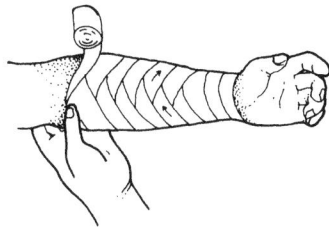

Figuur 4.5   Renverséwindingen, waarbij de zwachtel bij elke slag steeds zodanig een halve slag wordt gedraaid dat de randen van de zwachtel evenwijdig blijven lopen.

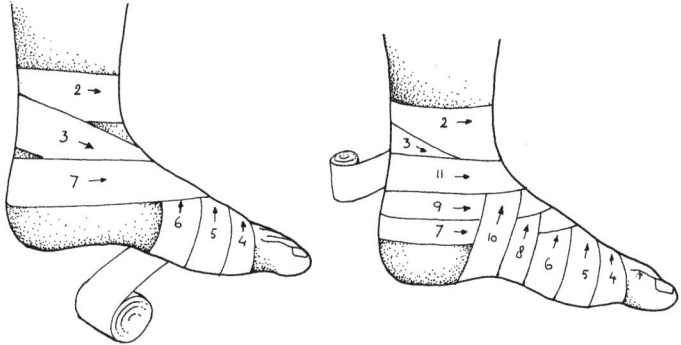

Figuur 4.6   Achtvormige windingen waarbij om het distale onderbeen wordt begonnen.

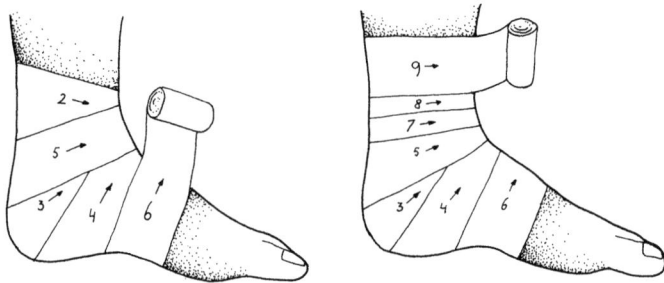

Figuur 4.7 Achtvormige windingen waarbij om de voet wordt begonnen.

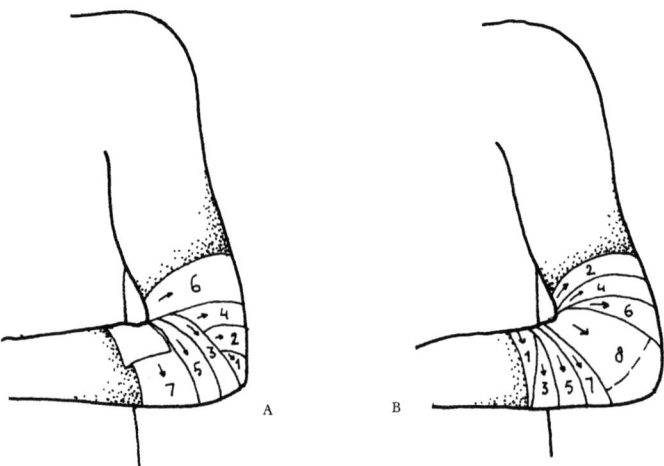

Figuur 4.8 Een typisch schildpadverband, links (A) beginnend om het olecranon, rechts (B) om de proximale onderarm.

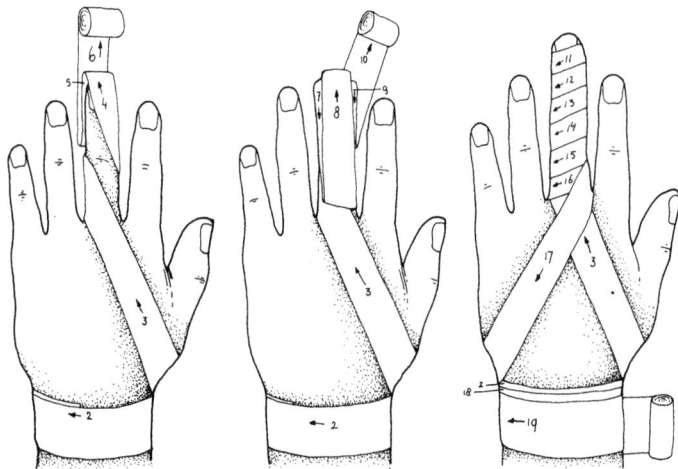

Figuur 4.9 Heen-en-weerwinding bij de vingers.

de douchekop) worden gebruikt. Zowel bij acute als chronische wonden is er geen verschil in infectie- en genezingspercentage bij het gebruik van kraan- of steriel water voor het reinigen van de wond.

Bij het verwijderen van pleisters is voorzichtigheid geboden ter voorkoming van oppervlakkige huiddefecten. Het gebruik van ether of benzine bij vastzittende pleisters is dan soms aan te bevelen. Met de wond verkleefde verbanden kunnen losgeweekt worden in een warmwaterbadje of onder de kraan of douche.

LITERATUUR
Fernandez R, Griffiths R, Ussia C. Water for wound cleansing. Cochrane Database Syst Rev 2002;(2):CD003861. Ook via: http://www.cochrane.org/reviews/en/ab003861.ht
Ubbink DT, Vermeulen H, Lubbers MJ. Lokale wondzorg: evidence based behandelingen en verbandmateriaal. Ned Tijdschr Geneeskd 2006;150:1165-72
Vermeulen H, Ubbink DT, Goossens A, Vos R de, Legemate DA. Systematic review of dressings and topical agents for surgical wounds healing by secondary intention. Br J Surg 2005;92:665-72.

5 Wondgenezing en wondbehandeling

- Weefselreactie op verwonding
- Wondbehandeling
- Hechtmateriaal
- Specifieke wondbehandeling
- Tetanusprofylaxe
- Bijtwonden
- Rabiës
- Prikaccidenten

Het fundamentele doel van de arts die geconfronteerd wordt met een wond is er zorg voor te dragen dat de wondgenezing zo snel mogelijk optreedt en vergezeld gaat van zo weinig mogelijk complicaties.

Weefselreactie op verwonding
De traumarespons kan ruwweg in drie fasen worden ingedeeld. Biologisch gezien verlopen deze fasen onderling niet scherp gescheiden, maar een indeling maakt bespreking en begrijpen ervan gemakkelijker.
1. De substraatfase, ook wel de ontstekings- of exsudatieve fase;
2. de proliferatieve fase, ook wel genaamd de bindweefsel- of fibroblastenfase;
3. de rijpings- en remodelleringsfase, ook wel genaamd de resorptie- of differentiatiefase.

De substraatfase (1e-4e dag)
Het is van belang dat de ontstekings- of substraatfase tot het minimum beperkt wordt. Hoe heviger de ontstekingsreactie, des te langer zal de substraatfase duren, daar een

intensieve exsudatieve reactie gevolgd moet worden door afbraak, resorptie en uiteindelijk door fibroplasie.

In de substraatfase kunnen drie reacties herkend worden, waarbij na een aanvankelijke vasoconstrictie die veroorzaakt wordt door het vrijkomen van catecholamines, een vasodilatatie gaat optreden. Onder invloed van door mestcellen geproduceerde bradykinine, serotonine en histamine wordt een verhoogde capillaire doorlaatbaarheid en diapedese van intravasculaire cellen geïnduceerd waardoor een exsudaat ontstaat. Dit is de *vasculaire* reactie. Gelijktijdig treedt een *hemostatische* reactie op: bloedplaatjes scheiden naast stollingsfactoren voor de hemostase ook chemokinen, groeifactoren en verschillende cytokinen af die het genezingsproces in belangrijke mate moduleren. Het proces van de extrinsieke stolling komt daarmee op gang. De derde reactie is de *cellulaire* reactie welke 12 tot 16 uur na de verwonding begint. Deze reactie wordt gekenmerkt door het verschijnen van grote aantallen granulocyten, na 24 uur gevolgd door overwegend macrofagen. Deze ontstekingscellen reguleren het herstel van de bindweefselmatrix, maar ook fagocytose, wonddebridement, angiogenese en de celactivatie komen onder invloed van groeifactoren zoals TGF-β (*transforming growth factor*), PDGF (*platelet derived growth factor*), cytokinen zoals TNF (*tissue necrosis factor*) en fibronectine tot stand. Het voert te ver om in dit kader dit ingewikkelde proces uitvoerig te behandelen. Geactiveerd door cytokinen verschijnen ontstekingscellen zoals plasmacellen, lymfocyten, macrofagen en monocyten in de latere stadia van de substraatfase. Ten slotte komen er ook mestcellen waarvan gedacht wordt dat zij polysachariden, heparine, histamine en een variëteit aan hydrolytische enzymen vrijmaken.

De proliferatieve fase (5e-20e dag)

Onder invloed van cytokinen en groeifactoren migreren en prolifereren in deze fase fibroblasten en endotheelcellen. Ook binnen deze fase herkent men een aantal stadia: epithelisatie, wondcontractie, en bindweefselreparatie.

Epithelisatie

Het proces van de epithelisatie is een combinatie van celbeweging en vorming van nieuwe cellen. Binnen enkele dagen na de verwonding worden de basale keratinocyten ronder en treden mitosen op in de basale lagen. Cellen migreren vanuit de wondranden, de dieper gelegen haarfollikels en de talgklieren over het wondoppervlak. Ze blijven daarbij altijd in contact met het mesenchymale weefsel. Des te oppervlakkiger de wond is, des te sneller het proces van de epithelisatie. In tegenstelling tot wat vroeger gedacht werd, is deze migratieactiviteit het dominante proces bij de epithelisatie en is deze onafhankelijk van epitheliale celdeling. Wanneer onder experimentele omstandigheden de mitosis wordt geblokkeerd, dan blijkt dit geen merkbaar effect op de celmigratie of wondbedekking te hebben. Ook hierbij spelen cytokinen en groeifactoren een rol.

Plaveiselcellen kunnen diep in het dode weefsel penetreren, gebruikmakend van collagenase om het weefsel – vóór de voortgaande cellen uit – te klieven. Een weefseldefect dat uitdroogt, zal een korst vormen waaronder epitheel zal ontstaan, waarschijnlijk op een punt waar de voeding voldoende is om de epitheelcellen te onderhouden. Dit betekent een vertraging van de wondgenezing. Een vochtige atmosfeer en een temperatuur van 37 °C geven een meer optimale situatie voor een snelle wondgenezing. De epitheelcellen zullen dan boven op de wond uitwaaieren en niet in de diepte van het wondgebied behoeven op te treden. Dit betekent een snellere en meer economische genezingsvorm.

Wondcontractie
De wondcontractie of groei door intussusceptie is een geheimzinnig fenomeen waardoor grote, open wekedelenverwondingen vrijwel zonder littekenvorming kunnen genezen. Het is een vorm van weefselremodellering die waarschijnlijk een overblijfsel is van een functie die voor het grootste deel in de ontogenese verloren is gegaan. De aard van de wondcontractie is uitgebreid bestudeerd; deze lijkt gerelateerd aan een fibroblastenfunctie. Fibroblasten vormen zich om tot myofibroblasten, die in de periferie van de wond een nieuw collageen (α-*smooth muscle actine*) produceren dat weer periodiek wordt geresorbeerd. Op de een of andere manier worden huid en subcutaan weefsel naar het centrum van de wond getrokken. Dit fenomeen is niet direct centripetaal; John Hunter ontdekte reeds lang geleden dat een circulaire wond niet gelijk sluit, maar elliptisch wordt. Weefselbeweging gebeurt het snelste op die plaatsen waar de wondranden dicht bij elkaar liggen, dus bij vierkante of rechthoekige wonden die vanuit de hoeken sluiten en een stervormig litteken veroorzaken (zie figuur 5.1).

Bindweefselherstel
De fibroblast heeft een grote hoeveelheid eiwitsynthetiserend endoplasmatisch reticulum dat collageen en mucopolysachariden produceert. Deze grote cellen worden geactiveerd door groeifactoren zoals PDGF uit paravasale mesenchymale cellen. Het door de fibroblast gesynthetiseerde collageen, dat bestaat uit drie polypeptideketens, verzorgt de sterkte van het herstel terwijl de mucopolysachariden bijdragen tot oriëntatie en polymerisatie van collageenvezels. In de vroege proliferatieve fase vinden gelijktijdig synthese van nieuw en lysis van oud collageen plaats. Elke overmatige lysis of vermindering of vertraging van de synthese kan tot wonddehiscentie leiden. Indien alles normaal verloopt, neemt de treksterkte van de wond na enkele dagen snel toe. Ook hier speelt de temperatuur een belangrijke rol. Wonden in goed gevasculariseerde warme gebieden hebben veel sneller de normale sterkte bereikt. Ten slotte draagt de fibroblast bij tot het remodelleren van de wond door differentiatie in rijp collageen en verdwijnen als cel.

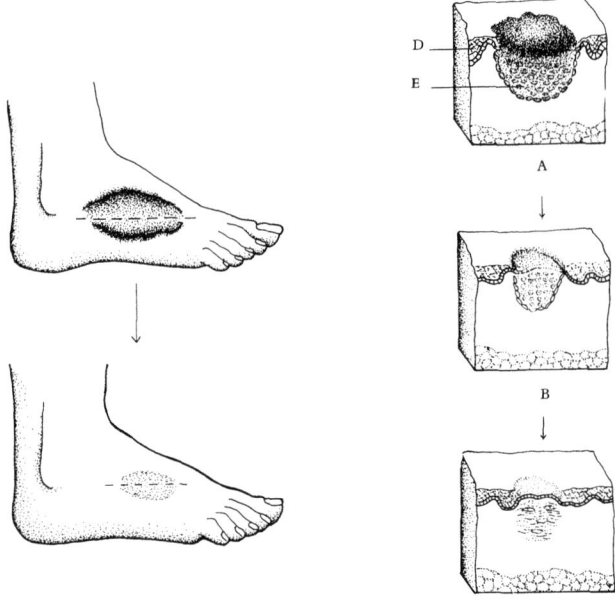

Figuur 5.1   Wondcontractie en epithelisatie. A granulerende wond; B wondcontractie; C genezen wond; D migrerende epitheelcellen; E myofibroblasten.

De rijpings- en remodelleringsfase (vanaf de 21e dag)

Remodellering, reorganisatie en differentiatie beginnen ongeveer in het midden van de derde week na een verwonding en nemen vele maanden in beslag. Na 80-100 dagen heeft de huid nog steeds zijn oorspronkelijke sterkte niet herkregen. De amorfe massa collageen wordt geleidelijk een nauwsluitend netwerk van kleine collagene vezels die samengaan met de meer normaal uitziende grotere collagene vezels in de wondrand. Op deze wijze ontstaat door nieuwe vezels een geweven verbinding tussen de collagene vezels van het normale weefsel aan weerszijden van de wond. De treksterkte van huid of fascie neemt toe, hoewel de totale hoeveelheid collageen in het gebied vermindert.

Een zeer belangrijk aspect van de remodellering is dat deze is gerelateerd aan stress en trek. Bij genezende pezen veroorzaakt de immobilisatie gedurende drie weken een gebrekkige toename van de treksterkte; wanneer na drie weken geleidelijk aan wordt geoefend ziet men de treksterkte toenemen. Deze gang van zaken duidt aan dat rust en immobilisatie wenselijk zijn in de eerste fase van het herstel, maar dat daarna stress en trek essentieel zijn om een aanzienlijke winst in treksterkte te bereiken. De remodellering leidt helaas niet tot een normale toestand. Huid en fascie bereiken uiteindelijk slechts 80% van de normale treksterkte en bovendien zijn andere mechanische eigenschappen zoals elasticiteit en vermogen tot energieabsorptie verminderd. Het eindresultaat is een bruikbaar, maar wat zwak en breekbaar weefsel. Hoe minder collageen aanwezig is, des te sterker het litteken. De mening dat een overvloedige hoeveelheid littekenweefsel bijdraagt tot een grotere treksterkte is onjuist: hoe kleiner het litteken, hoe sterker de wond.

Wondbehandeling

Bij een chirurgische of traumatische wond verloopt het herstel volgens het genezingsproces zoals hierboven is beschreven. Het is bijna onmogelijk om dit tegen te houden; van de chirurg is maar weinig hulp nodig. Het enige wat echt nodig is voor de werkelijke wondbehandeling is de natuur een kans te geven, maar er zijn wel bepaalde voorwaarden waaraan voldaan moet worden om het de natuur mogelijk te maken haar gang te gaan. Daarom is de wondclassificatie van belang (zie tabel 5.1).

Van oudsher worden drie typen wondsluiting onderscheiden: *per primam intentionem, per secundam intentionem* en *per tertiam intentionem* (zie figuur 5.2).

De genezing *per primam intentionem* houdt in dat er een wond is met scherpe randen zonder weefselnecrose: een chirurgische wond. Deze wond kan primair gesloten worden, waarbij nauwelijks tot geen granulatievorming optreedt. Het litteken zal slechts een dun lijntje zijn. Bij patiënten met een dikke subcutis kan soms voor een gelaagde sluiting gekozen worden, waarbij de subcutane bindweefselfascie ('Scarpa') gesloten wordt (zie figuur 5.3). Deze gelaagde sluiting voorkomt dat holtes worden gevormd waarin zich bloed kan ophopen, wat aanleiding kan geven tot hematoomvorming met eventuele secundaire infectie. Wanneer ook de spierfascie onder de huid ingesneden is, zal het soms noodzakelijk zijn ook deze diepe laag met aparte hechtingen te sluiten. In dat geval worden er drie rijen hechtingen gelegd (zie figuur 5.4). Wondclassificatie a-b.

Bij sluiting *per secundam intentionem* bestaat er een weefseldefect dat eerst wordt bedekt door granulatieweefsel. De sluiting geschiedt door middel van wondcontractie. De genezing door granulatie vindt plaats in wonden waar een primaire wondgenezing niet kan optreden, of niet noodzakelijk geacht wordt door bijvoorbeeld een uitgebreid trauma of weefselverlies, door infectie of omdat de wondranden niet naar elkaar

Tabel 5.1 Wondclassificatie

a Schone wond, bijvoorbeeld een snijwond door een schoon mes of nog schoner een chirurgische wond onder steriele omstandigheden gemaakt.

b Schoon gecontamineerde wond, gemaakt na het openen van een muceuze membraan, zoals een wond aan de mond of een wond bij een darmresectie.

c Gecontamineerde wond; er bestaat bacteriële contaminatie vóór behandeling, zoals wonden door trauma, bij open fracturen, bij (traumatische) darmperforatie.

d Geïnfecteerde wonden, ook wel vieze wonden genoemd. Er is al sprake van bacteriegroei en eventueel pusvorming. Wonden met avitaal weefsel of necrose kan men ook geïnfecteerd noemen. Zij vertonen een grote kans op een gestoorde wondgenezing.

54 KLEINE CHIRURGISCHE INGREPEN

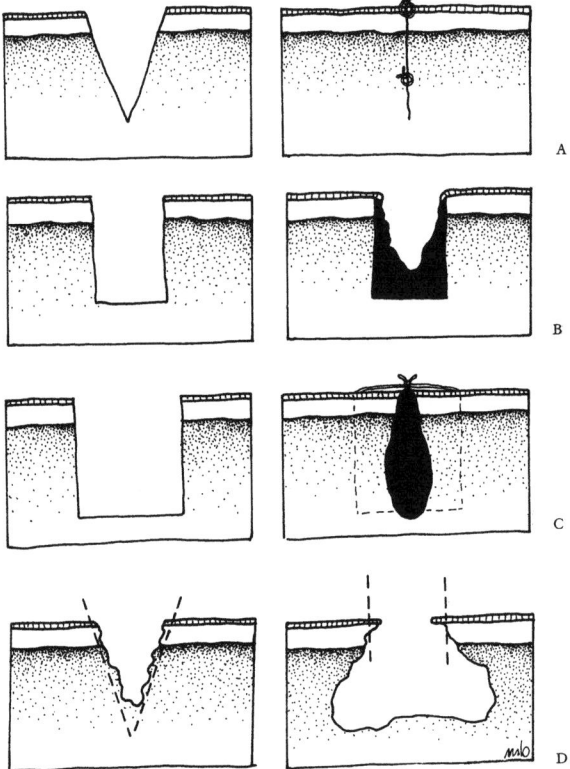

Figuur 5.2 A sanatio per primam intentionem, B sanatio per secundam intentionem, C sanatio per tertiam intentionem, D links wondexcisie, rechts wondtoilet, waarbij een debridement en reiniging van de wond worden verricht met excisie van de wondranden.

Figuur 5.3 Gelaagde sluiting van een chirurgische wond.

Figuur 5.4 Holtevorming, subcutaan, die aanleiding kan geven tot een secundaire infectie. Met behulp van drie lagen hechtingen wordt deze holtevorming voorkomen.

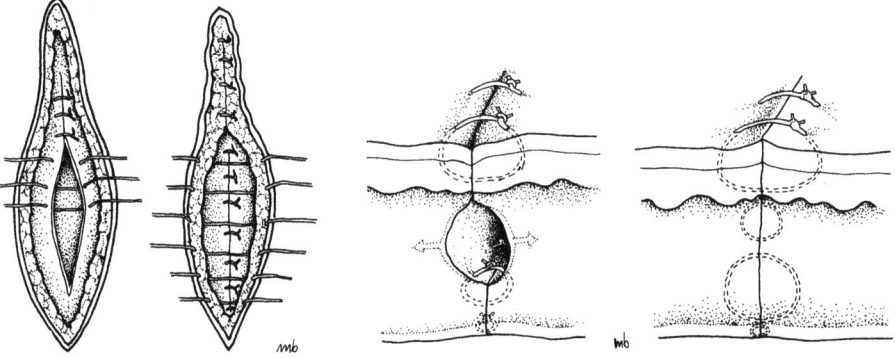

toegebracht zijn. Een ander voorbeeld is een verwaarloosde derdegraads brandwond, die gedwongen wordt te genezen zonder dat een huidplastiek is verricht (figuur 5.2B). Wondclassificatie c-d.

De uitgestelde primaire wondsluiting – genezing *per tertiam intentionem* (zie figuur 5.2C) – is vaak zeer bevredigend bij wonden die potentieel gecontamineerd zijn. Er treedt hetzelfde fenomeen op als bij de genezing per secundam intentionem. Door het openlaten van de wond wordt vermeden dat geïnfecteerd wondsecreet zich onder de gesloten huid ophoopt. Vier tot zeven dagen na de primaire wondbehandeling wordt de wond gesloten door approximeren van de wondranden met hechtingen. Wanneer deze handeling verricht wordt, mogen geen tekenen van infectie meer bestaan. De granulaties moeten er roze en stevig uitzien. De aanwezigheid van necrotisch weefsel is een contra-indicatie voor de uitgestelde primaire sluiting. De termijn van 4-7 dagen is in het algemeen het tijdstip bij uitstek omdat dan de proliferatieve fase in de wondgenezing is opgetreden, maar de wondranden nog niet zo stug zijn geworden dat sluiting wordt bemoeilijkt. Wondclassificatie b-c.

Hechtmateriaal

De belangrijkste factor is de treksterkte. Hechtingen hebben niets te maken met wondgenezing, maar dienen als een tijdelijke ondersteuning voor het weefsel om de wondranden samen te houden zodat de normale wondgenezing kan optreden. Naast de trekkracht spelen nog drie andere fysische eigenschappen een rol bij de betrouwbaarheid van een knoop: gladheid van het oppervlak, de elasticiteit en de zwellingsmogelijkheid van de draad. Bij een draad met een volledig glad oppervlak zoals bijvoorbeeld de monofile kunstvezel kan de knoop makkelijker loslaten. De elasticiteit van het hechtmateriaal wordt gekenmerkt door toename in lengte bij belasting. Een te grote elasticiteit is voor de chirurgische naad eigenlijk nadelig, daar men het gevoel van een veilig aangeknoopte hechting gaat missen. Naast de zojuist genoemde eigenschappen van het hechtmateriaal spelen ook de steriliteit, de weefselverdraagbaarheid en de resorbeerbaarheid een belangrijke rol.

In tabel 5.2 wordt een overzicht gegeven van het thans beschikbare hechtmateriaal met de eigenschappen en de toepassing daarvan. In het kort zullen wij hier nog enkele bijzonderheden vermelden.

De resorbeerbare zijn verkregen door polymerisatie van hydroxyazijnzuur (glycolzuur) of door polymerisatie van hydroxyazijnzuur en melkzuur. Er ontstaat een alifatische polyester die door hydrolyse weer afbreekbaar is. Het is een zuiver chemisch proces, dat slechts een milde weefselreactie opwekt. *Dexon®* (polyglycolzuur) is het oudst bekende materiaal dat als bezwaar had dat het veel zaagwerking had, maar dat is inmiddels door een speciale coating wel verholpen zoals bij alle resorbeerbare kunststofvezels het geval is. Daarnaast zijn draden met een resorptietijd van circa 12 dagen ontwikkeld. Deze draden zijn te gebruiken voor toepassingen waarbij de hechting na korte tijd geen functie meer hoeft te hebben, zoals bij circumcisie, hechtingen

Tabel 5.2 Hechtmateriaal

soort hechtdraad	grondstof	weefsel-verdraag-baarheid	resorptie	trekvastheid	capillaire werking	toepassing
kunststofvezels						
• niet resorbeerbaar:						
ethilon	polyamide	++	-	+++	-	alle wondhechtingen en ligaturen
prolene	polypropyleen	++	-	++++	-	alle wondhechtingen en ligaturen
mersilene	polyester	++	-	+++	-	alle wondhechtingen en ligaturen
• resorbeerbaar:						
Dexon®	polyglycolzuur	++	± 30 dagen	+++	-	alle gebieden in de chirurgie
vicryl	polyglactin	++	± 30 dagen	+++	-	waar geen niet-resorbeerbaar materiaal noodzakelijk is, alsmede de huid
PDS	polydioxanon	++	± 60 dagen	+++	-	monofile draad toepasbaar voor alle wondhechtingen en ligaturen
Maxon®	polygluconaat	++	± 60 dagen	+++	-	monofile draad toepasbaar voor alle wondhechtingen en ligaturen
Monocryl®	poliglecaprone	++	± 20 dagen	++	-	als boven, maar heeft kortdurend grote treksterkte

bij kinderen of slijmvlieshechtingen in de mondholte. Het betreft hier gevlochten draden, maar er bestaan ook monofile synthetische resorbeerbare draden, zoals PDS (polydioxanon), *Maxon®* (polyglyconaat) en *Monocryl®* (poliglecaprone), die ook weer een verminderde resorptietijd (circa 20 dagen versus circa 60 dagen voor de andere twee) hebben.

Doordat de hechtdraden in mono- of multivorm verpakt afgeleverd kunnen worden, is de vrijwel onbeperkte levensduur van de steriliteit gegarandeerd.

Weefsellijm en hechtpleister

De snel polymeriserende stoffen (cyaanacrylaten) in weefsellijm zijn in staat om wondranden met elkaar te laten verkleven. Hierin zit nog steeds ontwikkeling. De modernste (bijvoorbeeld Histoacryl®, Dermabond®) harden binnen 15 seconden uit bij contact met de huid, zijn op kamertemperatuur te bewaren en zijn qua sterkte vergelijkbaar met een 4/0 hechting. De wondondersteuning duurt 5 à 10 dagen. Deze stoffen hoeven niet verwijderd te worden daar zij verdwijnen door re-epithelialisatie van de huid. Voor kleinere wonden bieden ze een goed alternatief voor hechtingen daar een solide hechting zeer snel optreedt.

Ook met zogenaamde hechtpleisters (SteriStrip®) kunnen aanliggende wonden, bijvoorbeeld eenvoudige aangezichtsverwondingen bij kinderen, vaak fraai gesloten worden.

Opmerking. Bij het sluiten van defecten op het behaarde hoofd kan zelfs eenvoudig gebruik gemaakt worden van de 'hair apposition technique', het knopen van de aangrenzende haren, eventueel in combinatie met weefsellijm. Ook 'staples' zijn een alternatief voor eventueel het hechten van behaarde hoofdwonden.

Naalden

Goede chirurgische naalden voldoen aan de volgende eisen:
- hoge mate van buigvastheid;
- breukbestendig;
- optimale weefselpenetratie;
- zo atraumatisch mogelijk;
- zekere grip in de naaldvoerder.

De naalden kunnen geclassificeerd worden naar hun vorm of naar de aard van hun punt.

Vorm. Naalden kunnen recht of krom zijn. De rechte naalden worden maar in beperkte mate gebruikt. Het zijn de naalden die met de hand worden gehanteerd. Dit gaat wel sneller dan met de naaldvoerder. De gebogen naalden worden onderscheiden in halfgebogen of cirkelvormige naalden. Deze laatste groep kan men bovendien nog naar ronding en vorm verdelen in 1/4, 3/8, 1/2 en 5/8 (zie figuur 5.5).

Doorsnede. De punt van de naald kan rond toelopen of een snijdende rand hebben. De snijdende naald wordt gebruikt voor het hechten van de huid, het periosteum of perichondrium. De scherpe snijdende rand vergemakkelijkt het passeren van de naald door steviger weefsel. Bij het hechten van diepe structuren is een rond toelopende naald nodig. Het gebruik van een snijdende naald zou grotere gaten maken dan wenselijk is (figuur 5.6).

Een juiste positionering van de naald in de naaldvoerder is belangrijk. Volg de curvatuur van de naald tijdens het 'steken' waardoor buigen of breken voorkomen wordt. De naaldvoerder kan meestal het beste op éénderde voor het einde van de naald geplaatst worden (zie figuur 5.6).

Het uiteinde. Naalden met een gesloten of een open oog zijn veelal vervangen door atraumatische naalden waar de draad reeds in de naald is bevestigd (figuur 5.7).

58 KLEINE CHIRURGISCHE INGREPEN

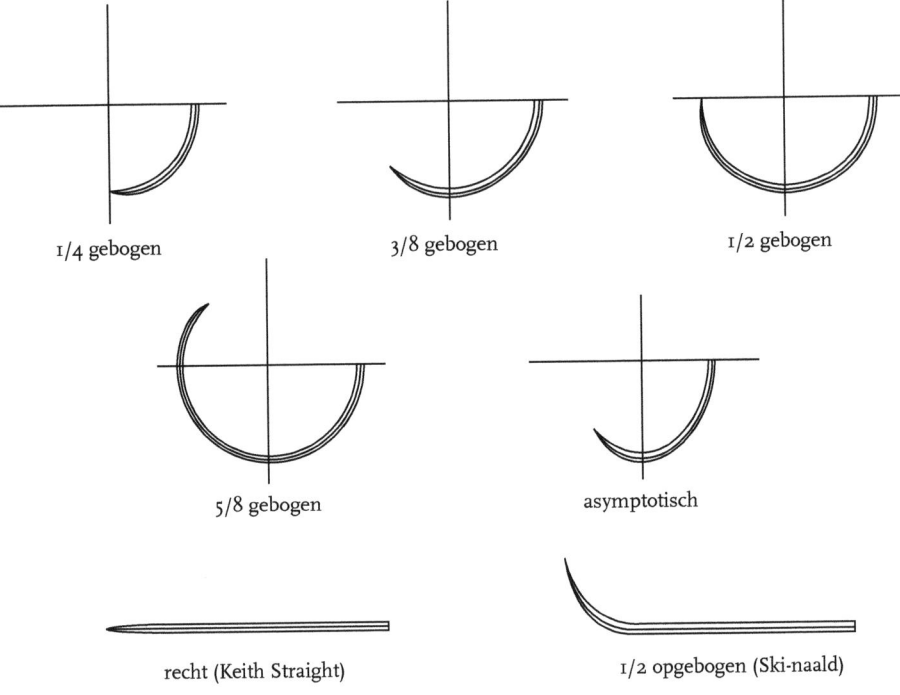

1/4 gebogen   3/8 gebogen   1/2 gebogen

5/8 gebogen   asymptotisch

recht (Keith Straight)   1/2 opgebogen (Ski-naald)

Figuur 5.5   Verschillende naaldrondingen en -vormen.

Figuur 5.6   Doorsnedevoorbeelden: rond, snijdend en juiste positionering van de naaldvoerder.

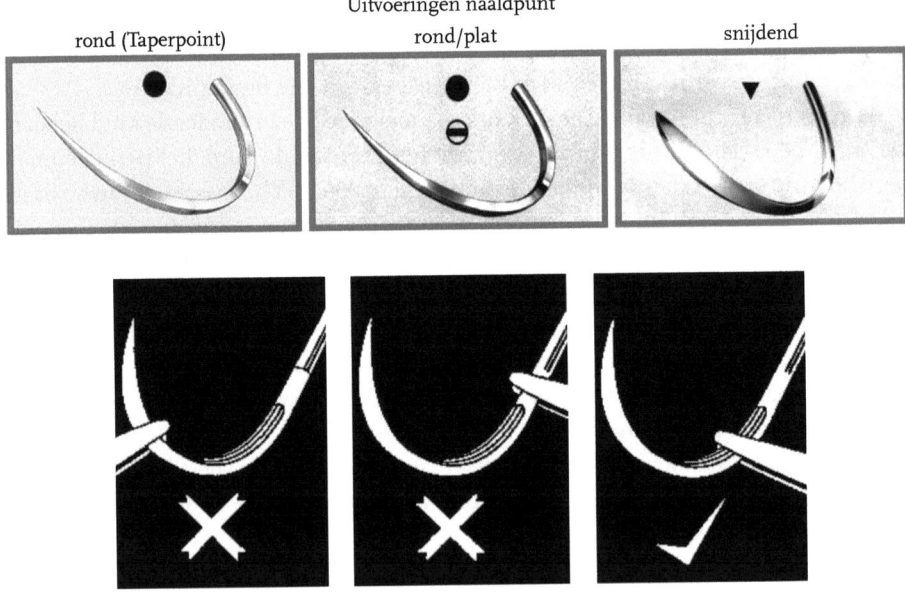

Uitvoeringen naaldpunt
rond (Taperpoint)   rond/plat   snijdend

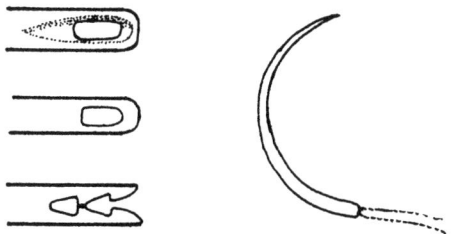

Figuur 5.7 Naald met een gesloten oog, met een open en atraumatische naald.

Specifieke wondbehandeling

Accidentele wonden

Accidentele verwondingen ontstaan in het algemeen onder onsteriele omstandigheden. De behandeling van open wonden kan uiteenvallen in twee hoofdgroepen:
1. de verwijdering of het voorkómen van factoren die de wondgenezing belemmeren;
2. procedures die het natuurlijke genezingsproces begunstigen.

Ad 1. De wondgenezing kan belemmerd worden door de aanwezigheid van corpora aliena of bacteriën en de aanwezigheid van niet-levensvatbaar weefsel in de wond. Elke accidentele wond bevat bacteriën die in het begin nog niet geacclimatiseerd zijn aan hun omgeving. Voor een periode van 6-8 uur prolifereren zij niet en vertonen zij geen neiging tot weefselinvasie (periode van Friedreich). Gedurende deze periode kan de wond beschouwd worden als gecontamineerd maar niet als geïnfecteerd. Indien de juiste maatregelen genomen worden, kan de wond praktisch steriel gemaakt worden. Daarom is een vroege behandeling van open wonden belangrijk. Corpora aliena zoals splinters, stof, vet, aarde, vormen een belemmering van de wondgenezing en moeten daarom zo volledig mogelijk verwijderd worden.

Wondreiniging kan op mechanische wijze uitgevoerd worden. Terwijl de wond bedekt wordt met een steriel gaas wordt de omgeving door borstelen goed gereinigd met een detergens dat een desinfectans kan bevatten en water. De omgeving van de wond wordt geschoren waarbij vooral de haren van de wondrand verwijderd dienen te worden. Hiervoor zijn disposable scheermesjes in de handel. Nadat de omgeving van de wond op deze wijze krachtig is gereinigd, dient deze zelf ook een dergelijke behandeling te ondergaan. Wanneer de wondranden en de omgeving gedesinfecteerd zijn, wordt steriel afgedekt en wordt de omgeving van de wond met een lokaal anestheticum geïnfiltreerd. Men kan ook tijdens het reinigen van de omgeving een gaas gedrenkt in een oplossing van 2% lidocaïne in de wond brengen (cave maximale dosis). Dit geeft gedurende 5 minuten een anesthesie die het reinigen van de wond zelf zonder al te veel pijn toelaat. Het reinigen moet voortgezet worden tot de wond geheel schoon lijkt te zijn en geen necrotisch of losliggend materiaal meer verwijderd kan worden door schrobben of spoelen (eventueel met een spuit). Hierna wordt een debridement verricht. Corpora aliena die in de wond verborgen zitten, kunnen met een pincet verwijderd worden. Duidelijk gedevitaliseerd weefsel, zoals necrotisch spierweefsel en fascieflarden, wordt geëxcideerd en ook de weefselstukken van dubieuze vitaliteit worden geëxcideerd. Met een mes worden de huidranden scherp gemaakt. Deze handelingen vallen alle onder het begrip wondtoilet met debridement (figuur 5.2D).

Bij kleinere wonden kan het soms eenvoudiger zijn een zogenaamde wondexcisie te verrichten, waarbij de wond in zijn geheel wordt geëxcideerd, zodat er een scherpe chirurgische wond ontstaat die een primaire sluiting rechtvaardigt (zie figuur 5.2D)

Het gebruik van antiseptica maant tot voorzichtigheid. Elk antisepticum dat in staat is bacteriën te doden, kan ook toxisch zijn voor de weefsels. Dit is vooral ongewenst bij weefsel dat op de grens van vitaliteit verkeert. Bovendien kunnen de sterk gekleurde antiseptica de kleur van dubieus vitaal weefsel maskeren.

Ad 2. De wondgenezing kan bevorderd worden door het voorkómen van hematoomvorming. Een optimale hemostase is daarom van belang. De techniek van het ligeren van bloedvaatjes wordt in een volgende paragraaf beschreven. Het betekent overigens niet dat elk klein bloedvaatje geligeerd moet worden; men introduceert hiermee een aantal nieuwe corpora aliena. Hematoomvorming is schadelijk omdat

Figuur 5.8 Wondexcisie met primaire sluiting van de wond (A-B), onder achterlaten van een wonddrain (C). D Wanneer de wond primair wordt gesloten zonder dat het wondsecreet kan afvloeien, ontstaat er een holte die weliswaar kan genezen, maar een sterke intrekking van het litteken achterlaat (E).

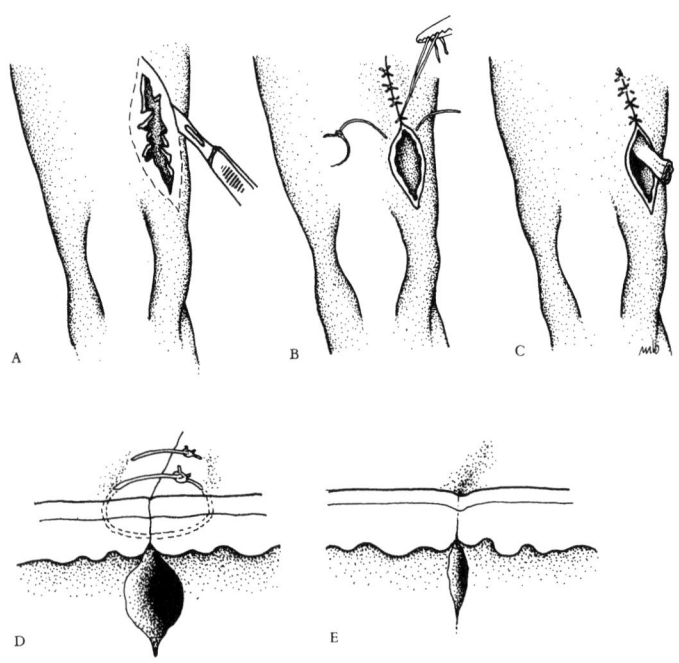

het approximeren van de wondranden wordt belet en een hematoom een goede voedingsbodem voor bacteriën vormt (zie figuur 5.4).

Het sluiten van de wond is een belangrijk hulpmiddel voor de wondgenezing; hiermee wordt een dode ruimte vermeden. Spanning op de wondranden dient voorkómen te worden. Zie voor de techniek van de wondsluiting de paragraaf 'Het hechten van de wond'. Bij grote defecten is het ter voorkóming van een dode ruimte of ophoping van wondsecreet verstandig een handschoendrain achter te laten, die na enkele dagen verwijderd kan worden (figuur 5.8A-E).

Ter voorkoming van spanning op de wondranden door postoperatief oedeem, dat soms tot ernstige circulatiestoornissen aanleiding kan geven, is het wenselijk een drukverband aan te leggen. Tevens kan rust met het hoog leggen van een verwonde extremiteit een hulpmiddel zijn. Het vaak verwisselen van verbanden belemmert mogelijk de wondgenezing en is oncomfortabel voor de patiënt. Indien de patiënt niet klaagt over ernstige pijn, er geen tekenen zijn van infectie en er geen met bloed doordrenkte gazen zijn, kan men het verband rustig laten zitten tot de hechtingen verwijderd kunnen worden.

Chirurgische wonden

Techniek van de huidincisie

De huidincisies moeten van tevoren zorgvuldig worden overwogen wat betreft optimaal zicht op de diepere delen, het vermijden van belangrijke structuren en het zo veel mogelijk in de huidlijnen leggen van de incisie (zie figuur 5.9). Vooral in het gelaat zijn huidlijnen van belang. Hoewel voor de herkenning van de huidlijnen vaak gebruik gemaakt wordt van diagrammen waarop deze zijn aangegeven, is het eenvoudiger om deze in de huid zelf te herkennen (zie figuur 5.10).

Figuur 5.9 *Schematische voorstelling van de huidlijnen.*

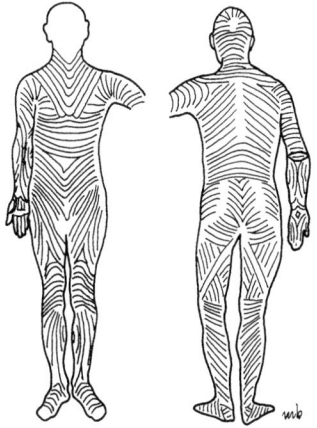

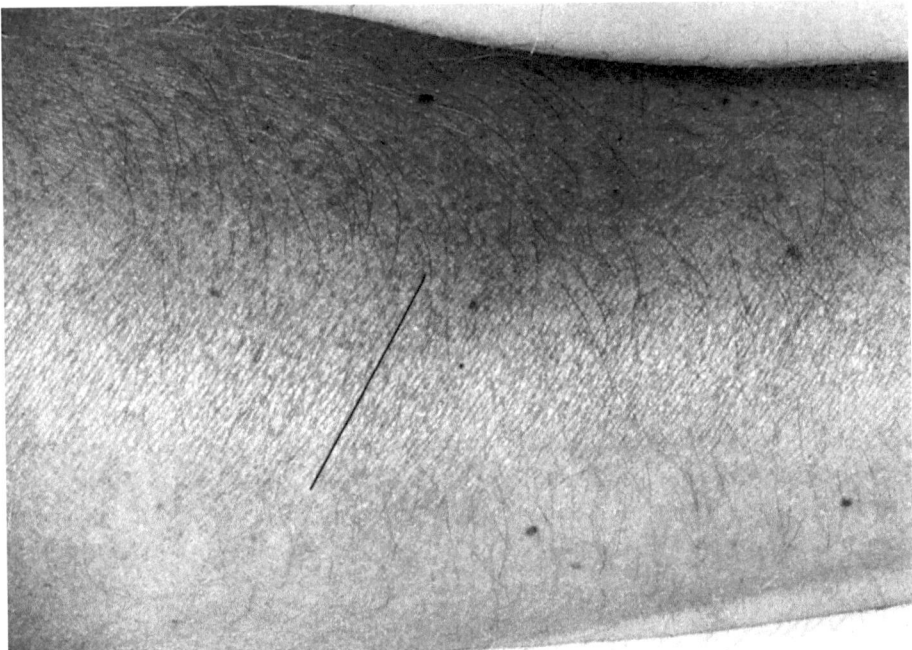

Figuur 5.10 In deze huid zijn de huidlijnen duidelijk te zien. De incisie moet dan ook in een schuine richting worden gegeven.

Figuur 5.11 Hanteren van schaar en mes. De schaar wordt met de duim en de vierde vinger vastgehouden, met de wijsvinger op het slot (A), zodat bij het knippen de schaar goed gestuurd kan worden (B). Bij de incisie houdt men het mes tussen duim en derde vinger vast en rust de wijsvinger op de bovenzijde zodat de druk op het mes goed gedoseerd kan worden (C).

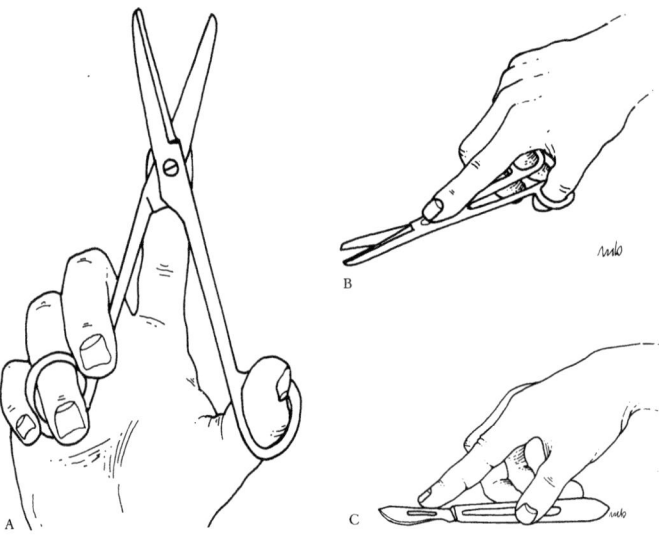

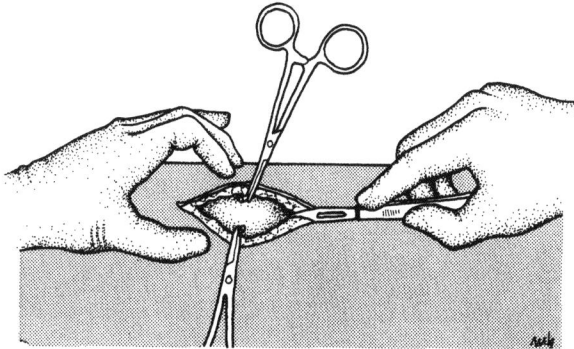

Figuur 5.12   De incisie wordt in één haal gemaakt, onder aanspannen van de huid.

Men dient een scherp mes te gebruiken. De huid kan in één haal over de afstand die gewenst is doorsneden worden, waarbij het blad van het mes loodrecht op het huidoppervlak wordt gehouden en de huid tussen duim en wijsvinger, of samen met een assistent, wordt aangespannen (zie figuur 5.11 en 5.12). Oppervlakkige en eventuele diepe fascielagen worden op een gelijke wijze doorsneden. Men dient een incisie te maken van adequate lengte; kleine incisies kunnen de operatie onnodig moeilijk maken.

Hemostase

Alleen in het subcutane weefsel moeten de bloedende vaatjes van enige omvang met een kocherklem of een mosquitoklem gevat worden, om het bloedverlies te beperken en het operatieterrein droog en overzichtelijk te houden. Hierna kunnen deze vaatjes afgebonden worden. Soms is het voldoende het klemmetje gedurende enige tijd op het vat te laten zitten. Men dient wel te bedenken dat iedere keer dat een vat wordt doorsneden en vervolgens geligeerd, men twee corpora aliena in het weefsel introduceert. Bij het aanbrengen van de klem en het ligeren moet men vermijden een grote weefselpluk in de ligatuur te vatten: dit geeft een onnodige hoeveelheid necrose. Alleen het ligeren van het bloedvat zelf verdient de voorkeur. Voor de ligatuur moet zo fijn mogelijk materiaal gebruikt worden (zie figuur 5.13). Wil men een goede ligatuur leggen, dan is het belangrijk dat men de punt van het klemmetje goed presenteert zodat de ligatuur om het afgeklemde weefsel kan komen liggen en niet om de punt van de klem.

Andere bloedstelpende technieken zijn:
- afbinden van de bloedtoevoer met behulp van een rubberen band (tourniquet);
- gebruikmaken van een electrocauter (diathermie);
- gebruik van adrenaline;
- toepassen van stoffen die het stollingsproces positief beïnvloeden zoals gelatinegaas (Gelfoam®), geoxideerde cellulose (Oxycel®, Surgicel®), trombine en fibrinelijm;

64 KLEINE CHIRURGISCHE INGREPEN

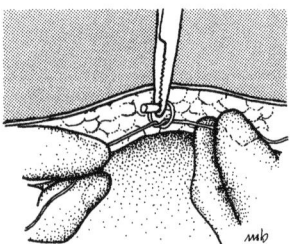

Figuur 5.13 Ligeren van een vat waarbij door het juist afklemmen en het goed zichtbaar maken van de punt van de klem alleen het vat met een dunne draad wordt onderbonden.

- directe druk en hoog houden;
- drukverband.

Knopen

Hoe men knopen kan leggen ziet men in de figuren 5.14 en 5.15. Bij voorkeur dient men een platte knoop aan te leggen. Het halfinstrumenteel knopen met behulp van de naaldvoerder kan vooral bij atraumatisch hechtmateriaal problemen opleveren, daar de naaldvoerder niet op het dunne materiaal berekend is. Bij voorkeur kan men dan de naaldvoerder volgens Gillies gebruiken.

Figuur 5.14 Voorbeeld van een methode om een platte knoop te leggen. Het andere uiteinde van de draad wordt steeds met de rechterhand vastgehouden.

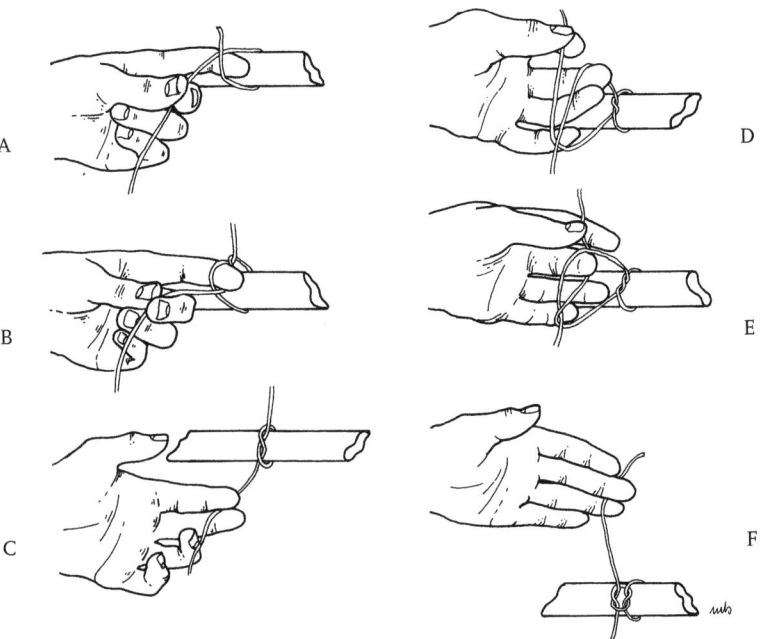

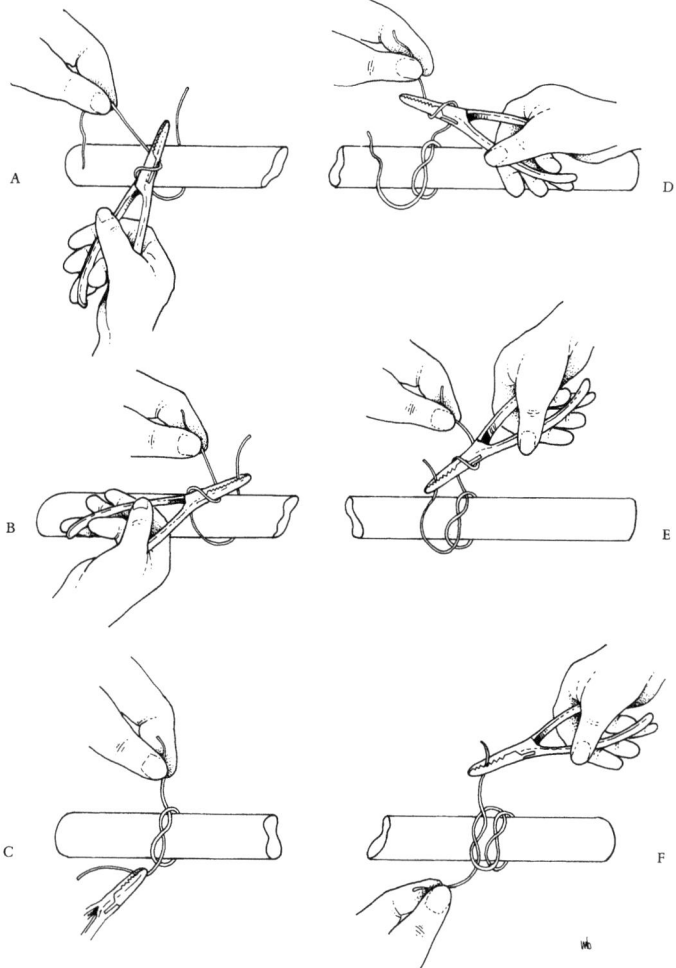

Figuur 5.15 Voorbeeld van een methode om met behulp van een naaldvoerder een platte knoop te leggen.

Het hechten van de wond (zie figuur 5.16)

De naald moet loodrecht door de huid gestoken worden om inversie van de wondranden te voorkomen, zoals in de figuur is aangegeven. Hechtingen moeten niet strak, maar juist voldoende aangetrokken worden om de huidranden tot elkaar te brengen zonder constrictie. Hechtingen die te strak en te dicht bij elkaar worden gelegd verstoren de circulatie. Ook is het leggen van grote, veel huid omvattende hechtingen in het algemeen onjuist, daar dit weliswaar een geringer aantal hechtingen vereist maar door het posttraumatisch oedeem een constrictie veroorzaakt die brede littekens kan achterlaten. Voor het beter adapteren van de huidranden kan men een donatihechting leggen, waarbij de huid eerst 1 cm van de wondrand wordt doorstoken en vervolgens

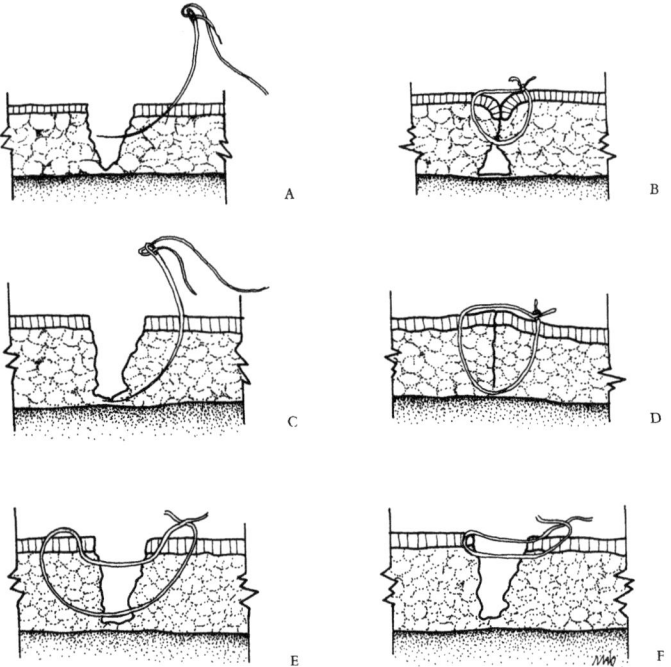

Figuur 5.16 Wanneer de naald niet loodrecht door de huid wordt gestoken heeft dit een inverterend verlopende adaptatie van de huidranden tot gevolg (A en B). De huidranden liggen wel goed aan indien de naald op juiste wijze de huid doorboort (C en D). E Donatihechting. F Allgöwerhechting.

vlakbij de wondrand wordt teruggebracht zoals aangegeven op figuur 5.16E. Indien er op de huid enige spanning bestaat, kan men een allgöwerhechting leggen, waarbij de naald eerst loodrecht door de huid wordt gestoken, 1 cm van de wondrand af aan de zijde waar geen spanning bestaat. Vervolgens wordt de naald intracutaan door de wondrand aan de spanningszijde gestoken en daarna aan de andere zijde intracutaan teruggebracht zoals aangegeven in figuur 5.16F.

Voor het sluiten van veel wonden kan men subdermaal/intracutaan hechten waarbij de knoop onder de huid ('binnen') komt te liggen. Hierbij dient men gebruik te maken van resorbeerbaar hechtmateriaal (figuur 5.17). Bij sommige grotere wonden geeft een combinatie van subdermale hechtingen met hechtpleisters een fraai litteken (zie figuur 5.18).

Ook een doorlopende intracutane hechting met een polypropyleen of resorbeerbare monofile draad (bijvoorbeeld Vicryl rapide® of Monocryl®) wordt steeds vaker gebruikt om een fraai cosmetisch resultaat te verkrijgen.

Het verwijderen van hechtingen

De hechtingen in de verschillende lichaamsdelen kunnen volgens onderstaand schema verwijderd worden:

WONDGENEZING EN WONDBEHANDELING

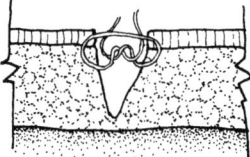
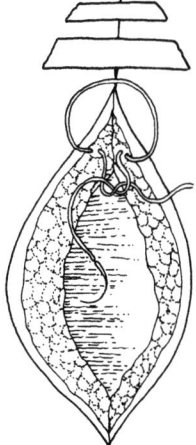

Figuur 5.17 Intracutaan geknoopte hechting van resorbeerbare kunststofvezel, waarbij de knoop binnen komt te liggen.

Figuur 5.18 Een combinatie van subcuticulaire hechtingen met plakstrips.

- romp en extremiteiten: na 11 dagen;
- liezen: na 7 dagen;
- hoofd en hals: na 5 dagen.

Voor het verwijderen van de hechtingen pakt men de knoop of het meest uitstekende of lang gelaten draaduiteinde en trekt die iets aan, waarbij ervoor gezorgd wordt dat de hechting niet draait. De hechting wordt vlak onder de knoop doorgeknipt en vervolgens verwijderd (figuur 5.19).

Een goede methode is het vroeg verwijderen van de hechtingen om deze te vervangen door hechtstrips (steristrips). Het sluiten van de huid door middel van hechtstrips is biologisch gezonder dan sluiting met hechtingen. Omdat veel wonden

Figuur 5.19 Het verwijderen van hechtingen. De draad wordt gepakt en loodrecht opgetild zodat vlak onder de knoop de hechting kan worden doorgeknipt. Op de rechtertekening wordt een onhandige wijze van het verwijderen van een hechting getoond. Doordat het pincet naar opzij wordt bewogen, wordt de draad gedraaid.

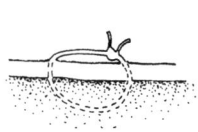
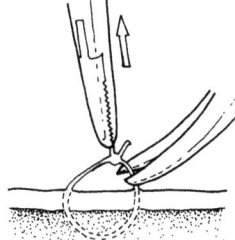
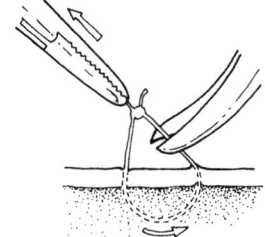

moeilijk bijeen te houden zijn door een primaire sluiting met hechtstrips (vaak gaat de wond nalekken), is de combinatie van hechting en hechtstrips een goede.

De gewoonte om voor langere tijd het douchen en nat worden van gehechte wonden af te raden, is achterhaald. Na een chirurgische ingreep met hechtingen is het aanbrengen van een pleister voor 24 uur voldoende; daarna kan de wond direct gedoucht kan worden. Droog en schoonhouden mag ook. Wonden in het gelaat en de hals lopen door de sterke doorbloeding de minste kans op een wondinfectie. Het aanbrengen van een pleister, die soms maar moeilijk is te verwijderen, is dan ook niet noodzakelijk.

Het hechten van peesletsels

Bij het hechten van een peesletsel is nauwkeurig adapteren van uiteinden erg belangrijk. De hechting moet zó stevig gelegd worden dat de trekkrachten van de aanspannende spieren worden weerstaan totdat de pees is geheeld. In het algemeen is voor de genezing van een kleine tot middelgrote pees een periode van drie weken voldoende voor de genezing. De hechtingen moeten zodanig gelegd worden dat deze het glijden van de pees in zijn eventuele *pulley* (schede) niet belemmeren. Alle peeshechtingen dienen te geschieden met een atraumatische techniek onder een goede belichting en een goede anesthesie.

Onbelast mobiliseren van een gehechte pees veroorzaakt een snellere organisatie van de collageenvezels in de richting van trek en druk tijdens de proliferatieve en remodelleringsfase van het peesherstel. Ook laceraties van pezen, zeker wanneer deze meer dan 50% van de dikte van pees omvatten, dienen gehecht te worden, daar het gevaar dreigt dat zij in tweede instantie aanleiding geven tot een ruptuur.

Op zich vormt een scherpe doorsnijding van een pees geen indicatie voor acute behandeling, maar verwijzing naar een (plastisch) chirurg op korte termijn is wel noodzakelijk. Dit type wondbehandeling is dan ook eigenlijk alleen geschikt voor de (plastisch) chirurg en valt daarom buiten het bestek van dit boek.

Tetanusprofylaxe

Postexpositieprofylaxe

In Nederland werden tot voor kort bij postexpositieprofylaxe door beroepsbeoefenaren (chirurgen, huisartsen) in de praktijk wel 20 verschillende protocollen gehanteerd. Daarom heeft de Gezondheidsraad in augustus 2003 een uitspraak gedaan over het postexpositiebeleid, die in het onderstaande verwerkt is. Op basis van een doelmatigheidsanalyse heeft de Gezondheidsraad geadviseerd het gebruik van tetanusimmunoglobuline (TIG) te beperken. Het gebruik van bloedproducten brengt immers risico's met zich mee (overgevoeligheid, ziekte van Creutzfeld-Jacob).

In geval van een verwonding bestaat de behandeling uit een combinatie van actieve en passieve immunisatie, uitsluitend actieve immunisatie of geen immunisatie. Het beleid in individuele gevallen is gebaseerd op:

- de vaccinatiestatus van de patiënt en de mate van zekerheid die daarover kan worden verkregen;
- het geslacht van de patiënt: mannen blijken in de oudere leeftijdsgroepen vaker een voldoende hoge antistoftiter te hebben.

De aard van de verwonding is in tegenstelling tot sommige buitenlandse richtlijnen voor de Gezondheidsraad geen criterium waarop het beleid wordt gebaseerd.

De Gezondheidsraad heeft over de postexpositieprofylaxe met tetanusimmuunglobuline (TIG) en tetanustoxoïd bij een verwonding het volgende beleid geadviseerd:

Immuno-incompetente personen (inclusief hiv-geïnfecteerden met een slechte immuunrespons na vaccinatie) ongeacht de vaccinatietoestand tegen tetanus: eenmaal TIG en driemaal tetanustoxoïd in maand 0, 1 en 6 (1 dosis TIG = 250 IE, 1 dosis tetanusvaccin = 0,5 ml (> 40 IE tetanustoxoïd)).

Bekend nooit gevaccineerd tegen tetanus: eenmaal TIG en driemaal tetanustoxoïd in maand 0, 1 en 6.

Onvolledig gevaccineerd tegen tetanus: eenmaal TIG en aanvullen van ontbrekende vaccinaties. Onvolledig gevaccineerde zuigelingen krijgen eenmaal TIG (kinderdosering is gelijk aan dosering volwassenen). Bovendien geldt dan het advies de eerstvolgende DKTP-vaccinatie te vervroegen als de vorige langer dan 14 dagen geleden is gegeven. Dit kan via het consultatiebureau, bij voorkeur binnen een week.

Kinderen op een leeftijd vanaf 4 maanden tot 11 maanden kunnen als volledig gevaccineerd worden beschouwd als ze de DKTP-vaccinaties op de leeftijd van 2, 3 en 4 maanden hebben ontvangen.

Kinderen die 4 DKTP-vaccinaties hebben gehad, maar een revaccinatie hebben gemist (bijvoorbeeld op 4- of 9-jarige leeftijd), dienen de gemiste DTP-revaccinatie alsnog te krijgen.

Volledig gevaccineerd tegen tetanus maar geen documentatie van die vaccinaties:
- mannen geboren vóór 1936: eenmaal TIG + eenmaal tetanustoxoïd;
- mannen geboren vanaf 1-1-1936: eenmaal tetanustoxoïd;
- vrouwen geboren vóór 1950: eenmaal TIG + eenmaal tetanustoxoïd;
- vrouwen geboren vanaf 1-1-1950: eenmaal tetanustoxoïd.

Volledig gevaccineerd tegen tetanus mét documentatie van die vaccinaties:
- laatste (re)vaccinatie < 10 jaar geleden: geen TIG, geen tetanustoxoïd;
- laatste (re)vaccinatie ≥ 10 jaar geleden: geen TIG, eenmaal tetanustoxoïd.

De Gezondheidsraad doet geen uitspraak over personen met een volstrekt onbekende vaccinatiestatus tegen tetanus. Doorredenerend vanuit bovenstaand schema is het advies: TIG + driemaal tetanustoxoïd in maand 0, 1 en 6.

Het gebruik van DTP-vaccin

De voorkeur gaat uit naar het gebruik van DTP-vaccin (DKTP voor jonge kinderen) in plaats van tetanusvaccin, omdat dit tevens bescherming biedt tegen andere verwekkers. Bovendien voorkomt het extra immunisatie in het kader van verre reizen.

Aangezien het losse tetanusvaccin thiomersal als conserveringsmiddel bevat, is met toepassing tijdens zwangerschap terughoudendheid geboden. Beter kan in dat geval het thiomersalvrije DTP-vaccin worden toegediend.

Algemene preventieve maatregelen

In principe is tetanus een ziekte die volledig te voorkomen is door actieve immunisatie. Daarnaast is ook een goede wondhygiëne en -behandeling van belang.

Bijtwonden

Menselijke beten

De meest voorkomende plaats van dit letsel is het gebied van het metacarpofalangeale gewricht op de handrug, waar de gebalde vuist van de combattant de tanden van zijn tegenstander raakt. Bij verzorgers van psychiatrische patiënten en politiemensen zijn mensenbeten niet ongewoon. Ten slotte kan het letsel ook veroorzaakt worden door stekende voorwerpen zoals vorken en tandartsinstrumenten die gecontamineerd zijn met menselijk speeksel. De wond wordt besmet met organismen die in de mond gevonden worden: aerobe en anaerobe kokken, fusiforme bacillen en spirocheten. Anaerobe streptokokken zijn de belangrijkste micro-organismen. De uitbreiding van de infectie geschiedt langs de weefselspleten die door het ongeval gecontamineerd zijn. Wekedelennecrose, cellulitis, abcesformatie, tenosynovitis en diepe handflegmonen, alsmede dorsale subcutane en subaponeurotische infecties kunnen zich voordoen.

Behandeling

Wanneer nog geen ontstekingsverschijnselen bestaan. Bijtwonden zijn potentieel gevaarlijke letsels, vooral wanneer zij niet tijdig herkend of onjuist behandeld worden. Zodra de wond is geïnspecteerd wordt een antibiotische behandeling (bijvoorbeeld amoxicilline/clavulaanzuur)) ingesteld, waardoor alle chirurgische ingrepen onder een 'antibioticascherm' verricht worden. Om infectie te voorkomen wordt het reinigen van de wond, gedurende 10 minuten met water en zeep of met een desinfectans zoals betadinejodium of Hibiscrub®, aanbevolen. Slechts na voorzichtige en grondige reiniging tot in de diepte kunnen uitbreiding en specifieke kenmerken van het letsel vastgesteld worden. Hierbij is het van belang dat de gehele behandelingsprocedure geschiedt onder goede anesthesie van het aangedane lichaamsdeel om een voorzichtige behandeling van de weke delen te garanderen. Debridement moet worden verricht indien gedevitaliseerd weefsel aanwezig is. Het primair sluiten van de wond kan aanleiding geven tot een secundaire infectie en moet daarom vermeden worden. Indien de hand is aangedaan, wordt deze in een functionele stand gespalkt.

Hoewel er in de literatuur geen duidelijke aanwijzingen bestaan dat menselijke beten aanleiding kunnen geven tot het ontwikkelen van tetanus, is het verstandig om tetanustoxoïd te geven.

Bij manifeste infectieverschijnselen. Wanneer, zoals vaak gebeurt, het slachtoffer pas gezien wordt nadat de infectie evident is geworden, toont het getroffen lichaamsdeel het beeld van een cellulitis met of zonder lymfangitis. Het aangedane gebied is pijnlijk, vooral als de patiënt zich beweegt. Vaak treedt er een matige tot geringe afvloed van wondvocht op. Wanneer deze situatie is opgetreden, kan men niet veel anders doen dan antibiotica geven. De extremiteit wordt gespalkt om deze rust te geven. Incisie en drainage worden pas verricht bij abcesvorming. Necrotisch weefsel dient nauwkeurig te worden verwijderd.

Herstel van doorgesneden pezen wordt pas verricht nadat de infectie is verdwenen en de wond genezen. Fysiotherapie dient in een vroeg stadium te starten om contracturen te voorkomen.

Dierlijke beten

Behandeling
Beten van een hond, een kat of een ander huisdier – hoewel in het algemeen beperkt tot schaafwonden – kunnen resulteren in gelacereerde of gepenetreerde wonden die in het algemeen sterk gecontusioneerd zijn. Dergelijke wonden vereisen een directe behandeling, daar dit ook potentieel geïnfecteerde kneuswonden zijn. Bovendien bestaat ook nog de mogelijkheid tot het overbrengen van rabiës. De eerste stap bij de behandeling van dierlijke beten bestaat uit het zorgvuldig schoonmaken van de wond en de omgevende huid. Ook hier is een goede anesthesie van groot belang. Sterk getraumatiseerd en niet levensvatbaar weefsel moet geheel worden verwijderd. Bij prikwonden aan de vingers dient een klein huidovaaltje verwijderd te worden om een goede drainage te bewerkstelligen. Primair hechten van de wond is over het algemeen niet te adviseren. Bijtwonden in het gelaat bij kinderen, vereisen een behandeling die zo veel mogelijk de weke delen spaart. Het hechten van bijvoorbeeld een bovenlip dient na algemene maatregelen te geschieden met een aantal fijne, los geknoopte hechtingen. Het geven van een tetanusprofylaxe is aangewezen. In gebieden waar rabiës kan voorkomen is een rabiësprofylaxe eveneens noodzakelijk.

De kans op een wondinfectie is bij hondenbeten 4%, maar bij kattenbeten wel 50%. Bij deze laatste speelt het micro-organisme *Pasteurella multocida* een belangrijke rol. Over het nut van routinematig gebruik van antibiotica bij bijtwonden bestaat geen duidelijkheid. Er bestaan wel enkele duidelijke indicaties:
- bijtwonden ouder dan 8 uur;
- diepe wonden en bijtwonden aan de hand die men niet goed kan reinigen;

- patiënten met verminderde afweer (gebruik van immuno-suppressiva, gestoord immuunsysteem, diabetes, hiv);
- manifeste infectie met *P. multocida* (katten).

Men kan overwegen een smalspectrumantibioticum te gebruiken, bijvoorbeeld penicilline-G, feneticilline, of een breedspectrumantibioticum, zoals amoxicilline/clavulaanzuur (bij *P. multocida*), flucloxacilline of cefradine. Men moet zo snel mogelijk beginnen en de aanvangsdosis eventueel intraveneus toedienen. De behandeling kan dan oraal bijvoorbeeld vijf dagen voortgezet worden.

Hondsdolheid (rabiës)

Het overbrengen van rabiës kan in het bijzonder door dierenbeten geschieden, maar ook door het likken van beschadigde huid (krab- of schaafwonden). Hoewel rabiës in ons land weinig voorkomt, kan aan de oostgrens van Nederland wel degelijk een infectie met dit virus worden opgelopen. Daarom moet daar dan ook bij een dierenbeet zonder duidelijke oorzaak rekening gehouden worden met het optreden van rabiës. Verdacht zijn ook huisdieren die plotseling ongewoon agressief geworden zijn, vooral na contact met in het wild levende dieren of tamme wilde dieren. Bij contact met kadavers van dieren zonder bekende doodsoorzaak bestaat eveneens gevaar voor besmetting met rabiës.

Risicogroepen in Nederland zijn mensen die veel met dieren in aanraking komen: medewerkers van de dierenambulances en vogel- en vleermuisopvang en dierenartsen die met vleermuizen te maken kunnen krijgen, vleermuisonderzoekers (in laboratoria), vleermuisverzorgers in dierentuinen en hobbyisten, jachtopzieners, biologen, jagers en vrijwilligers in apenopvangcentra.

De incubatieperiode bij de mens is gemiddeld 20 tot 60 dagen, met een spreiding van 5 dagen tot 1 jaar of langer. De incubatietijd is sterk afhankelijk van de locatie van de beet. Dat wil zeggen: hoe dichter de beet bij het centrale zenuwstelsel zit, des te korter is de incubatietijd. Ook de aard van de beet, de diersoort die de beet heeft toegebracht en de hoeveelheid virus (het inoculum) zijn medebepalend voor de incubatietijd.

Daar er bij de mens geen mogelijkheid bestaat om na een bijtwond de waarschijnlijkheidsdiagnose hondsdolheid te stellen, moeten al bij verdenking op besmetting altijd een inenting en aangepaste lokale behandeling geschieden. De bevestiging van de diagnose vindt via het betrokken dier plaats.

1. De arts bepaalt welke patiënt in aanmerking komt voor een antirabiësbehandeling.
2. Na een beet moeten de wond en omgeving ervan worden gespoeld en zo mogelijk uitgeborsteld met water en zeep.
3. Daarna vindt desinfectie van de wond plaats met alcohol 70%, betadinejodium 10% of een 1% povidonjodiumoplossing. Hierbij dienen handschoenen gedragen te worden. De lipidenenvelop van het virus is niet bestand tegen lage pH, zeep, hoge en lage temperatuur.

4 Tot slot dient uitvoerige chirurgische behandeling met verwijdering van alle gedevitaliseerde weefseldelen en corpora aliena plaats te vinden.

Zie voor *immunisatie* het postexpositievaccinatieschema op: www.rivm/rabiës.

In figuur 5.20 wordt een overzicht gegeven van de acties noodzakelijk bij verdenking op rabiës.

Toedieningsvorm MARIG: zo veel mogelijk rondom de wond en de rest elders (m. quadriceps), bij voorkeur in dezelfde extremiteit als waar de wond zich bevindt,

Figuur 5.20 *Schematische weergave van de besluitvorming aangaande de behandeling na blootstelling aan een mogelijk rabide dier.*

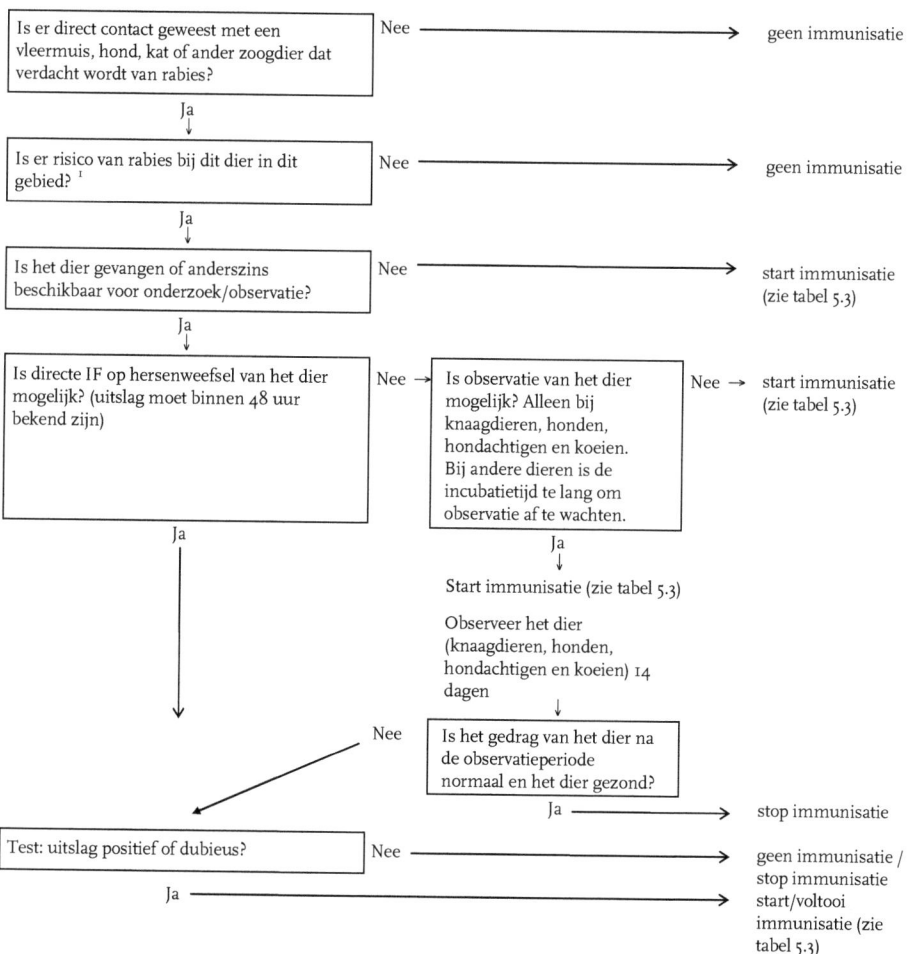

1 Ook contact opnemen met regionale Veterinaire Inspecteur van de Volksgezondheid
Bron: RIVM, 2008

Tabel 5.3 Welk postexpositievaccinatieschema dient men aan te houden bij mogelijke blootstelling aan rabiës?

typen blootstelling	
type I:	aanraken, voeren, likken op intacte huid; geen behandeling bij een betrouwbare anamnese[1]
type II:	knabbelen aan de intacte huid, kleine krassen of ontvellingen zonder bloeden, lik op beschadigde huid
type III:	een of meer transdermale beten of krassen, verontreiniging slijmvliesmembraan met speeksel

type blootstelling	gevaccineerd?	immunocompetent?	vaccinatieschema
type II	ja	ja	0, 3[2]
		nee	0, 3 en MARIG
	nee	ja	0, 3, 7, 14 en 28
		nee	0, 3, 7, 14 en 28 en MARIG
type III	ja	ja	0, 3[2]
		nee	0, 3 en MARIG
	nee	maakt geen verschil	0, 3, 7, 14 en 28 en MARIG

1 Bij een onbetrouwbare anamnese, en bij kinderen jonger dan 15 jaar onafhankelijk van de anamnese wordt altijd tot behandeling overgegaan.
2 Ongeacht het tijdstip van de laatste vaccinatie.
Bron: RIVM, 2008

maar nooit op dezelfde plaats als de actieve immunisatie. Indien er niet genoeg MARIG is om rond alle wonden te spuiten, kan het verdund worden met een steriele fysiologischzoutoplossing, om zo bij alle wonden antistoffen toe te dienen.

Toedieningsvorm vaccin: 5 intramusculaire inentingen in de m. deltoideus op dag 0, 3, 7, 14 en 28.

Let op: MARIG en het vaccin mogen niet op dezelfde plaats gegeven worden. Bovendien mogen de twee types MARIG, Imogam en Berirab niet gecombineerd worden gebruikt.

Het NVI (Nederlands Vaccin Instituut) heeft op verschillende momenten verschillende soorten ampullen MARIG op voorraad, waarvan de hoeveelheid MARIG IE/ml wel het zelfde is. Hierdoor varieert het aantal benodigde ampullen. De LCI berekent voor het NVI alleen de benodigde hoeveelheid milliliters. Het NVI berekent dan hoeveel ampullen er nodig zijn.
- dosering MARIG: 20 IE/kg;
- aantal ml MARIG = (gewicht x 20)/150 IE.

Tabel 5.4 Tabel meest gangbare doseringen MARIG

Gewicht persoon (kg)	Aantal eenheden (IE)	Dosering MARIG in ml[1]
10	200	1,33
20	400	2,66
30	600	4
40	800	5,33
50	1000	6,66
60	1200	8
70	1400	9,33
80	1600	10,66
90	1800	12
100	2000	13,33

1 Een arts krijgt meer MARIG geleverd dan hij moet toedienen omdat het NVI geen afgepaste ampullen MARIG levert. Bijvoorbeeld: voor een persoon van 40 kg zijn 5,33 milliliters nodig. Als het NVI op dat moment ampullen op voorraad heeft van 5 ml, dan krijgt een arts 2 ampullen. De arts moet dan 1 ampul volledig gebruiken en van de andere ampul slechts 0,33 ml.
Bron: RIVM, 2008

Prikaccidenten

Prik-, spat-, snij- en bijtaccidenten komen met name voor tijdens de medische beroepsuitoefening in intra- of extramurale situaties en a fortiori bij kleine chirurgische ingrepen. Afhankelijk van de omstandigheden zal de getroffene zich wenden tot een bedrijfsarts, GGD, infectioloog of spoedeisendehulpafdeling. Omdat vigerende protocollen nogal eens uiteenliepen is door het RIVM een richtlijn uitgegeven. Zie tabel 5.5 voor de samenvatting van deze landelijke richtlijn, daterend van april 2007.

Welke actie ondernomen moet worden bij prikaccidenten bij een verdenking op hepatitis B, hepatitis C en hiv, zie respectievelijk de tabellen 5.6, 5.7 en 5.8.

Tabel 5.5 Risico-inschatting op basis van de aard van het accident

	globale inschatting risico accident	uitsplitsing naar risico per virus		
		HBV	HCV	hiv
spatten bloed op intacte huid	geen			
spatten bloed op niet-intacte huid	laag	+	-	-
intensief bloedcontact bij open wonden	hoog	++	+	+
bloed of met bloed besmette vloeistof op slijmvlies	hoog	++	+	+
andere mogelijk infectieuze vloeistof op slijmvlies	laag	+	-	-
bijtaccident, risico voor gebetene (speeksel dader in wond gebetene)	laag	+	-	-
bijtaccident tijdens vechtpartij, risico voor gebetene (speeksel met bloed)	hoog	++	+	+
bijtaccident, risico dader (bloed van gebetene op mondslijmvlies van dader)	hoog	++	+	+
oppervlakkige huidverwonding bij slachtoffer zonder zichtbaar bloed (kras)	geen			
verwonding door subcutaan gebruikte injectienaald (insuline/ heparinenaald)	laag	+	-	-
verwonding door intramusculair gebruikte injectienaald zonder zichtbaar bloed van bron	laag	+	-	-
verwonding door intramusculair gebruikte injectienaald met zichtbaar bloed van bron	hoog	++	+	+
verwonding door intracutaan of subcutaan gebruikte hechtnaald zonder zichtbaar bloed van bron	laag	+	-	-
verwonding door andere hechtnaald dan bovengenoemd of hechtnaald met zichtbaar bloed van bron	hoog	++	+	+
verwonding door naald of lancet gebruikt bij vingerprik (glucosebepaling)	hoog	++	+	+
percutane verwonding, anders dan bovengenoemd, bijvoorbeeld infuusnaald, operatiekamerinstrumenten	hoog	++	+	+

- betekent risico op overdracht van betreffende virus verwaarloosbaar
+ betekent risico op overdracht van betreffende virus laag
++ betekent risico op overdracht van betreffende virus hoog

Tabel 5.6 Hepatitis B, actie bij verwonde personen

hepatitis B	bron positief	status bron onbekend en hoog risico seropositiviteit bron	status bron onbekend en laag risico seropositiviteit bron	bron negatief
hoogrisicoaccident	HBIg en vaccinatie[1]	HBIg en vaccinatie[1]	vaccinatie[2]	geen actie[3]
	titerbepaling na vaccinatie	titerbepaling na vaccinatie	titerbepaling na vaccinatie	
laagrisicoaccident	vaccinatie[2]	vaccinatie[2]	vaccinatie[2]	geen actie[3]
	titerbepaling na vaccinatie	titerbepaling na vaccinatie	titerbepaling na vaccinatie	

1 Bij bekende non-responders wordt in plaats van vaccinatie HBIg toegediend. Zij ontvangen dan twee doses HBIg met een maand tussenruimte.
2 Bij een verhoogde kans op non-respons op vaccinatie (bijvoorbeeld bij immuungecompromitteerden, leeftijd > 50 jaar of hoge kans op non-compliance) kan naast vaccinatie ook eenmalig HBIg worden toegediend. Bij bekende nonresponders wordt in plaats van vaccinatie HBIg toegediend.
3 Ook bij een negatieve bron is er bij een accident in de werksituatie een indicatie voor vaccinatie van de werknemer, maar dan vanuit preventief oogpunt. Buiten de werksituatie kan eveneens preventieve vaccinatie overwogen worden als het slachtoffer een verhoogd risico heeft op het oplopen van hepatitis B.

Tabel 5.7 Hepatitis C, actie bij verwonde personen

hepatitis C	bron positief	status bron onbekend en hoog risico seropositiviteit bron	status bron onbekend en laag risico seropositiviteit bron	bron negatief
hoogrisicoaccident	HCV-RNA[1] maand 1 en 3	HCV-RNA[1] maand 1 en 3	HCV-RNA[1] maand 1 en 3	geen actie
laagrisicoaccident	geen actie	geen actie	geen actie	geen actie

1 Indien HCV-RNA-bepaling om praktische redenen niet mogelijk is, kan deze vervangen worden door tweemaal een anti-HCV-bepaling, namelijk op maand 3 en maand 6.

Tabel 5.8 Hiv-infectie, actie bij verwonde personen

hiv	bron positief	status bron onbekend en hoog risico seropositiviteit bron	status bron onbekend en laag risico seropositiviteit bron	bron negatief
hoogrisicoaccident	PEP geïndiceerd	PEP geïndiceerd	negatieve indicatie PEP	geen actie
	anti-hiv	anti-hiv	anti-hiv	
	maand 3 en 6	maand 3 en 6	maand 3 en 6	
laagrisicoaccident	geen actie	geen actie	geen actie	geen actie

LITERATUUR

Farion K. Tissue adhesives for traumatic lacerations in children and adults (Cochrane Rreview). In: The Cochrane Library, Issue 3, 2002. Oxford: Update Software

Heal C, Buettner P, Raasch B, Browning S, Graham D, Bidgood R, Campbell M, et al. Can sutures get wet? Prospective randomised controlled trial of wound management in general practice. BMJ 2006;332:1053-6

Khan, ANGA, Dayan PS, Miller S, Rosen M, Rubin DH. Cosmetic outcome of scalp wound closure with staples in the pediatric emergency department: a prospective, randomized trial. Ped Emerg Care 2002;18:171-3

Mustoe TA, Cooter DC, Gold MH, Hobbs FDR, Ramelet A-A, Shakespeare PG, et al. International clinical recommendations on scar management. Plast Reconstr Surg 2002;110:560-71

Ong MEH, Coyle D, Lim SH, Stiell I. Cost-effectiveness.of hair apposition technique compared with standard suturing in scalp lacerations. Ann Emerg Med 2005;46:237-42

Quinn JV. Suturing versus conservative management of lacerations of the face: randomised controlled trial. BMJ 2002;325:299-300

Singer AJ, Quinn JV, Clark RE, Hollander JE. Closure of lacerations and incisions with octylcyanoacrylate: a multicenter randomized controlled trial. Surgery 2002;131:270-6.

INTERNET

www.rivm.nl

6 Suppuratieve ontstekingen

- Incisie en drainage
- Furunkel
- Karbunkel
- Hydradenitis suppurativa
- Paronychia
- Panaritium
- Handflegmone

Algemeen

Een pyogene infectie van de huid en/of subcutis veroorzaakt een lokale ontstekingsreactie, herkenbaar aan de klassieke verschijnselen van rubor, calor, tumor, dolor en functio laesa, eventueel gepaard gaande met koorts en gevoel van algemene malaise.

Infecties van de weke delen bij de poliklinische chirurgische patiënt kan men indelen naar oorzaak: zonder traumatische origine en als gevolg van een accidentele of chirurgische verwonding. De meeste van deze infecties zijn oppervlakkig, waarbij de huid of de slijmvliezen met hun onderliggende weefsels zijn aangedaan.

De taak van de arts bestaat uit het bespoedigen van de processen die het lichaam al in gang heeft gezet. In het beginstadium kunnen maatregelen zoals het hoogleggen van de aangedane extremiteit en het geven van rust (eventueel met behulp van verbanden, doeken of spalken) het genezingsproces versnellen. Door hoogleggen of gebruik van een mitella vermindert het oedeem en wordt de lymfafvloed versterkt. Op deze wijze krijgt het ontstoken gebied ook rust, waardoor de pijn vermindert en de verspreiding van de infectie mogelijk wordt voorkomen (zie figuur 6.1).

Bij ontstekingen die ernstig lijken en gepaard gaan met koorts en algemene malaise, maar nog geen duidelijke circumscripte lokalisatie vertonen, kan men overwegen, naast de reeds beschreven maatregelen, antibiotica toe te dienen. Als regel

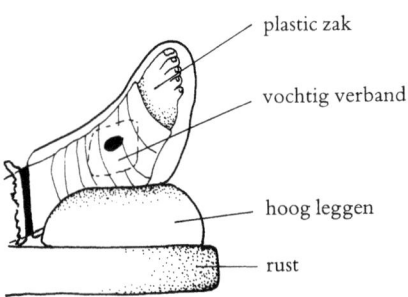

Figuur 6.1 Conservatieve wijze van behandeling voor infecties. Rust, warmtetoediening, vochtig houden en hoog leggen van het aangedane lichaamsdeel. Warmte en vocht kunnen met een plastic zak worden verkregen.

kan gesteld worden dat het gebruik van antibiotica bij abcessen zonder gelijktijdige drainage een kunstfout is!

Incisie en drainage

Dit is waarschijnlijk de meest verrichte ingreep bij chirurgische ontstekingen waarvoor soms ziekenhuisopname en/of algehele narcose of regionale anesthesie noodzakelijk is. Een inadequate behandeling kan aanleiding geven tot langdurige morbiditeit of recidief.

Oppervlakkige abcessen zijn onder lokale anesthesie (zie hoofdstuk 3) goed te inciderenen draineren. Bij grotere of diep gelegen abcessen (bijvoorbeeld het perianale abces) en bij kinderen verdienen incisie en drainage onder algehele of regionale anesthesie op dagbehandelingsbasis de voorkeur.

Het juiste tijdstip van incisie en drainage is niet altijd gemakkelijk te bepalen. De buitengewone doeltreffendheid waarmee streptokokkeninfecties zoals erysipelas met penicilline behandeld kunnen worden, is waar te nemen aan het snel tot stilstand komen en verdwijnen van de ontstekingsverschijnselen. Chirurgische behandeling zal dan alleen in die gevallen noodzakelijk zijn waarbij abcesvorming, fasciitis of gangreen is opgetreden. Als algemene regel geldt dat incisie en drainage alleen noodzakelijk zijn bij abcessen om het natuurlijk beloop (doorbraak van het abces) te bespoedigen.

Een gebied met ontsteking of induratie waarin centraal een verweking lijkt te gaan optreden, is nog niet rijp voor incisie, daar zich dan nog meer pus zal vormen. Bovendien zal dan in de infiltraatwal gesneden moeten worden om een ruime drainage te verkrijgen. Een dergelijk gebied kan conservatief behandeld worden gedurende een aantal dagen onder nauwkeurige observatie totdat de fluctuatie maximaal lijkt en ontstekingsinfiltraat lijkt af te nemen.

Indien een abces spontaan is geruptureerd, moet adequate drainage niet bij voorbaat aangenomen worden. De perforatieopening behoeft vaak chirurgische vergroting voor adequate drainage.

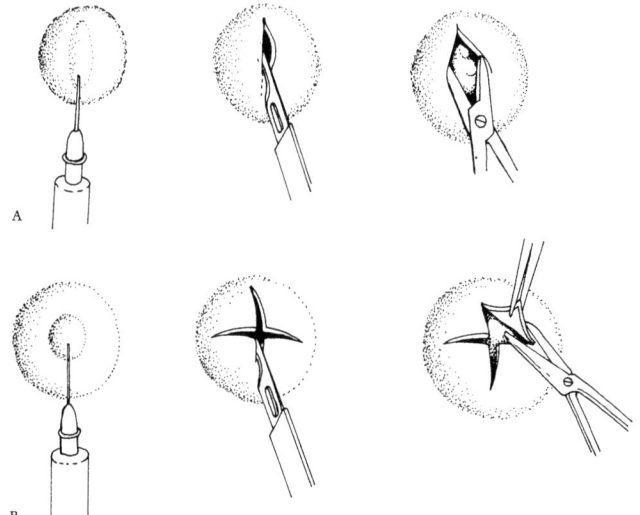

Figuur 6.2 A Incisie en drainage, in de bovenste rij tekeningen. Spreiding van de wondranden om pus te laten afvloeien. B Wanneer men verwacht dat incisie alleen onvoldoende afvloedmogelijkheid geeft, is het verstandig om het dak van de abcesholte te verwijderen.

Techniek

De techniek van incisie en drainage is aangegeven in figuur 6.2 en wordt uitgevoerd onder aseptische omstandigheden. Zodra de abcesholte geopend is, kunnen kweken worden afgenomen. Indien men van infiltratieanesthesie gebruik maakt, kan drainage van de holte worden bereikt door spreiden met een mosquitoklem en eventueel het achterlaten van een drain. Bij grotere abcessen die geopend worden onder narcose wordt na incisie en afnemen van kweken digitaal de holte gedebrideerd door het stukmaken van schotten, met als doel het creëren van één holte. In de holte kan kortdurend een gaas achtergelaten worden. Ook kunnen drains worden achtergelaten, die men via aparte steekopeningen kan uitleiden. Wanneer het abces diep gelegen is onder een gebied met necrotisch subcutaan vet of huid, kan een ovaalexcisie van overliggende huid noodzakelijk zijn (zie figuur 6.2). Deze handelwijze wordt meestal verricht bij karbunkels en grotere abcessen. Na adequate drainage kan de abcesholte vaak eenvoudig meerdere keren per dag uitgedoucht of uitgespoeld worden.

Specifieke suppuratieve ontstekingen

Een aantal van de dagelijks voorkomende abcesvormende ontstekingen wordt hieronder nader besproken.

Furunkel

Furunkels (ook wel negenoog genoemd) zijn vrij algemeen en komen vaak in de nek voor, maar in principe kunnen zij op elke plaats in het lichaam ontstaan waar zich haren bevinden. Het multipel of recidiverend voorkomen betekent een ernstige afwijking (furunculus compositus, furunculosis). De ontsteking gaat als regel uit van een haarzakje. Het verwekkende micro-organisme is *Staphylococcus aureus*. Er ontstaat een circumscripte ontsteking die meestal begint met een jeukend, pijnlijk gevoel. De huid wordt eerst rood, daarna rondom het aangedane haarzakje wit en ten slotte necrotisch.

Behandeling
Deze is in eerste instantie conservatief zoals in het algemene deel is aangegeven. Wanneer de centrale necrose gedeeltelijk is vervloeid, kan men trachten deze met een pincet te verwijderen, waardoor eventueel onderliggende pus kan afvloeien. Indien er duidelijk fluctuatie bestaat, kan door incisie en drainage zoals in het algemene gedeelte werd beschreven, het genezingsproces bespoedigd worden. Bij de behandeling van furunkels is geen plaats voor het gebruik van antibiotica, tenzij er een furunkel in het gelaat aanwezig is (ter voorkoming van v. facialis- en sinuscavernosustrombose), en wanneer er sprake is van een verminderde afweer, zoals bij diabetes.

Karbunkel

Een karbunkel begint gewoonlijk als een furunkel, maar de infectie verbreidt zich door de dermis en de subcutis via de weefselspleten. Vele van deze weefselspleten openen zich naar de oppervlakte waardoor het beeld van een grote furunkel met vele pussende openingen ontstaat. Bij karbunkels is dus niet meer sprake van een circumscripte ontsteking. Deze afwijking wordt gezien bij mensen in slechte voedingstoestand en bij patiënten met diabetes. Vooral in het dichte weefsel van de nek schrijdt de stafylokokkeninfectie voort tot in de diepte en naar lateraal, in plaats van naar de huid. De necrotiserende werking van het stafylokokkentoxine attaqueert niet alleen het vetweefsel dat is gelegen in de ruimte tussen de fibreuze septa die huid en fascie verbinden, maar vooral ook de onderliggende stevige fascie. Hierdoor ontstaat een grote holte met necrose.

Naast de lokale symptomen – hevige kloppende pijn – bestaan (vooral door de toxinen) koorts en leukocytose.

Behandeling
De behandeling bestaat uit uitgebreide incisie en drainage. Gewoonlijk is ziekenhuisopname noodzakelijk, zeker bij patiënten met diabetes. Kleine karbunkels kunnen eventueel poliklinisch behandeld worden, maar dan vaak wel onder algehele anesthesie.

Een ovaalexcisie of kruissnede wordt gemaakt tot in de diepte van het necrotische weefsel en over de gehele karbunkel. De bloeding is vaak aanzienlijk, maar meestal is geen ligatuur nodig en kan zij met tamponneren tot staan worden gebracht (figuur 6.3). Na verwijdering van de necrose kan in de holte een vaselinegaas gebracht worden.

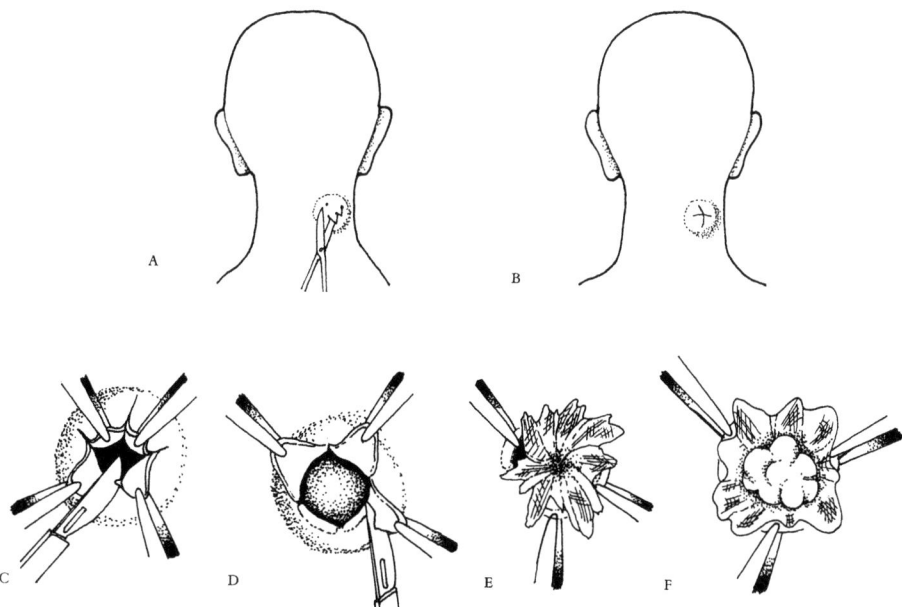

Figuur 6.3 Behandeling van de karbunkel. A Wanneer de karbunkel zo is voortgeschreden dat er multipele fistelopeningen bestaan, is het verstandig deze fistelopeningen onderling te verbinden, waarna necrose en pus verwijderd kunnen worden. B Kruissnede C Het ondermijnen van de huidlappen. D Verwijderen van de huidlappen. E en F In de wond wordt een vaselinegaas gebracht.

Het verband wordt regelmatig verwisseld. Necrotische resten worden dan met schaar en pincet verwijderd, waarna de wond opnieuw op gelijke wijze wordt verbonden. Genezing vindt pas plaats wanneer de necrose totaal is verdwenen, hetgeen soms veel tijd vergt.

Hydradenitis suppurativa

Dit is een chronische ontsteking van de huidgebieden waarin zich apocriene zweetklieren bevinden. De incidentie in de huisartsenpraktijk van 'ziekten zweetklieren' is ongeveer 1,5 per 1000. De prevalentie bedraagt 4% bij vrouwen en de vrouw-manverhouding is 3:1 tot 4:1. Bij mannen treedt de afwijking vaker perianaal op, bij vrouwen vaker axillair. Deze afwijking veroorzaakt voor de patiënt een onaangenaam riekende, traag verlopende ontsteking van bepaalde gebieden van de huid en het subcutane vetweefsel: oksels en liezen, de genitale en perianale streek. Juist die plaatsen dus, waar vochtige warmte en wrijving algemeen zijn. De perineale laesies recidiveren vaker dan axillaire. Risicofactoren (met name voor exacerbaties) zijn: adipositas, strakke kleding, roken, acne en hoge androgeenspiegels. De van oudsher genoemde risicofactoren zoals deodorantgebruik, scheren en ontharen lijken geen extra risico op een recidief te vormen.

De eerste manifestatie is een nodulaire verdikking van het onderhuidse vetweefsel. Perforatie van een abces leidt vaak tot sinusvorming waaruit regelmatig secreet komt. Multipele geïnfecteerde klieren kunnen samenvloeien en een soort honingraatachtig samenstel van sinussen en fistels veroorzaken. De uitbreiding geschiedt door directe verspreiding van de ene klier naar de andere. Bij druk met de vinger op het aangedane gebied wordt een etterig secreet geproduceerd.

In minder ernstige gevallen bestaat er een steeds weer opvlammende ontsteking, nu eens op deze plaats en na genezing weer op een andere.

Behandeling
De behandeling zal afhankelijk zijn van ernst en uitbreiding van de ziekte en is in het algemeen multidisciplinair: huisarts, dermatoloog, chirurg. Begonnen dient te worden met het verminderen van risicofactoren: afvallen, loszittende niet-synthetische kleding adviseren, desinfectie met povidonjood, antibiotica (tetracycline) tegen anaerobe micro-organismen; bij vrouwen de 'pil'. Ten slotte zou isotretinoïne (Roaccutane®), een middel dat de secreetafscheiding remt, een beperkte invloed hebben.

Chirurgische behandeling

Chirurgische behandeling zal gecombineerd worden met algemene maatregelen. Bij abcessen zullen in eerste instantie incisie en drainage plaatsvinden, maar herhaalde incisies met drainage leiden meestal tot niets. Excisie van het gehele gebied met subcutaan vetweefsel tot op de onderliggende fascie is dan noodzakelijk. Sluiten van de huid kan soms bereikt worden door Z-plastiek of *split-skin grafts*. Soms is het noodzakelijk de wond secundair dicht te laten granuleren. Dit zijn soms niet onaanzienlijke operaties die het beste klinisch uitgevoerd kunnen worden, daar de postoperatieve morbiditeit niet onaanzienlijk kan zijn. Deze ingrepen zouden minder recidieven geven, maar er zijn hiervan geen trials bekend. Indien er een enkele ronde of langwerpige laesie of een korte tractus bestaat, zijn een excisie en primaire sluiting aangewezen. Dit geeft complete genezing na gemiddeld 4,5 jaar bij slechts 15%.

Paronychia

Manicuren, nagelbijten of trauma kunnen de huid van de nagelrand wegtrekken; micro-organismen kunnen dan toegang krijgen tot de ruimte tussen nagel en huid, met als gevolg het ontstaan van een paronychia. Het verwekkende micro-organisme is bijna zonder uitzondering *Staphylococcus aureus*. In het begin van de ontwikkeling van een paronychia ontstaat roodheid en zwelling aan de nagelbasis of -rand. Later wordt deze zwelling steeds pijnlijker en schrijdt de infectie voort onder het eponychium naar proximaal en vandaar naar de andere zijde (omloop!). Wanneer de infectie zich uitbreidt, wordt ook de nagel aan de basis ondermijnd, met als gevolg een subunguale pusophoping met een aanzienlijke zwelling aan de nagelbasis en beide kanten (figuur 6.4).

SUPPURATIEVE ONTSTEKINGEN 85

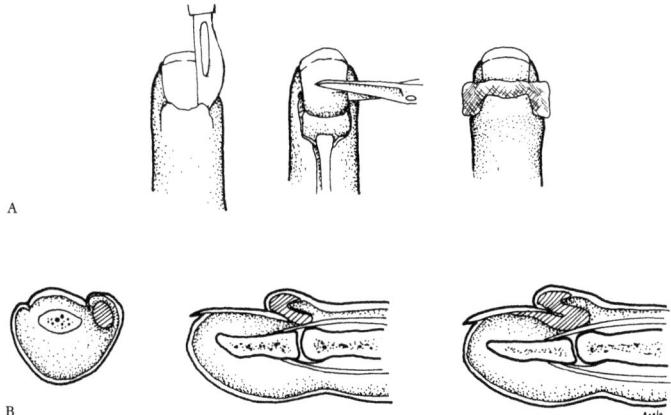

Figuur 6.4 A Het maken van twee lengte-incisies in de hoek van het eponychium, zodanig dat dit teruggeprepareerd kan worden, waarna de nagelbasis wordt verwijderd als deze los ligt. In de holte wordt een handschoendrain achtergelaten. B Verschillende stadia van uitbreiding van het paronychia.

Behandeling

In het beginstadium kan getracht worden de ontsteking tot bedaren te brengen door warme baden. Als eenmaal pus is gevormd, zullen incisie en drainage het ontstekingsproces snel tot rust brengen. Dit kan men doen door met de punt van het mes de nagelriem op te lichten langs de nagelrand op de plaats van de meeste zwelling. Dit kan snel gedaan worden zonder dat hiervoor een verdoving noodzakelijk is. Een druppel pus verdwijnt en patiënt voelt direct verlichting. Het is wel noodzakelijk om de nagelriem voldoende van de nagel te scheiden opdat adequate drainage wordt verkregen (zie figuur 6.5).

Wanneer de ontsteking zich uitgebreid heeft onder het eponychium aan de basis van de nagel en zich pus heeft opgehoopt onder de nagel, moet de basis van de nagel verwijderd worden.

Figuur 6.5 Lokale behandeling van een paronychia. Met behulp van de punt van het mes wordt de nagelriem opgelicht, waarna deze zich kan ontlasten van pus. Het is noodzakelijk om de nagelriem over voldoende afstand van de nagel te scheiden, opdat adequate drainage wordt verkregen.

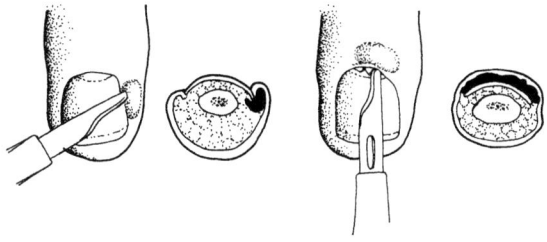

Techniek
Na desinfectie en steriel afdekken wordt een geleidingsanesthesie volgens Oberst gegeven (zie hoofdstuk 3). Vervolgens wordt een tourniquet aangelegd aan de basis van de vinger. Twee lengte-incisies worden gemaakt in de hoeken van het eponychium (zie figuur 6.4), zodanig dat dit teruggeprepareerd kan worden om de nagelbasis bloot te leggen. Dat deel van de nagelbasis dat los ligt, wordt verwijderd. In de holte wordt een rubber handschoendrain achtergelaten, waarna de vinger wordt verbonden met vaselinegaas en een zwachtel. Verbandwisseling kan na twee dagen plaatsvinden.

Chronische paronychia
Deze afwijking heeft een veel minder acuut beloop. De nagelriem is wel flink verdikt, maar niet zo pijnlijk. Af en toe komt wat pus te voorschijn. Door de chronische ontsteking heeft de nagel een hobbelig aspect gekregen. De basis van de nagel ligt meestal los en moet verwijderd worden, daar deze als een corpus alienum fungeert. Bij persisteren van de chronische ontstekingsverschijnselen ondanks adequate chirurgische therapie is het goed om te denken aan een streptokokken- of een schimmelinfectie. De diagnostiek en de eventuele antibiotische behandeling zullen hierop gericht moeten worden.

Panaritium
De huid van de volaire zijde van de vinger is door een verbinding met het periost van de falangen via bindweefselsepta betrekkelijk weinig verschuifbaar. Een ontstekingsproces in dit gebied maakt slechts geringe volumetoename mogelijk waardoor snel een verhoogde weefseldruk zal ontstaan met als gevolg het optreden van ischemie. Het feit dat de toxinen verspreidende stafylokok hiervan meestal de verwekker is, zal de kans op necrose alleen nog maar verhogen. Men onderscheidt een aantal vormen van panaritium: panaritium van cutis en subcutis (panaritium cutaneum, subcutaneum), boordenknoopabces, panaritium ossale, en panaritium tendineum.

Panaritium s.s.
Dit panaritium ontstaat ten gevolge van een prikwond, meestal aan de eindfalanx. Patholoog-anatomen, chirurgen, tandartsen, slagers en vilders hebben een grote kans op het krijgen van een dergelijke prikwond. Al naar gelang de plaats van de infectie kan men een onderscheid maken in een panaritium subcutaneum, panaritium cutaneum of het boordenknoopabces (zie figuur 6.6 en 6.7). De patiënt voelt aanvankelijk vage pijn in de vingertop die snel overgaat in een heftig kloppende pijn en verergert bij afhangen van de hand. Kenmerkend bij onderzoek is een klein gebied van extreme pijnlijkheid, dat slechts met de punt van een potlood of een knopsonde kan worden vastgesteld; verder vertoont de vinger een matige tot geringe zwelling. Wanneer de pijnlijkheid zodanig is toegenomen dat de patiënt niet meer kan slapen, is behandeling noodzakelijk.

SUPPURATIEVE ONTSTEKINGEN   87

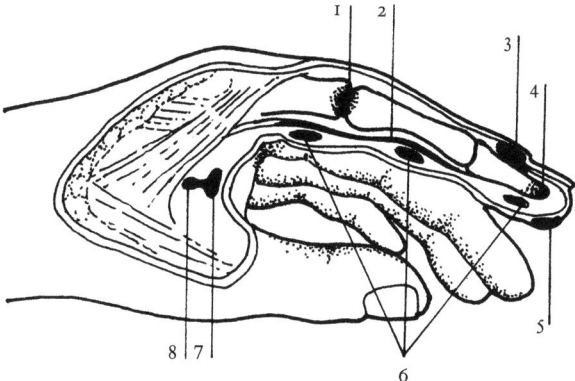

Figuur 6.6   Lokalisaties van ontstekingen in de hand. 1 Panaritium articulare, 2 panaritium tendineum, 3 paronychia, 4 panaritium ossale, 5 panaritium cutaneum, 6 panaritium subcutaneum, 7 interdigitale flegmone, 8 diepe handflegmone.

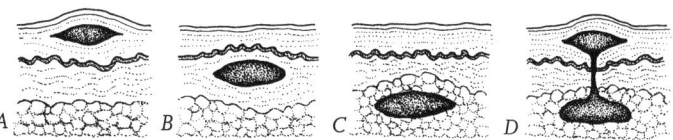

Figuur 6.7   De lokalisatie van het panaritium in huid en subcutis. A Intra-epidermaal (pussende blaar), B intradermaal, C subcutaan, D oppervlakkig en diep, het boordenknoopabces.

Behandeling

Hoewel de behandeling van het panaritium in het arsenaal van de huisarts kan passen is voor een adequate diagnostiek en behandeling wel ervaring vereist.

Voor antibiotische therapie is een ondersteunende plaats; operatieve behandeling staat op de voorgrond. Hierbij wordt het abces volgens Bailey direct benaderd zoals elk abces. Vóór de operatie wordt een röntgenfoto gemaakt om een panaritium ossale uit te sluiten.

Techniek

Na geleidingsanesthesie volgens Oberst (bloedleegte) wordt met fijn instrumentarium een huidovaaltje volgens de huidlijnen uitgenomen op de plaats waar tevoren met een knopsonde het punctum maximum was vastgesteld. Pus en necrose worden zorgvuldig verwijderd, zodanig dat de wand van de abcesholte geheel doorbloed is (zie figuur 6.8). De vinger wordt hierna droog verbonden, waarna de arm in een hoge mitella wordt geplaatst. Pus wordt gekweekt en antibiotica worden gestart.

Nabehandeling

De patiënt wordt de volgende dag gecontroleerd. Zijn de pijnklachten verdwenen, dan kan het verband met rust gelaten worden en inspecteert men de wond na vijf dagen.

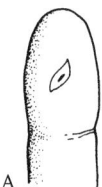 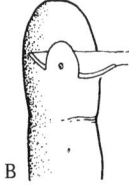 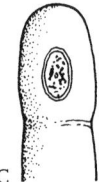

Figuur 6.8 Behandeling van het panaritium subcutaneum. A Incisie, zo veel mogelijk volgens de huidlijnen, B uitnemen van een ovaaltje, C verwijderen van etter en necrose, zodanig dat de wand van de abcesholte geheel doorbloed is.

Meestal is er dan een fraai granulerend defect. Zijn de klachten de dag na de operatie niet verminderd, dan is wondinspectie en eventueel een tweede exploratie geboden.

Panaritium ossale

Dit panaritium dat beschouwd moet worden als een complicatie van het panaritium en treedt eigenlijk uitsluitend aan de eindfalanx op. Wanneer het panaritium te lang heeft bestaan, treedt door de voortschrijdende weefselnecrose een aantasting van het bot op met als gevolg een osteïtis. Dit is op een röntgenfoto zichtbaar te maken.

Behandeling

Wij geven de voorkeur aan de directe benadering waarbij de excisie van de huid iets ruimer moet zijn. Necrotisch weefsel en necrotisch bot worden verwijderd. De patiënt wordt tevens behandeld met antibiotica. De overige nabehandeling geschiedt op dezelfde wijze als bij het panaritium.

Panaritium tendineum

Het peesschedepanaritium is eigenlijk een onjuiste benaming, daar deze ontsteking zelden optreedt in aansluiting aan een gewoon panaritium. Het is een infectie ontstaan door een kleine maar diepgaande prik (bijvoorbeeld een speldenprik) die de peesschede heeft getroffen. De afwijking wordt gekenmerkt door heftige pijnlijkheid bij druk over het gehele beloop van de peesschede, maar ook bij passief bewegen van de betreffende vinger. Bij elke geïnfecteerde wond aan de volaire zijde van de proximale interfalangeale of metacarpofalangeale gewrichten moet de mogelijkheid van een tendovaginitis purulenta overwogen worden. Exploratie onder algehele narcose of regionale anesthesie dient dan te geschieden waarbij de peeskoker geopend en peroperatief wordt gespoeld. Een spoeldrainagesysteem voor continue postoperatieve irrigatie lijkt geen voordelen te bieden. De behandeling van een dergelijke afwijking kan niet meer op poliklinische basis plaatsvinden, daar een inadequate uitvoering ernstige gevolgen kan hebben voor de functie van de hand. Antibiotische behandeling zal aanvankelijk intraveneus plaatsvinden.

Handflegmone

Het betreft hier een groep ernstige afwijkingen die de functie van de gehele hand bedreigen. Deze ontstekingen kunnen ontstaan door een penetrerend trauma van de handpalm of door gecompliceerde fracturen, maar komen vaak voort uit een peesschedeontsteking. De handflegmonen uiten zich in de regel door een sterke zwelling van de handrug. Er bestaat een aantal interfasciale loges in de hand: de middelste, de radiale of thenarloge en de ulnaire of hypothenarloge. De behandeling moet gebeuren onder algehele of regionale anesthesie en net als bij het panaritium tendineum dienen antibiotica aanvankelijk intraveneus gegeven te worden.

LITERATUUR

Wielink G, Koning S, Oosterhout RM, Wetzels R, Nijman FC, Draijer LW. NHG-Standaard: Bacteriële huidinfecties. Huisarts Wet 2007;50(9):426-44.
Clark DC. Common hand infections. Am Fam Physician 2003;68:2167-76
Jongh TOH de, Eekhof JAH, Knuistingh Neven A. Hidradenitis. Huisarts Wet 2002;45:482-4
Lilli S, Hanahaan T, Neumeister MW, Brown RE, Zook EG, Murray K. Continuous postoperative catheter irrigation is not necessary for the treatment of suppurative flexor tenosynovitis. Hand Surg 2000; 25B:304-7
Rasker SP, Welvaart K. Hidradenitis suppurativa. Ned Tijdschr Geneeskd 1997;141:1485-7
Rockwell PG. Acute and chronic paronychia. Am Fam Physician 2001;63:1113-6
Shah N. Hidradenitis suppurativa: a treatment challenge. Am Fam Physician 2005;72:1547-52.

7 Oppervlakkige tumoren en cysten

- Huidhoorns
- Papillomen
- Wratten
- Molluscum contagiosum
- Granuloma pyogenicum
- Keloïd
- Lipomen
- Vetnecrose
- Fibromen
- Hemangiomen
- Atheroomcyste
- Traumatische epitheelcyste
- Digitale mucineuze of myxoïde cysten
- Dermoïdcysten
- Sinus pilonidalis
- Ganglion

Oppervlakkige tumoren

Huidhoorns (cornu cutaneum)
Huidhoorns zijn vaste hoornachtige laesies die uitsteken boven de oppervlakte van de huid. Zij ontwikkelen zich als gevolg van hyperkeratose van de epidermis die niet

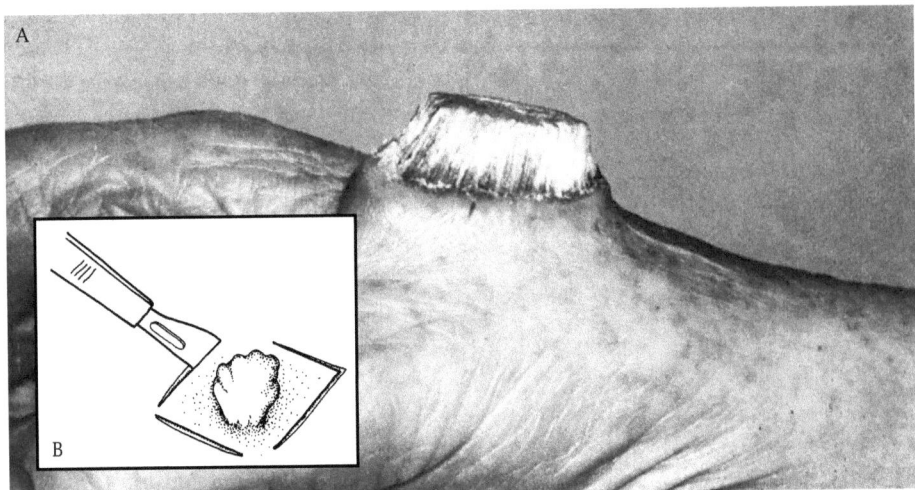

Figuur 7.1 A Een cornu cutaneum van de hand. B Ruitvormige excisie van een cornu cutaneum.

wordt afgeschaafd. De huid die de basis van de hoorn omgeeft, is meestal normaal van uiterlijk. Mettertijd kunnen deze laesies tot een aanzienlijke omvang uitgroeien. Ze kunnen overal op het lichaam ontstaan, maar meestal treden ze op aan het hoofd, op de rug of aan de extremiteiten. Deze afwijkingen worden vaak gevonden bij oudere mensen en kunnen beschouwd worden als een vorm van seniele keratose. Het gevaar ligt in het feit dat een deel van deze afwijkingen maligne degenereert (tot wel 40%) in geselecteerde series.

Behandeling
Huidhoorns kunnen op eenvoudige wijze verwijderd worden onder lokale anesthesie (zie figuur 7.1).

Papillomen
Kleine papillaire uitgroeisels kunnen op vele gebieden van de huid optreden. Ze bestaan uit een laag huid die een centrale kern van fibreus weefsel bedekt; de kern bevat de voedende arteriën en venen. Deze tumoren doen zich vaak voor op de rug, in de oksels en soms in de nek. Zij veroorzaken geen symptomen, maar kunnen oedemateus en pijnlijk worden door een trauma. Soms veroorzaakt een trauma trombose van het centrale vat; een droog gangreen treedt dan op.

Behandeling
Papillomen kunnen gemakkelijk worden verwijderd door ze aan de basis met een draad te ligeren. Dit stranguleert de bloedvoorziening en een deel van het papilloom, distaal van de ligatuur, wordt gangreneus en valt af (zie figuur 7.2A).

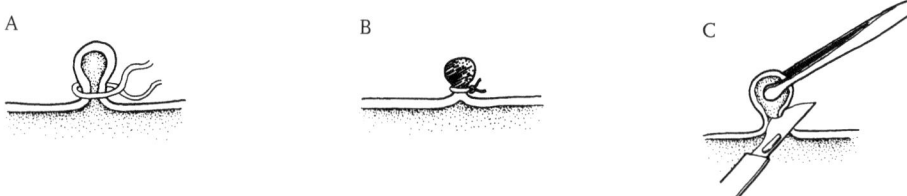

Figuur 7.2   Door ligeren van het papilloom (A) ontstaat necrose (B). Na excisie van het papilloom (C) is pathologish onderzoek mogelijk.

Een andere, directere en snellere methode is excisie door elektrocoagulatie of met behulp van het mes (zie figuur 7.2C). De excisie verdient de voorkeur met het oog op pathologisch onderzoek.

Wratten (verrucae)

Een van de meest voorkomende huidtumoren is de wrat. Een wrat of verruca is een goedaardige epitheliale nieuwvorming, geformeerd door hypertrofie van huidpapillen; deze kan overal op de huid of het slijmvliesoppervlak ontstaan. De laesies zijn infectieus en worden veroorzaakt door een humaan virus. Zij zijn auto-inoculabel en kunnen bovendien van de ene persoon op de andere overgebracht worden. Het is niet ongewoon dat er groepjes wratten optreden. Er zijn vier klinische variëteiten: verruca vulgaris (de gewone wrat), verruca plana juvenilis (de vlakke juveniele wrat), verruca plantaris (de voetwrat) en verruca (condyloma) acuminata (de venerische wrat). Andere, minder vaak voorkomende typen zijn: de verruca digitata, een groeisel met verschillende vingerachtige uitsteeksels, en de verruca filiformis, die lange draadachtige afhangende huidgroeisels laat zien. Men ziet ze het meest in het gelaat, nek of oogleden. De zogenaamde seborroïsche en seniele wratten worden niet geclassificeerd onder de verrucae, daar dit eigenlijk keratosen zijn die een verschillende histopathologie hebben en soms premaligne zijn. Een Cochrane-review naar de behandeling van wratten liet een aanzienlijk gebrek zien aan klinisch deugdelijk onderzoek. Er is duidelijk bewijs voor de effectiviteit van salicylzuurzalf. Voor cryotherapie is er veel minder bewijs. Ook voor andere behandelingen is geen overtuigend bewijs. Gemiddeld was het genezingspercentage in de placebogroep 30% over een periode van gemiddeld 10 weken. Een rationele behandeling van wratten lijkt het eerst verweken dan wel het verminderen van de eeltlaag met een salicylzuur bevattend preparaat van adequate sterkte. Daarna volgt dan zo nodig cryotherapie met bijvoorbeeld vloeibare stikstof.

Verruca vulgaris

Deze wratten komen algemeen voor en worden vaak gezien bij kinderen maar treden ook nogal eens op bij volwassenen. Zij komen het meest voor aan handen en vingers, maar kunnen zich ook op andere plaatsen aan huid of sluimvlies voordoen, en enkel-

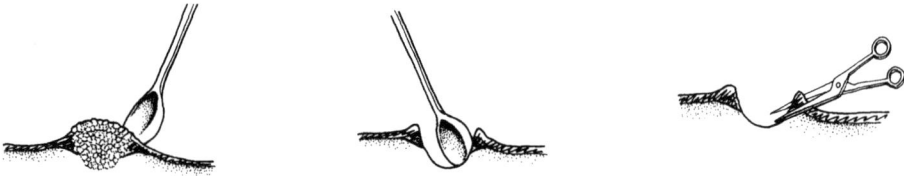

Figuur 7.3 Excochleatie van de verruca met een scherpe lepel, waarna bijknippen van de dikke opperhuid aan de rand van het defect.

voudig of multipel zijn. De wratten veroorzaken geen andere klachten dan misvorming. Soms kunnen zij als gevolg van een trauma bloeden of geïnfecteerd raken. Onder de voet of onder de nagel kunnen ze nogal wat pijnklachten veroorzaken. Het is bekend dat deze afwijkingen spontaan kunnen verdwijnen. Aan de andere kant kunnen ze ook zo hardnekkig zijn dat zij elke behandeling weerstaan.

Behandeling
Aangezien het een intradermale laesie betreft, is een excisie niet noodzakelijk en is excochleatie met een scherpe lepel voldoende (zie figuur 7.3). Ook wordt door velen aanstippen met vloeibare stikstof als een effectieve, pijnloze behandelingsmethode aangegeven.

Verruca plana juvenilis
Dit is de term voor de kleine, vlakke, huidkleurige of lichtgele laesies. Deze treden voornamelijk op in het gelaat, nek en handen. Zij zijn glad, slechts weinig verheven en voelen niet aan als een wrat. Zij worden het meest bij kinderen gezien, maar treden ook bij volwassenen op, vaak multipel.

Behandeling
Waarschijnlijk is de meest effectieve methode voor het verwijderen van deze laesies óf excisie onder lokale anesthesie óf elektrocoagulatie. Excisie verdient soms de voorkeur met het oog op pathologisch-anatomisch onderzoek.

Verruca plantaris en verruca (condyloma) acuminata
Deze laesies zullen in detail besproken worden bij de regionale chirurgie van de voet en het anusgebied.

Verruca seborrhoica
Deze keratotische huidlaesies, die soms een aanzienlijke omvang kunnen hebben, kunnen op eenvoudige wijze behandeld worden. Met behulp van een scherpe lepel worden zij afgekrabd van de huid. Belangrijk is dat vooral de randen volledig worden verwijderd, omdat van daaruit het recidief kan ontstaan. Er ontstaat zo een oppervlakkige schaafwond die littekenloos geneest.

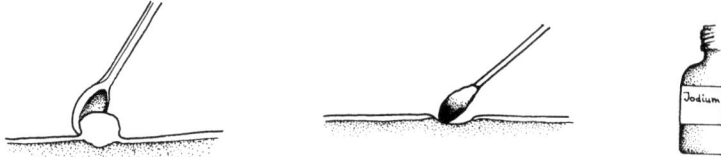

Figuur 7.4   Excochleatie van het moluscum contagiosum, waarna met jodiumtinctuur wordt aangestipt.

Molluscum contagiosum

Het aspect en de wijze van optreden laten verwantschap zien met een gedissemineerde kleine verruca plana. Het oppervlak van dit halfronde verheven huidknobbeltje is glad; het wordt niet groter dan een halve cm in doorsnede. Meestal is het kleiner en treedt het multipel op. Het is vaak lichtgeel. Molluscum is een onschuldige aandoening die veel op de kinderleeftijd voorkomt. Bij volwassenen moet men ook denken aan seksuele overdraagbaarheid. Daarnaast bestaat er een relatie met hiv en aids. De oorzaak is het gelijknamige virus (molluscumcontagiosumvirus).

Behandeling
Het molluscum contagiosum kan gemakkelijk met een kleine scherpe lepel verwijderd worden. Men moet er bijzonder op letten dat de geëxcochleëerde knobbeltjes niet met gezonde huiddelen in aanraking komen, daar er een groot gevaar op auto-inoculatie bestaat (zie figuur 7.4). Ook kan men het natuurlijk beloop afwachten; veelal verdwijnen de laesies vanzelf binnen 6-9 maanden.

Granuloma pyogenicum

Granuloma pyogenicum moet eigenlijk tot de huidinfecties gerekend worden. Het is een roodachtige, wratachtige laesie die wordt gekarakteriseerd door een 'kraag' van verdikt blauwwit gemacereerd epitheel. Het is het gevolg van een lokaal trauma, dat de basis vormt voor een laaggradige stafylokokkeninfectie. De infectie blijft gelokaliseerd, maar de ontstekingsreactie gaat door met een ophoping van granulatieweefsel. Deze tumoren worden maximaal 0,5 cm in doorsnede met als belangrijkste symptoom het bloeden, dat al optreedt na een gering trauma. Deze granulomen worden vaak op handen en vingers gevonden, veel minder vaak op de lippen en het gelaat. Er bestaat een neiging tot recidief wanneer de granulerende vlakte niet totaal wordt verwijderd. De tumor is gemakkelijk te differentiëren van een kwaadaardige tumor vanwege het ontbreken van invasieve groei in de omgevende weefsels en omdat de anamnese een lokaal trauma aangeeft.

Behandeling
De behandeling van het granuloma pyogenicum is betrekkelijk simpel. Men kan de tumor excideren met een schaar, waarna een nogal aanzienlijke bloeding kan optreden. Deze kan gemakkelijk onderdrukt worden met compressie. Vaak is het verstandig de

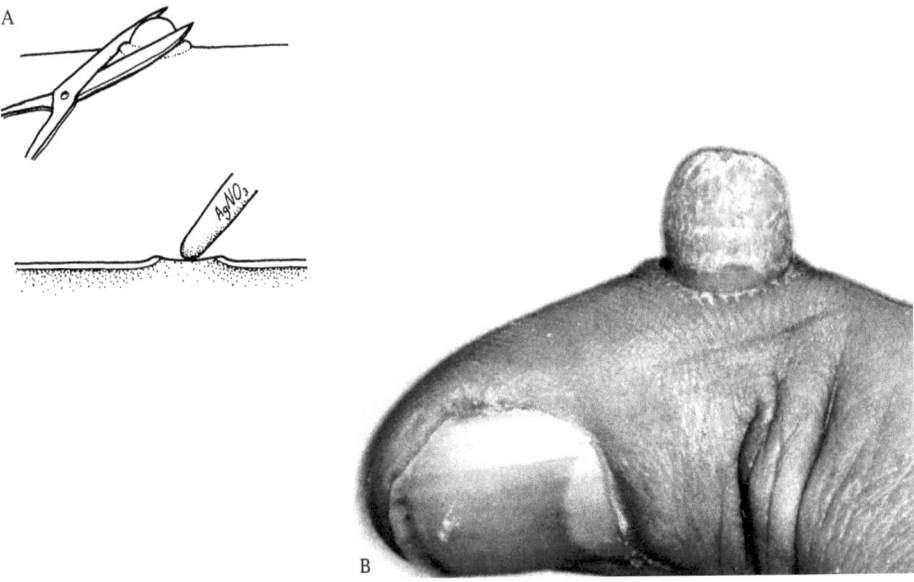

Figuur 7.5 A Excisie van het granuloma pyogenicum met de schaar, waarna het defect met een zilvernitraatstift wordt aangestipt. B Een granuloma pyogenicum van de duim.

basis aan te stippen met zilvernitraat of met de elektrocauter. Pathologisch-anatomisch onderzoek van de verwijderde tumor lijkt gewenst. Een goed alternatief is excochleatie met een scherpe lepel, maar zilvernitraatcauterisatie sec en vloeibare stikstofbehandeling worden ook frequent toegepast. Hoewel soms wordt aangegeven om, in verband met de stafylokokkenorigine van deze tumor, antibiotica te geven, lijkt dit ons niet nodig (zie figuur 7.5A en B).

Keloïd

Keloïd is een irregulaire uitgroei van fibreus weefsel dat in littekens ontstaat en zich buiten de grenzen van het litteken begeeft. Een verdunde epidermis bedekt de tumor. De sterk hypertrofische littekens zijn verheven boven de hun omgevende huid en kunnen soms zelfs aanleiding geven tot een afhangende tumor. Het keloïd treedt eigenlijk altijd op na een trauma van de huid of van de dieper gelegen weefsels, hoewel het trauma zelf klein van aard kan zijn (zoals een muggenbeet, een acne of een furunkeltje). Het negroïde ras heeft een duidelijke predispositie voor de formatie van keloïd; bij het Kaukasische ras komt het sporadisch voor. In het negroïde ras is een predilectie aanwezig op de volwassen leeftijd, terwijl dit bij het Kaukasische ras meer op kinderleeftijd is.

Behandeling
De behandeling van een keloïd vereist nogal wat omzichtigheid. Na excisie – waarbij met de spanningslijnen van de huid rekening wordt gehouden – is het aan te bevelen om de wond te behandelen met intralaesionale hydrocortisoninjecties. Deze behandeling behoort daarom niet in de huisartsenpraktijk thuis, maar ligt meer op het terrein van een plastisch chirurg.

Lipomen

Lipomen zijn tumoren die zijn opgebouwd uit vetweefsel. Ze kunnen op bijna elke plaats in het lichaam voorkomen en worden meestal gezien in de subcutane weefsels van de nek, de rug en de bil en op de proximale gedeelten van de extremiteiten. Ze kunnen op elke leeftijd optreden, maar zijn op de kinderleeftijd zeldzaam. Ze kunnen zeer in grootte variëren, van kleine tumoren tot zeer grote lipomen die klinische behandeling noodzakelijk maken. Lipomen blijken zelden maligne, maar hun verwijdering is vaak gewenst om cosmetische redenen, vanwege klachten door lokale druk of om maligniteit, met name bij grotere en dieper gelegen lipomen, uit te sluiten. Bovendien kunnen zij wanneer ze groter worden, nogal gemakkelijk tussen de spiervezels – vooral in de nekregio – groeien; voor de verwijdering is dan een ingreep onder narcose noodzakelijk. Differentiaaldiagnostisch kan de tumor verward worden met alle subcutane, en soms deels cutane tumoren zoals atheroomcysten, het zweetkliercarcinoom, neurilemmoom, en nog zeldzamer laesies zoals het maligne neurilemmoom of rabdomyosarcoom.

Behandeling
Bijna alle lipomen kunnen onder lokale anesthesie worden verwijderd. De operatie wordt verricht onder een veldblokkade. In de meeste gevallen ligt de klievingslijn tussen de tumor en het omgevende vetweefsel. Deze is vaak heel duidelijk aantoonbaar (zie figuur 7.6A en B). De lipomen van de buik of van de extremiteiten zijn vaak zeer gemakkelijk te verwijderen, waarbij het niet noodzakelijk is om een incisie over de volle lengte van de tumor te maken. Een kleine incisie over het centrum van het lipoom is voldoende; daarna wordt een klem ingebracht en gespreid om de incisieopening te strekken. Het kapsel van het lipoom wordt dan geïncideerd. Een stevige druk op de beide zijden van de tumor doet de zachte weke inhoud naar buiten puilen met kapsel en al, zodat de tumor op eenvoudige wijze te verwijderen is. Lipomen van de rug en van de achterzijde van de nek en schouders zijn gewoonlijk multiloculair zodat deze volgens de zojuist beschreven techniek veel moeilijker zijn te verwijderen. Hiervoor is dan meestal een incisie over de volle lengte van de tumor noodzakelijk (zie figuur 7.6C). Deze lipomen hebben bovendien de onaangename eigenschap in de onderliggende spieren te groeien, zodat behandeling onder lokale anesthesie moeilijker is.

Bij lipomen groter dan 3 cm en met name bij dieper gelegen, intra- of intermusculair gelegen lipomen, dient rekening gehouden te worden met de kleine kans op

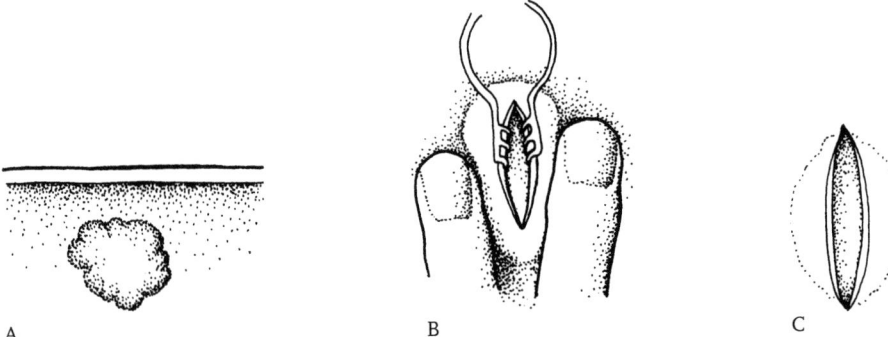

Figuur 7.6   A en B Kleine incisie over het lipoom: openhouden met de wondspreider en vervolgens met de vingers compressie aan weerszijden uitoefenen. Het lipoom puilt hierop naar buiten en is op eenvoudige wijze te verwijderen. C Bij grotere lipomen is incisie over de gehele lengte van de tumor wenselijk.

een atypisch lipoom of (laaggradig) liposarcoom. Pathologisch onderzoek na excisie is hier dan ook vereist.

Vetnecrose

Een lokale traumatische vetnecrose is een benigne afwijking die vaak moeilijk valt te onderscheiden van een maligne laesie. Predilectieplaatsen zijn de mammae, de billen en gebieden waar injecties worden gegeven. In de klassieke gevallen treedt het beeld pas op enige tijd nadat het trauma of de injectie heeft plaatsgevonden. Vaak is er fluctuatie op te wekken en zit de huid min of meer gefixeerd aan de tumor. Meestal is de afwijking symptoomloos behalve op drukpunten.

Behandeling
Indien behandeling noodzakelijk is – en dat is het zelden –, is excisie aangewezen.

Fibromen

Fibromen zijn vaste, ronde, mobiele en langzaam groeiende niet-ontstoken tumoren. Zij worden gewoonlijk bij volwassenen gevonden in de huid of de subcutane weefsels, overal op het lichaam. Bij doorsnijding blijken ze te bestaan uit bundels bindweefsel die soms kraakbeenachtig aandoen. Fibromen veroorzaken meestal geen symptomen behalve vormverandering of soms geringe pijn als gevolg van een trauma. Bij palpatie voelen ze soms aan als atheroomcysten, maar zij kunnen hiervan duidelijk onderscheiden worden doordat ze niet als atheromen aan de huid vastzitten. Fibromen ondergaan vrijwel nooit maligne veranderingen.

Behandeling
Wanneer het om welke reden dan ook wenselijk is om een fibroom te verwijderen is een excisie onder lokale anesthesie eenvoudig genoeg (figuur 7.7).

OPPERVLAKKIGE TUMOREN EN CYSTEN

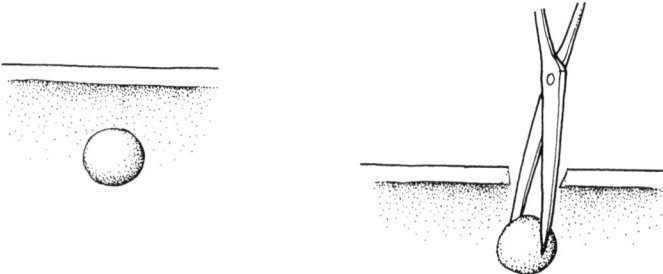

Figuur 7.7   Via een lengte-incisie is het fibroom met de schaar of mosquitoklem meestal op soepele wijze te verwijderen.

Hemangiomen

Deze tot de goedaardige gezwellen te rekenen veranderingen leveren bijzondere therapeutische problemen op. De behandeling dient dan ook te geschieden door een specialist (plastisch chirurg, chirurg) met speciale expertise in de afwijking.

Oppervlakkige cysten

Atheroomcyste

Atheroomcysten zijn retentiecysten waarbij de afvoergang van de talgklier is geblokkeerd, meestal door ingedroogd secreet. De klier gaat door met het afscheiden van talg en geeft ten slotte aanleiding tot een verwijding van de ductus en de klier. Deze cysten worden het meest frequent gezien op het behaarde hoofd, het gelaat, achter de oren, aan de oorlellen en in de nek, maar kunnen ook elders voorkomen. Vaak zijn ze multipel. Op elke leeftijd kunnen zij voorkomen maar zij worden het meest gezien bij volwassenen. Als regel kunnen zij op eenvoudige wijze gediagnosticeerd worden, maar soms is een differentiatie van dermoïdcysten of lipomen moeilijk. Het feit dat atheroomcysten altijd aan de huid vastzitten, op de plaats van de uitgang van de ductus, is een duidelijk diagnostisch hulpmiddel. Vaak wordt de ductus waargenomen als een zwarte punt op de huid; soms is deze zo verwijd dat uitknijpen van de talginhoud uit de cyste mogelijk is. De cysten kunnen betrekkelijk groot in omvang worden, soms zo groot als een kleine sinaasappel.

Atheroomcysten veroorzaken eigenlijk weinig symptomen behalve dan een misvorming of soms een onprettig gevoel, veroorzaakt door druk op nabijgelegen zenuwen. Ze worden soms gecompliceerd door infectie. Deze veroorzaakt dan pijn en een betrekkelijk snelle vergroting van het gebied waarin de cyste zich bevindt. Wanneer infectie zich openbaart, is de toename van de zwelling vaak het gevolg van een ruptuur van de cystewand met vorming van een puspocket in het gebied van de cyste. Een tevoren nogal vast elastisch aanvoelende massa kan dan duidelijk fluctuerend worden. Meestal is de diagnose niet moeilijk (zie figuur 7.8).

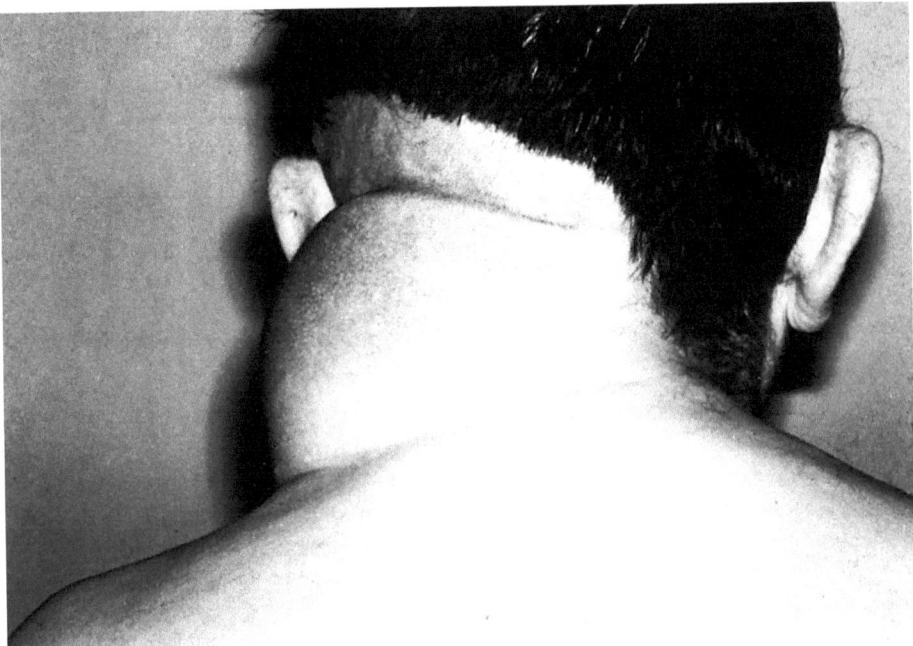

Figuur 7.8 Een zeer grote atheroomcyste van de nekregio.

Behandeling

De behandeling van atheroomcysten bestaat uit excisie, soms ter preventie van eventuele infectie maar meestal om cosmetische redenen. De operatie kan onder lokale anesthesie worden uitgevoerd. De cyste wordt vrijgelegd door een ovaalvormige incisie van de huid over de cyste, waarbij zich in het centrum van deze ellips de ingang van de ductus bevindt. Indien de cyste ruptureert tijdens het verwijderen kan de wand eenvoudig geïdentificeerd en verwijderd worden na evacuatie van talg uit de cyste (zie figuur 7.9).

Een andere behandelingsmogelijkheid wordt door Ferguson en door Crile aangegeven. Na infiltratie van het lokaal anestheticum rond de cyste wordt een kleine incisie gemaakt door de huid die over de cyste ligt en de cystewand. Hierna wordt de inhoud van de cyste uitgedrukt en het gebied van de cyste wordt tussen duim en wijsvinger van de beide handen gekneed tot de rand van de cyste uitpuilt boven de steekopening. Deze cystewand wordt dan met een mosquitoklemmetje gevat. Door zachte tractie en continu kneden wordt de gehele cystewand naar buiten gebracht. Er treedt eigenlijk nauwelijks bloeding op; hierna wordt een klein drukverband aangelegd (figuur 7.10).

Behandeling van een geïnfecteerde cyste

Bij een geïnfecteerde cyste is een eenvoudige incisie en drainage geïndiceerd. Soms kan de cystewand losliggen in een puspocket, zodat deze gemakkelijk verwijderd

OPPERVLAKKIGE TUMOREN EN CYSTEN

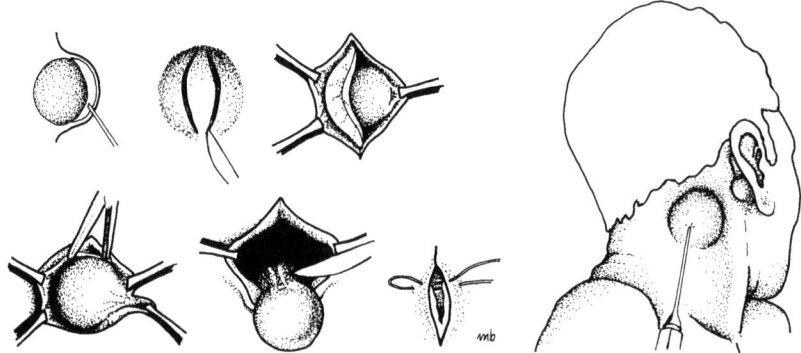

Figuur 7.9 Excisie van een atheroomcyste. Anesthesie: wanneer de punt van te naald tot op de wand van de cyste wordt gebracht en anesthesievloeistof vervolgens wordt ingespoten, kan de cyste op eenvoudige wijze geheel door het anestheticum omgeven worden. Operatie: excisie van een ovaaltje dat de uitvoergang van de cyste bevat: hierna wordt stomp en scherp de atheroomcyste vrijgelegd en verwijderd. Sluiten van de huid met een of twee hechtingen, waarbij wat van het weefsel van de onderlaag wordt meegenomen.

kan worden, maar meestal is dit niet het geval. Een uitvoerige dissectie moet dan ook niet in een geïnfecteerd gebied worden ondernomen. Het kan zijn dat de cystewand door een infectie dermate is aangedaan dat deze verdwijnt. Indien men echter bevreesd is dat er een cystewand zal achterblijven, kan men enkele $AgNO_3$-kristallen in de holte brengen. Het is verstandig om deze in een gaasje te doen zodat de kristallen na een dag met het gaasje verwijderd kunnen worden: de kans op een huidnecrose is niet denkbeeldig wanneer deze kristallen langdurig in de wond verblijven (zie figuur 7.11).

Figuur 7.10 Exprimeren van de inhoud van de atheroomcyste na het maken van een kleine incisie. Vervolgens wordt de cystewand met een klemmetje gevat en door zachte tractie en continu kneden naar buiten gebracht.

Figuur 7.11 Geïnfecteerde atheroomcyste. Excisie van een huidovaaltje met de uitvoergang. Na verwijderen van de inhoud van de cyste inbrengen van $AgNO_3$-kristallen in een uitgehaald gaasje. Verwijderen van dit gaasje na 1-2 dagen.

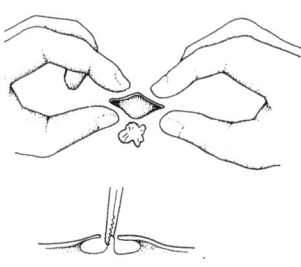
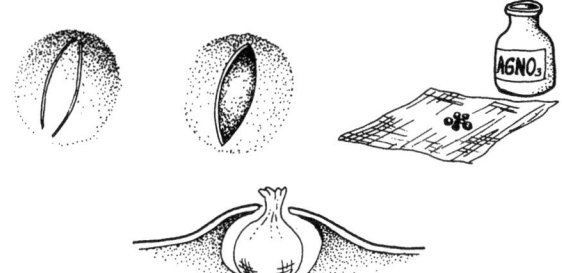

Traumatische epitheelcyste

Deze cysten treden op als gevolg van een verwonding, meestal door een stomp trauma, waarbij een klein beetje van de epidermis onder de oppervlakte van de huid wordt gebracht. Wanneer genezing plaatsvindt, kan het gedisloceerde stukje epidermis als een huidtransplantaat gaan werken en gaan uitgroeien tot een subcutane cyste. Deze subcutane cysten worden meestal gezien op de palmaire zijde van handen en vingers of aan de voeten, juist in gebieden waar gewoonlijk geen atheroomcysten worden gevonden. Bijna altijd is er een anamnese van trauma en kan een litteken over de cysteuze zwelling gezien worden. Meestal is de implantatiecyste verbonden met de binnenzijde van de huid op de plaats van het litteken. Deze cysten veroorzaken gewoonlijk geen pijnklachten, maar zijn soms ontsierend of lastig. Soms kunnen zij als gevolg van een nieuw trauma pijnlijk worden.

Behandeling
De behandeling bestaat uit een simpele excisie. Deze cysten zijn niet zo gemakkelijk te verwijderen als een atheroomcyste met een scherp omschreven kapsel. De operatie kan zonder problemen onder lokale of oberstanesthesie worden uitgevoerd.

Digitale mucineuze of myxoïde cysten

Digitale mucineuze of myxoïde cysten zijn solitaire, vaak huidkleurige tumortjes op het dorsum van de vingers tussen het distale interfalangeale gewricht en de proximale nagelriem. Er zijn twee typen, één is geassocieerd met degeneratieve veranderingen in het distale interfalangeale gewricht en het tweede type is hier niet mee geassocieerd maar ontstaat door metabole verandering van fibroblasten die grote hoeveelheden hyaluronzuur produceren. Ze zijn asymptomatisch, maar kunnen pijn of een deformiteit van de nagel veroorzaken. Het chirurgisch verwijderen van osteofyten uit het gewricht kan recidieven voorkomen. Ook eenvoudige excisie, cryochirurgie of herhaalde punctie kunnen effectief zijn.

Dermoïdcysten

Dermoïdcysten verschijnen langs de lijnen van embryologische fusie en ontwikkelen zich als gevolg van de insluiting van verplaatste dermale cellen langs deze lijnen. Histologisch zijn de wanden dik en fibreus en bedekt met plaveiselepitheel dat lijkt op de huid. Zij bevatten gewoonlijk haarfollikels, talg- en zweetklieren. De inhoud van de cysten is een op kaas lijkend talgachtig materiaal dat soms vermengd is met haar. Slechts zelden worden er andere structuren in gevonden zoals kraakbeen of bot. Soms kan een sinus worden waargenomen waardoor de inhoud van de cyste naar buiten gebracht kan worden.

OPPERVLAKKIGE TUMOREN EN CYSTEN

Typen en behandeling

Het grootste aantal van deze congenitale insluitcysten komt voor in het gebied van hoofd en hals. Vaak verschijnen ze aan de uiterste rand van het oog, rond de wenkbrauw en in de orbita. In deze gebieden ontstaan zij uit de naso-optische groeve die ligt tussen de maxillaire en mandibulaire uitsteeksels. Deze cysten ontstaan meestal vroeg in het leven en zijn in de diepte verbonden met het periost van de orbitarand; zij kunnen daardoor gemakkelijk onderscheiden worden van een atheroomcyste, die wel over de onderliggende weefsels bewogen kan worden maar aan de huid vastzit. Soms produceren zij een kraterachtige depressie in het onderliggende bot. Excisie is de beste behandeling. Deze kan gewoonlijk onder lokale anesthesie geschieden door een chirurg. Soms is er een nauwe relatie met het onderliggende periost (zie figuur 7.12).

De formatie van dermoïdcysten van de neus is wat moeilijker te verklaren. Ze zijn bijna altijd al aanwezig bij de geboorte of ontstaan in de vroege kinderleeftijd. Ze worden gekenmerkt door de aanwezigheid van een smalle sinusopening boven de cyste. Ze veroorzaken geen symptomen (alleen misvorming), maar kunnen vaak geïnfecteerd raken. De behandeling van dermoïdcysten van de neus bestaat uit excisie. De sinusopening, indien aanwezig, wordt met de cyste meegeëxcideerd door middel van een ellipsvormige excisie. Het is, vooral op de neusrug, niet altijd gemakkelijk deze cysten te verwijderen doordat zij meestal zeer vast aan het periost zitten. Bovendien kan er een tractus van dermoïdweefsel bestaan die zich uitstrekt tussen de twee ossa nasalia tot in het septum. In zulke gevallen is het verwijderen van de tractus moeilijk. Het is misschien beter om deze door diathermie te vernietigen. Deze ope-

Figuur 7.12 Dermoïdcyste boven het rechteroog.

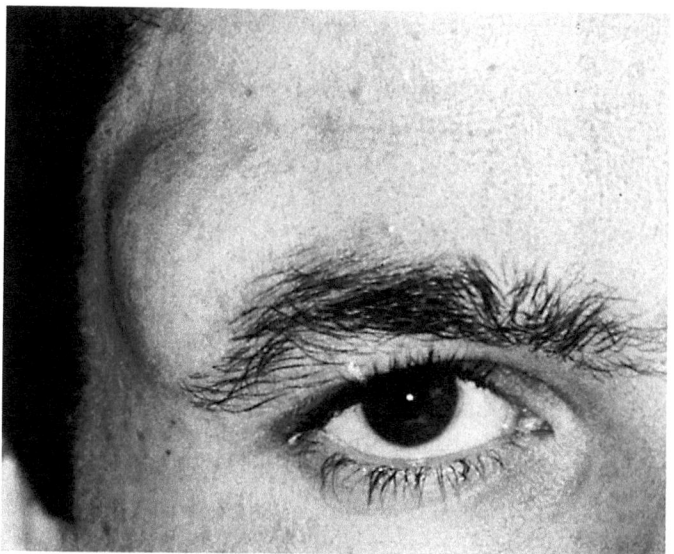

ratie kan beter niet onder lokale anesthesie, maar onder algemene narcose worden uitgevoerd, meestal door een plastisch chirurg of kno-arts.

De derde groep van insluitcysten ontstaat uit epidermaal weefsel dat gesekwestreerd werd gedurende de samenstelling van de eerste en tweede kieuwspleten. Dit veroorzaakt de cysten in de basis van mond en hals, zoals de branchiogene cysten. Deze kunnen een vrij aanzienlijke omvang aannemen. De behandeling daarvan is excisie onder algehele narcose, daar zich vele delicate structuren in de omgeving bevinden zoals de mondtak van de n. facialis.

Sinus pilonidalis

Een sinus pilonidalis bestaat uit enkele openingen in de huid die bekleed zijn met plaveiselepitheel en die leiden naar een subcutane holte met granulatieweefsel waarin zich haren en talg kunnen bevinden. Vanuit deze primaire holte kunnen haren zich verder in de subcutis verspreiden en secundaire gangen en holten doen ontstaan. Deze secundaire afwijkingen liggen doorgaans craniaal van de primaire laesie. Alhoewel deze afwijking eveneens gevonden wordt in de navel, de oksel, de liezen en tussen de vingers, is de typische plaats toch de bilspleet, beginnend ongeveer 6 cm craniaal van de anus. Anders dan bij de perianale fistel is er nooit een inwendige opening naar het anale kanaal en is er geen geïndureerde streng naar de anus palpabel. Wel kan er langdurig afscheiding van bloederig vocht en pus bestaan, afgewisseld door rustige perioden van ogenschijnlijk spontane genezing. Soms treedt uitgebreide abcesvorming op. Sinds de eerste beschrijving van een sinus pilonidalis in 1847 door Anderson zijn er talrijke artikelen verschenen over deze door morbiditeit en neiging tot recidief belangrijke aandoening. Bij het bewegen van de nates worden haren door de zuigwerking of de negatieve druk in de subcutis van de bilplooi naar binnen gezogen en dit kan een vreemdlichaamsreactie en secundaire infectie veroorzaken. Een zware beharing in de regio sacralis en slechte hygiëne waardoor lokale maceratie van de huid kan ontstaan, kunnen het ontstaan van de aandoening bevorderen.

Bij de differentiaaldiagnose betrekt men naast de perianale fistel (zie boven), de furunkel en de geïnfecteerde atheroomcyste, die beide op de bil gelokaliseerd kunnen zijn, en hydradenitis suppurativa, waarbij behalve de bilspleet ook de nates, het perineum en de liezen aangedaan kunnen zijn.

Behandeling
Het verschil in opvatting over de juiste therapie van de sinus pilonidalis komt duidelijk tot uitdrukking in het grote aantal technieken dat hiervoor wordt gebruikt. Deze variëren van uitgebreide en-blocexcisie, al dan niet gecombineerd met sluiten van de wond door middel van een plastisch chirurgische methode, tot een eenvoudige incisie met uitkrabben van de sinus waarbij men de wond per secundam laat genezen. Het optreden van recidieven is, ongeacht de chirurgische techniek niet geheel te vermijden en het is niet goed mogelijk de beste techniek aan te geven.

Techniek
De patiënt wordt in jack-knifepositie gelegd, waarna de billen worden gespreid. Dit kan het eenvoudigste bereikt worden door stroken geperforeerde pleister op de nates te plakken vlak naast de bilspleet en vervolgens onder tractie aan de operatietafel te bevestigen. Het operatieterrein wordt onthaard, ontvet, gereinigd en gedesinfecteerd. Als lokaal anestheticum kan men 1% lidocaïne met adrenaline gebruiken. Vooral de adrenalinetoevoeging is belangrijk om het overzicht op het operatieterrein niet verloren te doen gaan. Het infiltreren van een min of meer geïnfecteerd gebied met een lokaal anestheticum levert geen problemen op in de zin van uitbreiding van de ontsteking. Door de uitgebreidheid van de fisteling is veelal regionale (spinale) anesthesie of algehele narcose nodig en patiëntvriendelijker.

De niet-ontstoken sinus pilonidalis met uitsluitend primaire sinusopeningen (zie figuur 7.13). De sinusopeningen worden omsneden waarbij zo weinig mogelijk huid wordt verwijderd. Daarbij komt men dan terecht in een cysteuze ruimte, bekleed met fibreus weefsel. De bodem van deze ruimte wordt intact gelaten. Met behulp van een scherpe lepel worden nu de haren verwijderd en wordt de ruimte gecuretteerd. Eventuele zijgangen die opvallen doordat hieruit haren steken, worden eveneens met de scherpe lepel gereinigd. Indien mogelijk kan primaire sluiting plaatsvinden, eventueel in lagen. Sluiting kan ook geschieden zoals in figuur 7.13 wordt aangegeven (swierstraplastiek). De hechtingen worden in de wondrand gestoken en verder via de bodem van de sinus iets voorbij de mediaanlijn, weer naar buiten gebracht. Hierdoor wordt voorkomen dat zich een dode ruimte vormt en kunnen eventueel bloed en secreet gemakkelijk afvloeien.

Figuur 7.13   Omsnijden van de primaire sinusopeningen en excideren, vervolgens uitkrabben van de bodem met de scherpe lepel. Sluiten van het defect waarbij de huid met alternerende hechtingen op de onderlaag wordt gehecht.

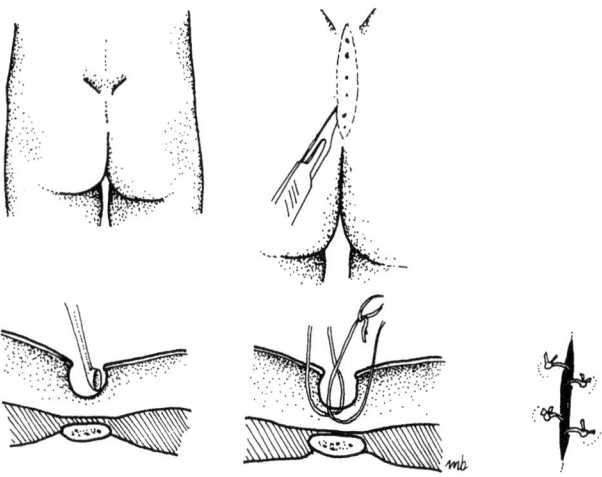

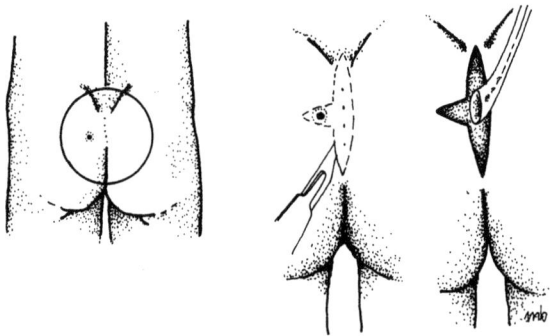

Figuur 7.14 Wanneer er een secundair proces naast de sinus ligt, kan dit met de sinus worden omsneden.

Niet acuut ontstoken sinus met een secundair proces, vlakbij de primaire sinus gelegen. Primaire sinusmonden en secundair proces kunnen in dit geval tegelijk worden omsneden (zie figuur 7.14). De wond wordt gesloten zoals hierboven beschreven; de zij-incisie wordt met een hechting gesloten.

Niet-ontstoken sinus pilonidalis met een secundair proces op grotere afstand van de sinus gelegen. De primaire sinusopeningen worden weer omsneden, zoals boven beschreven, en hierna worden de haren zo veel mogelijk verwijderd, ook uit de secundaire sinus. De fistelgang wordt nu gecuretteerd met een kleine scherpe lepel, zoals in figuur 7.14 is aangegeven. De primaire sinus wordt weer op de gebruikelijke wijze gesloten, de secundaire fistelopening hoeft niet te worden gesloten. De gang kan ook in zijn geheel open gelegd worden met als voordeel dat alle haren goed verwijderd kunnen worden en dat ook het curetteren zorgvuldiger kan geschieden, maar hierdoor ontstaat wel een veel grotere wond. Deze laatste ingreep is vooral op zijn plaats wanneer er na een primaire behandeling toch nog steeds pusafvloed blijft bestaan (figuur 7.15).

Figuur 7.15 Het fistelkanaal wordt geaviveerd door uitkrabben.

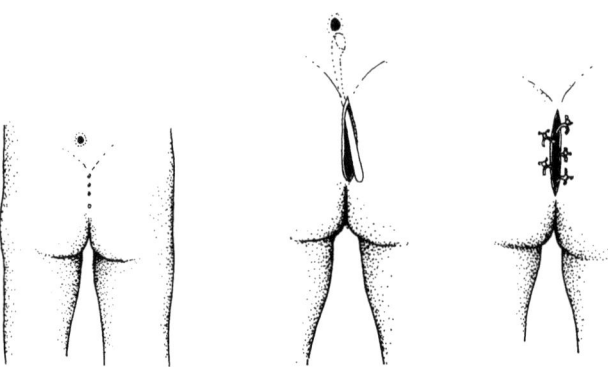

Het pilonidale abces. Het abces wordt geopend door excisie van de primaire sinusopeningen, waarna de abcesholte met een scherpe lepel goed wordt gereinigd en gecuretteerd. Infiltratieanesthesie is soms voldoende, maar vaak kan het abces zo groot zijn dat toch narcose of spinaalanesthesie noodzakelijk (en patiëntvriendelijker) is. Wanneer de afstand tussen de primaire openingen en het abces erg groot is, is het verstandig om een contra-incisie te maken.

Nabehandeling
Ontharing in de directe omgeving ter voorkoming van een recidief is voor de nabehandeling van de wond essentieel. Men voorkomt zo dat opnieuw haren zich naar de subcutis begeven. Totdat de wonden genezen zijn, dient de omgeving meestal eenmaal per week geschoren te worden; dit kan geschieden tijdens de wondinspectie. De wond wordt met een droog gaasje bedekt zolang ze nog niet genezen is. Tweemaal per dag spoelen met behulp van een douche houdt de wond voldoende schoon.

Ganglion

Het ganglion kan gedefinieerd worden als een cysteuze zwelling die door fibreus weefsel wordt omgeven en optreedt in de nabijheid van gewrichtskapsels en peesscheden. Het is het gevolg van een mucoïde degeneratie van bindweefsel na een microtrauma. Er wordt wel gesteld dat een ganglion van het polsgewricht in de buurt van het os scaphoideum optreedt als gevolg van herhaalde microtrauma's van het scafoïduitsteeksel tegen het gewrichtskapsel. Na verwijdering van het ganglion zou hiermee dan ook de basis voor het recidief gelegd zijn. Ganglia verschijnen meestal aan de dorsale zijde van het polsgewricht, maar ze kunnen ook op elke plaats met bindweefsel in het lichaam ontstaan. Zij komen meer bij vrouwen dan bij mannen voor (zie figuur 7.16).

Figuur 7.16   Een ganglion carpi dorsale.

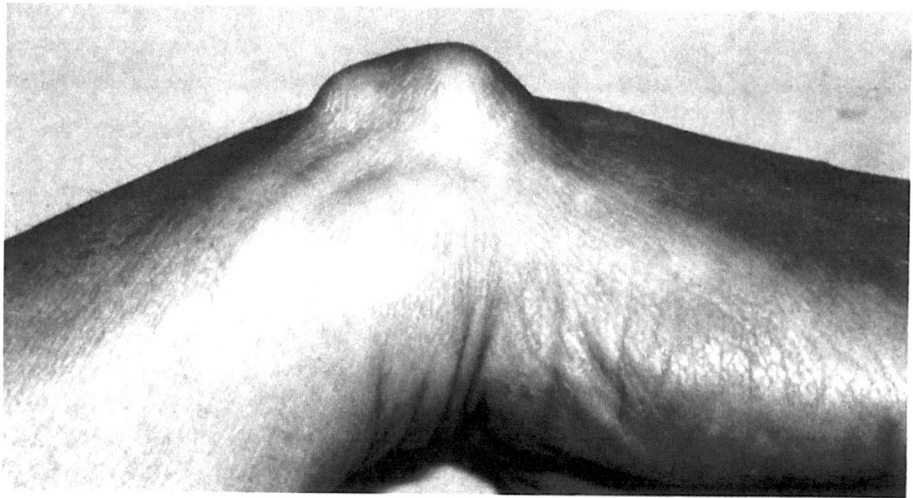

De symptomen variëren sterk en zijn gedeeltelijk afhankelijk van de lokalisatie van het ganglion. Het meest voorkomende symptoom is zwelling. Vooral in het polsgewricht is pijn vaak een klacht; het is een doffe, continue pijn, die vooral optreedt na gebruik van het polsgewricht. Het is de vraag of alle klachten door het ganglion worden veroorzaakt. Vaak zal het onderliggende lijden (de chronische irritatie) zowel de klachten als het ganglion veroorzaken.

Behandeling
Bij de behandeling van een carpaal ganglion dient men te bedenken dat een aantal hiervan na kortere of langere tijd spontaan kan verdwijnen. Een terughoudende benadering valt daarom te prefereren, zeker bij kinderen.

Ruptureren van het ganglion. Door het traumatisch laten springen van het ganglion kan dit tijdelijk tot verdwijning gebracht worden. De curatie is echter betrekkelijk gering.

Aspiratie van de inhoud en injectie van hydrocortison. Punctie van het ganglion, waarna de inhoud in een spuit wordt geaspireerd. Vervolgens wordt de spuit verwijderd en de naald wordt in situ gelaten. Daarna wordt 1 ml van een lokaal werkend corticosteroïd ingespoten. Een enkele behandeling is meestal wel voldoende, maar soms zijn twee of drie injecties nodig (zie figuur 7.17). Succespercentages variëren tussen de 60 en 80%. De meerwaarde van coricosteroïdinjecties is niet geheel duidelijk.

Excisie. De excisie van het ganglion lijkt tot een definitieve oplossing te leiden, maar door verschillende auteurs wordt een recidiefpercentage van 15-30% opgegeven. Na falen van aspiratietherapie maar na uitleg over het goedaardige karakter van de afwijking (en het tonen van de geaspireerde 'gelei') behoeft maar een deel van de

Figuur 7.17   Leegzuigen van het ganglion en vervolgens inbrengen van een hydrocortisonpreparaat.

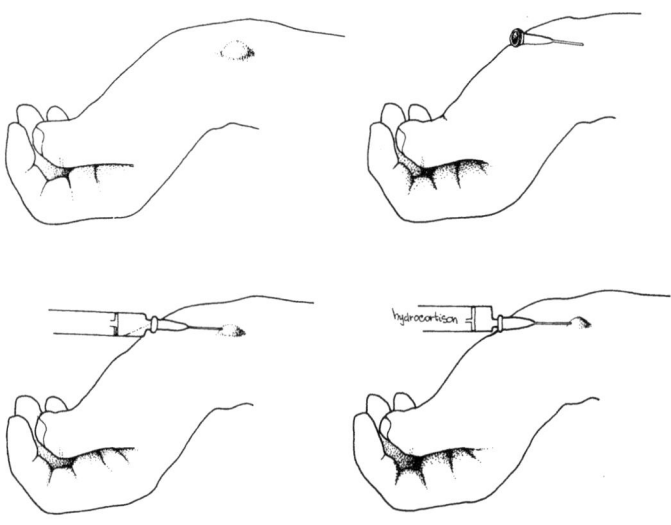

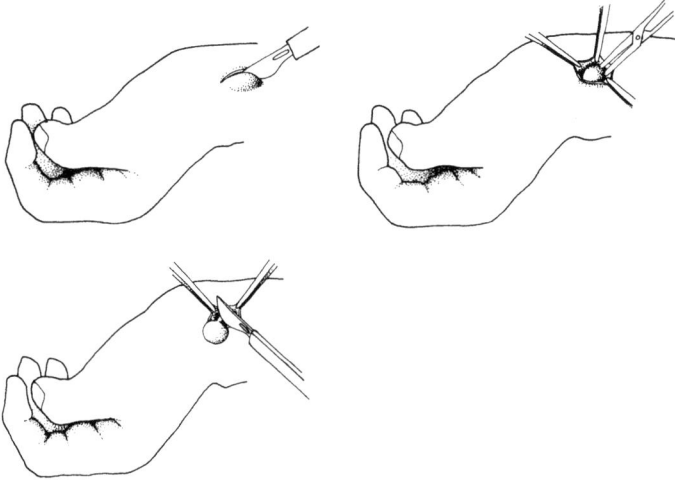

Figuur 7.18 Extirpatie van een ganglion via een lengte-incisie; een dwarse incisie geeft meestal een fraaier litteken, maar er bestaat meer kans op doorsnijden van een huidzenuw. Het ganglion wordt vervolgens met schaar en mosquito (scherp en stomp) vrijgeprepareerd tot de steel naar het gewrichtskapsel is gevonden. Deze steel kan onderbonden of simpelweg met een ruitje uit het kapsel gesneden worden.

patiënten excisie. Indien mogelijk, zal men de operatie het beste onder bloedleegte uitvoeren. Onder strikt aseptische omstandigheden wordt een dwarse incisie over het ganglion gemaakt en wordt het ganglion door middel van stompe en scherpe dissectie uit zijn omgeving verwijderd. Het is verstandig om uit het kapsel van waaruit het ganglion is ontstaan een ruitje mee te nemen. Het is niet noodzakelijk dit te sluiten; alleen de huid wordt gesloten, maar men moet er wel voor zorgen dat er geen dode ruimte ontstaat. Na de behandeling wordt een stevig drukverband aangelegd (zie figuur 7.18). Routinematig PA-onderzoek is dan niet noodzakelijk.

LITERATUUR

Calif E, Stahl S, Stahl S. Simple wrist ganglia in children: a follow-up study. J Ped Orthop B 2005;14:448-50.

Copcu E, Sivrioglu N, Culhaci N. Cutaneous horns: are these lesions as innocent as they seem to be? World J Surg Oncol 2004;2:18-21

Derks DHC, Koch AR. Gunstige resultaten van chirurgische behandeling van mucoid cysten aan vingers en duim bij 20 patiënten, Ziekenhuis Leyenburg, Den Haag, 1992/'99. Ned Tijdschr Geneeskd 2000;144:1314-8

Gampper TJ, Morgan RF. Vascular anomalia: hemangiomas. Plast Reconstr Surg 2002;110:572-85

Ghodsi SZ, Raziei M, Taheri A, Karami M, Mansoori P, Farnaghi F. Comparison of cryitherapy and curretage for the treatment of pyogenic granuloma: a randomized trial. Br J Dermatol 2006;154:671-5

Gibbs S, Harvey I, Sterling R. Local treatment for cutaneous warts (Cochrane review). In: The Cochrane Library, Issue 2, 2001.

Petersen S, Koch R, Stelzner S, Wendlandt T-P, Ludwig K. Primary closure techniques in chronic pilonidal sinus: a survey of the results of different surgical approaches. Dis Colon Rectum 2002;45:1458-67

Raats PCC, Knuistingh Neven A, Eekhof JAH. Het ganglion. Huisarts Wet 2004;47:533-5

Salam GA. Lipoma excision. Am Fam Physician 2002;65:901-5

Da Silva JH. Pilonidal cyst: cause and treatment. Dis Colon Rectum 2000;43:1146-56

Varley GW, Needoff M, Davis TRC, Clay NR. Conservative management of wrist ganglia: aspiration versus steroid infiltration. J Hand Surg 1997;22B:636-7

Zuber TJ. Office management of digital mucous cysts. Am Fam Physician 2001;64:1987-90.

8 Premaligne en maligne huidafwijkingen

- De ziekte van Bowen
- Xeroderma pigmentosum
- Melanosis circumscripta precancerosa
- Basaalcelcarcinoom
- Plaveiselcarcinoom
- Melanoom
- Naevi

Inleiding

Geen maligne gezwel is zo gemakkelijk toegankelijk voor een 'kleine' chirurgische ingreep als juist de maligne huidafwijking. Indien pathologisch onderzoek wordt nagelaten ontstaat na een te krappe – microscopisch irradicale – excisie een recidief. De premaligne en maligne huidafwijkingen moeten met uiterste omzichtigheid worden benaderd en mogen alleen behandeld worden indien ook pathologisch onderzoek verricht kan worden. Verwijdering en/of coagulatie zonder pathologisch onderzoek bij de geringste verdenking op een maligne afwijking is een kunstfout.

In dit hoofdstuk worden vooral de laesies besproken die aanleiding kunnen geven tot een chirurgische benadering. (Pre)maligne aandoeningen zoals xerodermoïd, keratosis aetisica, leukoplakie, lichen planus mucosae, lichen sclerosus et atrophicus, lentigo senilis worden niet besproken, omdat diagnostiek en behandeling hiervan naar onze mening aan de dermatoloog voorbehouden zijn.

Genese

De huid is een complex orgaan dat 15% van het totale lichaamsgewicht inneemt en is afkomstig van vele primordiale celtypen waardoor het niet verwonderlijk is dat benigne en maligne tumoren van de huid zo algemeen en gevarieerd voorkomen. De huidcarcinomen zijn de meest voorkomende vorm van kanker. Naar alle waarschijnlijkheid bestaat 20% van alle maligne processen uit huidtumoren. Veel van de carcinomen ontstaan uit premaligne voorstadia die zich verschillend kunnen voordoen en die vaker op oudere leeftijd verschijnen. Patiënten met premaligne huidveranderingen hebben een verhoogd risico op het ontwikkelen van maligne afwijkingen op de gehele huid; daarom is een langdurige controle gewenst of ten minste uitvoerige instructies aan de patiënt voor zelfcontrole.

Erfelijkheid

Er is een aantal ziektebeelden die neigen tot maligne nieuwvormingen van de huid. Het xeroderma pigmentosum is een autosomaal recessieve hyperpigmentatiehyperkeratose waarbij zich gemakkelijk een epidermoïdcarcinoom of melanoom kan ontwikkelen. Twee factoren: een afwijkend gen én zonlicht spannen samen om een vroegtijdige fatale afloop te bewerkstelligen. Neurofibromatose van von Recklinghausen is een andere genetisch bepaalde afwijking die dominant overgeërfd wordt. Hierbij kan maligne verandering (neurofibrosarcoom) optreden. Twee andere congenitale, maar waarschijnlijk niet erfelijke huidlaesies die gekarakteriseerd worden als hamartoom, hebben een neiging tot maligne verandering. Bij de naevus sebaceus treedt deze verandering op middelbare leeftijd of later op en vormt dan een basaalcelcarcinoom. Bij de gepigmenteerde reuzennaevus kan een verandering tot een melanoom op kinderleeftijd plaatsvinden (figuur 8.1).

Omgeving

Terwijl sommige geërfde huidkarakteristieken zoals pigmentatie de gevoeligheid voor huidkanker mede bepalen, zijn ook exogene carcinogene factoren zoals chronische, fysische en chemische irritatie belangrijk. Zo kunnen de geografische locatie of de bezigheid en de levensstijl een belangrijke rol spelen in de huidcarcinogenese. Als men eenmaal één huidkanker heeft, bestaat er een grotere neiging tot het krijgen van een andere.

Figuur 8.1 Een juveniele naevus met daarin op twee plaatsen een melanoom.

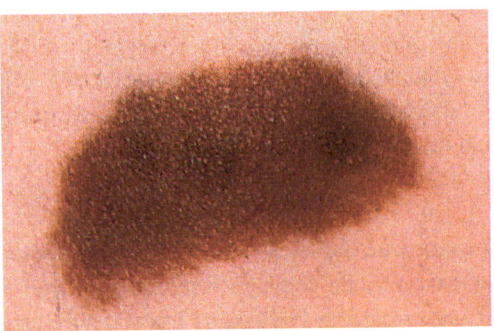

Zonlicht (ultraviolette straling) in cumulatieve doses al vanaf de jeugd opgedaan is al gedurende lange tijd bekend als een carcinogeen agens voor de huid. Dit geldt vooral voor blonde individuen en dan niet alleen voor het ontstaan van het basaalcel- en het plaveiselcelcarcinoom maar eveneens voor het melanoom. De frequentie waarin maligne huidtumoren optreden onder invloed van zonneschijn is hoger naarmate het individu blanker is.

Ook *virussen* kunnen als carcinogene agentia beschouwd worden, met name voor het ontstaan van plaveiselcelcarcinoom.

Ook al zijn *röntgenstralen* een wapen in de behandeling van kanker, toch moeten zij wel als een tweesnijdend zwaard opgevat worden. Zij kunnen immers eveneens maligne veranderingen opwekken, maar het interval kan vele jaren zijn. Een tumor die optreedt in een gebied dat vroeger voor kanker bestraald is, kan natuurlijk een recidief zijn of een persisterende oorspronkelijke tumor, maar het kan hier ook een nieuwe, door bestraling opgewekte maligniteit betreffen.

Ook een doorgemaakte *bevriezing* en uitgebreide *verlittekening*, al dan niet met chronische ontstekingsprocessen, kunnen een verhoogd risico voor het optreden voor kanker vormen. Langdurig bestaande *ulcera* kunnen ten slotte het beeld van de pseudo-epitheliomateuze hyperplasie vertonen, waarin vaak een plaveiselcelcarcinoom ontstaat. Contact met *toxische stoffen* kan huidveranderingen doen ontstaan die op latere leeftijd uitlopen op een carcinoom.

Verdenking op maligniteit

Huidlaesies die de volgende veranderingen vertonen, zijn verdacht voor maligne veranderingen:
1 groei;
2 veranderende kleur; dus duidelijk een andere pigmentatie;
3 jeuk of pijn;
4 irritatie en ongemak;
5 persisterende infecties;
6 bloeding, ulceratie, afscheiding of korstvorming;
7 elevatie of vergroting van een vlakke laesie.

Precancereuze laesies

Onder precancereuze laesies worden die huidziekten verstaan die meer of minder regelmatig maligne veranderingen vertonen. Men kan ze onderverdelen in obligaat en facultatief precancereuze laesies.

Obligaat precancereuze laesies

Bij obligaat precancereuze laesies moet steeds op een maligne verandering gerekend worden. Hiertoe behoren de ziekte van Bowen en xeroderma pigmentosum.

De ziekte van Bowen

De ziekte van Bowen wordt gekenmerkt door onregelmatige, maar scherp begrensde erythemateuze, vaak op eczeem lijkende afwijkingen. De klinische diagnose is moeilijk omdat de laesie zich onder verschillende vormen kan voordoen. In het algemeen zal de laesie ook door een dermatoloog beoordeeld moeten worden voordat biopten worden genomen. De tumor kan variëren van een vlakke, schilferende, roodachtige haard met centraal vaak atrofie, tot een sterk groeiende, tumorachtige vorm met alle overgangen daartussen. Typisch is zowel een zeer langzame perifere groei onder vorming van polycyclische randen als het optreden van een centrale atrofie. Vaak treden meer haarden op. Pas na vele jaren kunnen ten slotte op één of meer plaatsen maligniteiten voorkomen die microscopisch als plaveiselcelcarcinomen herkend worden. Vanwege de grootte in variëteit komen voor de differentiaaldiagnose verschillende huidziekten in aanmerking. Het onderscheid met de ziekte van Paget is vaak moeilijk en soms alleen door histologisch onderzoek mogelijk. Efflorescenties van tubereuze syfilis kunnen ook een dergelijke aanblik bieden, maar zij vertonen niet de langzame ontwikkeling van de ziekte van Bowen. Ook psoriasis komt differentiaaldiagnostisch in aanmerking: deze onderscheidt zich door de zilverwitte schilfers en de dauwdruppelachtige bloedingsfenomenen (zie figuur 8.2).

Behandeling
Voor de behandeling van de ziekte van Bowen komt excisie alleen in aanmerking op een geschikte plaats en bij geringe uitbreiding. In andere gevallen kan voor radiotherapie worden gekozen.

Xeroderma pigmentosum

Bij het xeroderma pigmentosum komen eveneens precancereuze laesies voor. Het is een recessief erfelijke gevoeligheid van de huid voor ultraviolette stralen. In het alge-

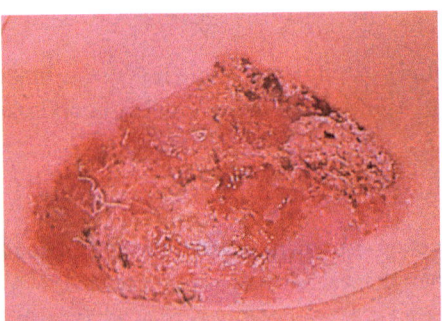

Figuur 8.2 *De ziekte van Bowen.*

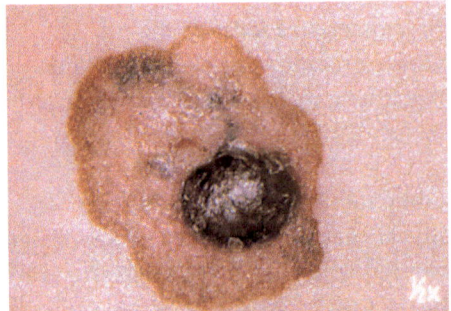

Figuur 8.3 *Een melanosis circumscripta precancerosa (Dubreuilh) met daarin een maligne melanoom.*

meen komen deze patiënten eerst in behandeling bij de dermatoloog en worden zij pas naar de chirurg gestuurd wanneer de secundaire tumor – in het algemeen een plaveiselcelcarcinoom – zich ontwikkeld heeft. Alle aan licht blootgestelde oppervlakken kunnen deze veranderingen vertonen. Het begint met een fijnvlekkige pigmentatie van de geëxponeerde plaatsen en komt dan via erytheem tot een vroegtijdige atrofie met schrompelingen aan oogleden en lippen met pigmentverschuivingen en wratachtige hyperkeratose en ten slotte tot het optreden van multipele plaveiselcelcarcinomen. Ook de conjunctiva en de cornea vertonen dezelfde gevoeligheid voor ultraviolet licht. Ulceratie en conjunctivitis kunnen ten slotte tot blindheid leiden en tot ectropionvorming, waardoor het sluiten van de ogen onmogelijk wordt.

Behandeling
De behandeling van xeroderma pigmentosum bestaat uit zo rigoureus mogelijke beschermingsmaatregelen tegen ultraviolette straling. Chirurgische behandeling kan ten slotte noodzakelijk worden voor de correctie van de contractuur van de gelaatshuid, en wanneer in een later stadium huidkanker is opgetreden.

Melanosis circumscripta precancerosa
Een derde premaligne afwijking is de melanosis circumscripta precancerosa (ziekte van Dubreuilh). Deze laesie komt vrij zelden voor. Het is een irregulair gepigmenteerde maculeuze laesie die in kleur varieert van lichtbruin tot zwart. De huid in het gebied van de aandoening heeft altijd beschadiging door de zon doorgemaakt. Na 10-15 jaar, soms langer, verschijnen een of meer melanoomnoduli (figuur 8.3).

Facultatief precancereuze laesies
Onder de facultatief precancereuze laesies worden de huidafwijkingen samengevat die statistisch wat vaker maligne degenereren. Hiertoe kunnen worden gerekend: atrofische littekengebieden, door röntgenstralen beschadigde huid en huid die langdurig aan buitenlucht en zonneschijn blootgesteld is geweest, zoals bij boeren en zeelieden; verder behoren hiertoe in het bijzonder de door chronische ontstekingen ontstane huidlaesies en de degeneratieve huidveranderingen zoals bij lupus vulgaris en ulcus cruris (pseudo-epitheliomateuze hyperplasie) (zie figuur 8.4). Bij maligne afwijkingen die zich uit deze facultatieve precancereuze laesies ontwikkelen, gaat het meestal om carcinomen.

Hyperkeratosen ontstaan meestal op onbedekte huidgedeelten. Zij hebben een zeer wisselend aspect: een atrofisch gebied met later crustae, soms met oppervlakkige erosies (zie figuur 8.5). Een typisch voorbeeld is het cornu cutaneum. Deze afwijkingen zijn vaak de voorstadia van plaveiselcelcarcinomen, hoewel zich ook basaalcelcarcinomen kunnen ontwikkelen.

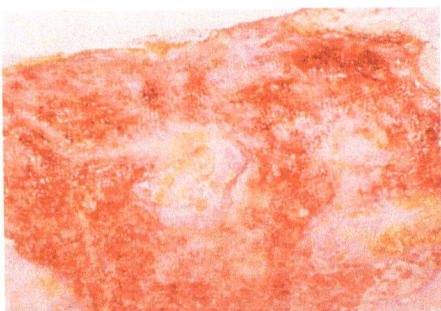 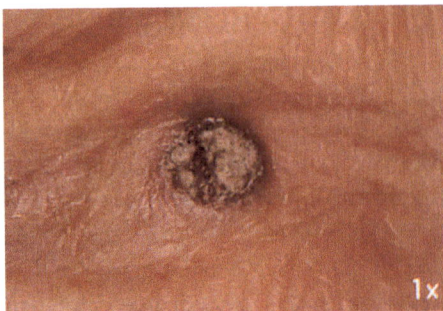

Figuur 8.4 Een dertig jaar bestaand ulcus met in het centrum pseudo-epitheliomateuze hyperplasie.

Figuur 8.5 Hyperkeratose.

Maligne tumoren van de huid

Maligne huidtumoren komen zeker op wat oudere leeftijd regelmatig voor. Carcinomen maken hiervan het overgrote deel uit (basaalcelcarcinoom 80% en plaveiselcelcarcinoom 10%). Met name de incidentie van het melanoom (ongeveer 8% van de huidtumoren) is de afgelopen decennia toegenomen. Het basaalcelcarcinoom, dat eveneens een actinische genese heeft, is altijd al een veel voorkomende huidlaesie geweest.

Carcinomen

De huidcarcinomen kan men naar hun histologische genese in twee hoofdgroepen indelen: het basaalcelcarcinoom en het plaveiselcelcarcinoom.

Basaalcelcarcinoom

Het basaalcelcarcinoom kenmerkt zich door een bijzonder langzame groei waaruit eigenlijk geen lymfogene of hematogene metastasen voortkomen. Het enige criterium voor zijn maligniteit is lokale destructieve groei. De huid van hoofd en hals (85%) vormt de predilectieplaats voor deze carcinomen. Blootstelling aan UV-licht is hiervan waarschijnlijk de oorzaak. Men onderscheidt een aantal verschillende subtypen. De meest voorkomende is de nodulaire/nodulo-ulceratieve vorm, het ulcus rodens, dat wordt gekarakteriseerd door een centrale erosie of een ulcus, omgeven door een glazig glanzende, teleangiëctatische tumorrand. Histologische kenmerken zijn dermale eilanden van monomorfe basaloïde cellen met grote ovale hyperchrome kernen. Een tweede subtype is het gepigmenteerde basaalcelcarcinoom, dat een variërend aantal melanocyten kan bevatten en verward kan worden met een melanoom. Een derde subtype is het basaalcelcarcinoom van het adenoïdcysteuze type dat tot een vrij woekerende massa kan uitgroeien met als tegenovergestelde vorm het oppervlakkig groeiend type, dat zich presenteert als een slecht afgegrensde, rode, vlekkerige laesie die geen induratie vertoont en soms gepigmenteerd is. Ten slotte is er nog het zeldzame, relatief maligne, cribriforme type, het ulcus tenebrans, dat voornamelijk in het midden van het gelaat voorkomt

PREMALIGNE EN MALIGNE HUIDAFWIJKINGEN

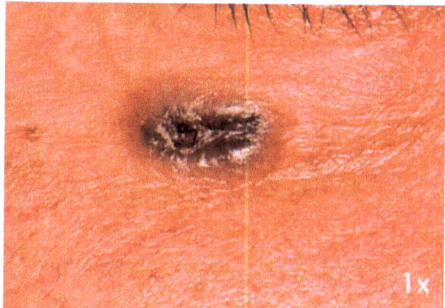

Figuur 8.6   Een gepigmenteerd basaalcelcarcinoom.

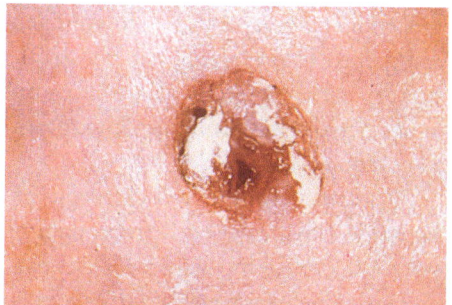

Figuur 8.7   Basaalcelcarcinoom.

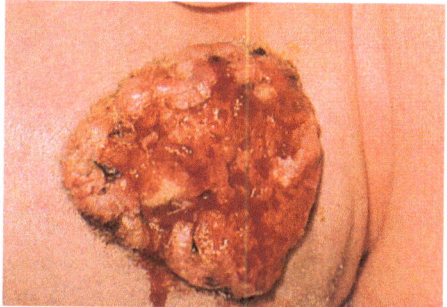

Figuur 8.8   Een zeer groot basaalcelcarcinoom van het adenoïdcysteuze type op het behaarde hoofd.

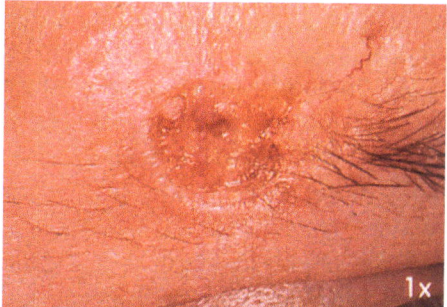

Figuur 8.9   Basaalcelcarcinoom van het type ulcus rodens.

met onduidelijke grenzen en een neiging tot diepe infiltratie en ulceratie en tot lokaal recidief (zie figuur 8.6 t/m 8.9). Als differentiaaldiagnose kan gelden de fibromateuze naevus, de hypertrofische talg- of zweetklier of het plaveiselcelcarcinoom.

Behandeling
Excisie. De behandeling van het basaalcelcarcinoom is gerelateerd aan de histologie, omvang en lokalisatie van de tumor. Zie hiervoor de Richtlijn Behandeling van patiënten met basaalcelcarcinoom, Kwaliteitsinstituut voor de Gezondheidszorg CBO 2003 (www.oncoline.nl). De eenvoudigste en minst kostbare methode voor de curatie van een basaalcelcarcinoom is chirurgische excisie. Dit kan gedaan worden als een excisiebiopsie met primaire sluiting van de wond. Bij grotere tumoren is het verstandig van tevoren een stansbiopt te verrichten. Daarna kan dan een ruimere excisie worden uitgevoerd. Het defect kan eventueel worden gesloten met een *split-skin graft*. Belangrijk is natuurlijk het pathologisch-anatomisch onderzoek na de operatie, waarbij het snijrandonderzoek moet uitmaken of de tumor in toto verwijderd is. Hoewel niet alle microscopisch positieve snijranden aanleiding zijn tot het ontwikkelen van een reci-

dief en niet alle gereëxcideerde wondgebieden nog tumor bevatten, is toch een tumorvrij gebied te prefereren. In het geval van een ulcus tenebrans doet men bij een tumorpositieve snijrand, dan wel een dubieus positieve snijrand, 'altijd' een reëxcisie aangezien dit type tumor een kwaadaardiger gedrag vertoont met neiging tot destructieve dieptegroei.

Radiotherapie. Hoewel chirurgie de voorkeur blijft hebben, is radiotherapie in bepaalde situaties goed te gebruiken met goede resultaten; met name op plaatsen waar een excisie ingewikkelder is, zoals de mediale ooghoek, de oogleden, de neus en bepaalde delen van het oor. De laesies in deze gebieden zijn berucht om irradicaliteit na excisie (figuur 8.10). Daarom is radiotherapie of Mohs micrografische chirurgie te overwegen.

Mohs microchirurgie. Bij deze vorm van chirurgische behandeling wordt het tumorgebied onder histologische controle laag voor laag geëxcideerd tot negatieve snijranden worden waargenomen. Het bezwaar van deze methode is dat het veel tijd kost en duur is. De methode is goed te gebruiken voor diep penetrerende tumoren en recidieftumoren.

Geadviseerd wordt patiënten met een basaalcelcarcinoom te blijven controleren: bijvoorbeeld elk halfjaar in de eerste twee jaar en van het derde tot het vijfde jaar jaarlijks. Hierbij wordt het litteken geïnspecteerd met een algehele inspectie van de aan zonlicht blootgestelde huid. Zie hiervoor de *Richtlijn Behandeling van patiënten met basaalcelcarcinoom*, Kwaliteitsinstituut voor de Gezondheidszorg CBO 2003 (www.oncoline.nl).

Plaveiselcelcarcinoom

Het plaveiselcelcarcinoom, dat uitgaat van keratinocyten van de epidermis, heeft een kwaadaardiger beloop dan het basaalcelcarcinoom met een grotere kans op met name lymfogene metastasering. Het is een carcinoom dat vaak in een premaligne veranderde huid (keratose door blootstelling aan de zon, chronische ontsteking) ontstaat. Huidcarcinomen die door actinische veranderingen worden voorafgegaan, hebben

Figuur 8.10 Ruim geëxcideerd en toch fraai genezen ulcus rodens.

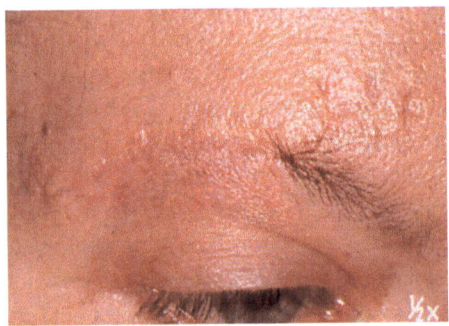

PREMALIGNE EN MALIGNE HUIDAFWIJKINGEN

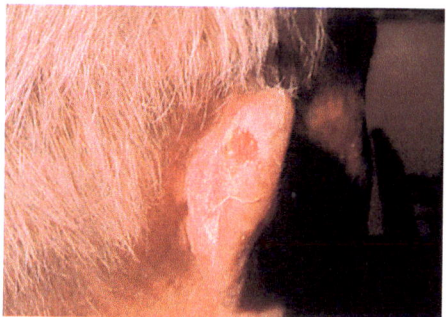

Figuur 8.11 Plaveiselcelcarcinoom op het oor.

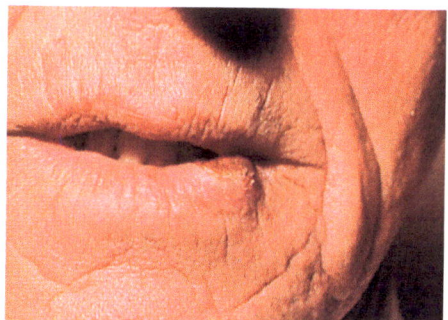

Figuur 8.12 Plaveiselcelcarcinoom van de lip bij een pijproker.

de neiging zich minder agressief te gedragen (lagere metastasegraad) dan de carcinomen die ontstaan in een bestraald, dan wel maagdelijk gebied. De prognose die in vergelijking met andere maligne tumoren verhoudingsgewijs gunstig is, kan ten dele verklaard worden door de mogelijkheid van een vroege diagnose. Misschien is dit ook de verklaring van het feit dat plaveiselcelcarcinomen van de lip een betere prognose hebben dan die van de tong en deze weer een betere prognose dan die van de keel en de nasofarynx, welke over het algemeen veel later gediagnosticeerd worden. Het plaveiselcelcarcinoom van de huid komt minder frequent voor dan het basaalcelcarcinoom. Vaak wordt het gevonden op de bodem van een precancereuze laesie (zie figuur 8.11 en 8.12). Frequent wordt de afwijking gevonden op het slijmvlies van de lip, tong, mondbodem, penis, vulva en anus. Ook chronische, mechanische of chemische prikkelingen kunnen leiden tot een plaveiselcelcarcinoom: bekend is het lipcarcinoom bij pijprokers. Het opheffen van chronische prikkelingstoestand (fistels, littekens, balanitis, rhagaden en chronische ulceratie) is daarom in de zin van een carcinoomprofylaxe aangewezen.

Klinisch wordt een meestal ronde tumor gevonden, wisselend van grootte met een ruw oppervlak, die de huid infiltreert. In het centrum kan deze tumor een ulcus vertonen. Vaak vindt men in de licht bloedende basis van dit ulcus typische, fijne, grijze puntjes, die histologisch hoornparels blijken te zijn. Verruceuze hyperkeratosen kunnen de beginstadia van dit type maligniteit zijn.

Als differentiaaldiagnostische overwegingen komen in aanmerking: de keratosis actinica, ook wel het keratoacanthoom, en het basaalcelcarcinoom. De keratosis actinica vertoont echter een veel snellere groei.

Behandeling

De behandeling is dezelfde als bij het basaalcelcarcinoom, waarbij de excisie op de voorgrond staat. Deze excisie dient echter met een ruimere marge dan bij het basaalcelcarcinoom uitgevoerd te worden. Aanbevolen minimale tumorvrije marges zijn: tumoren < 2 cm in diameter: 5 mm; tumoren > 2 cm in diameter: 1-2 cm.

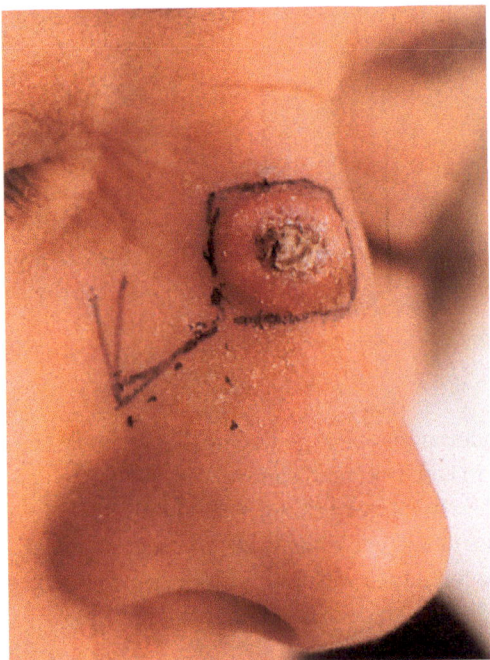

Figuur 8.13 Keratoacanthoom.

Het stellen van de diagnose geschiedt bij kleine laesies bij voorkeur door middel van een excisiebiopsie; bij grotere door een stansbiopsie dan wel een incisiebiopsie. Bij lymfkliermetastasen is een volledig kliertoilet aangewezen; soms wordt een schildwachtklierbiopsie (vaak in onderzoeksverband) verricht.

Differentiaaldiagnose
Er is een aantal frequent voorkomende huidafwijkingen die volkomen benigne zijn, maar die met een huidmaligniteit verward kunnen worden.

Keratoacanthoom. Door zijn sterke morfologische gelijkenis met huidcarcinomen leidt deze afwijking vaak tot een foutieve diagnose. Het keratoacanthoom kan zozeer op een basaalcelcarcinoom lijken, dat een zekere diagnose alleen op histologische gronden te stellen is. Ondanks de op zich meestal goede prognose zal men zich van de diagnose verzekeren door een biopsie en daarmee meestal een excisie van de tumor verrichten (zie figuur 8.13).

Dermatofibromen. Deze tumoren komen zeer frequent voor. Zij hebben een bruine kleur, voelen vast aan en zijn vaak iets verheven. Door hemosiderine wordt de tumor gekleurd. Zij groeien langzaam en hebben soms door sclerosering de neiging vanzelf te verdwijnen. Het zijn benigne fibroblastenwoekeringen.

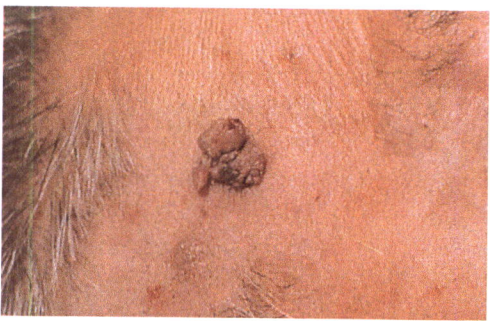

Figuur 8.14   Basaalcelpapilloom.

Basaalcelpapilloom. Deze wratachtige, min of meer gepigmenteerde, soms verheven vlekken komen vooral bij oudere mensen voor op de romp, armen en gelaat. Het zijn benigne epidermiswoekeringen die ook wel eens verrucae seniles worden genoemd (zie figuur 8.14).

Melanoom

Het melanoom is een kwaadaardige huidtumor, die in toenemende mate voorkomt en ongeveer 8% van de huidmaligniteiten beslaat. Meestal ontwikkelt het melanoom zich uit een naevus, maar het kan ook in een onveranderde huid ontstaan. De vijfjaarsoverleving van melanoompatiënten bedraagt tegenwoordig 90-95%, maar daalt met toenemende dikte en ulceratie van het melanoom en bedraagt bij lymfkliermetastasen ongeveer 30-40%. De tumor komt op alle leeftijden voor met een voorkeur voor de middelbare leeftijd. Er bestaat geen verschil in voorkomen tussen mannen en vrouwen. Predilectieplaatsen zijn het hoofd en de onderste extremiteiten. Vrouwen met melanomen overleven deze aandoening vaker dan mannen. Melanomen van de extremiteiten hebben een betere prognose dan die van de romp.

Melanomen zijn over het algemeen gepigmenteerde laesies die iets verheven zijn of nog in het niveau van de huid liggen, vaak omgeven door een rode hof. De pigmentatie kan variëren van lichtbruin tot diepzwart, hoewel een enkele keer een amelanotisch melanoom kan voorkomen. De tumor heeft de neiging tot het vormen van kleine uitzaaiingen in de omgevende huid (satellietvorming), in-transitmetastasering ((sub)cutane metastasen tussen het primaire melanoom en het regionaal lymfklierstation) en lymfkliermetastasen en hematogene metastasering (figuur 8.15 en 8.16).

Als differentiaaldiagnose gelden: naevus pigmentosus, atypische dysplastische naevus, verruca seborrhoica, getromboseerd angioom, blauwe naevus, kaposisarcoom, gepigmenteerd basaalcelcarcinoom en fibroma lenticulare.

Behandeling

Wanneer men het melanoom wil diagnosticeren, dan dient een diagnostisch excisiebiopt te worden uitgevoerd met een marge van 2 mm. Cytologische punctie komt niet

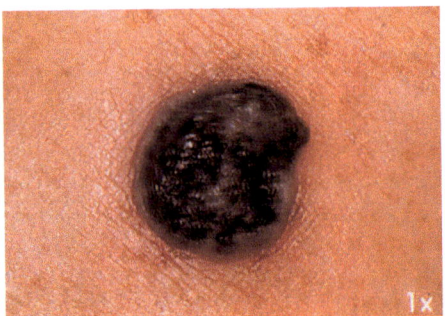 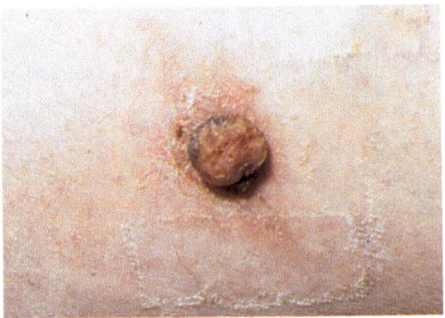

Figuur 8.15   Een typisch melanoom.

Figuur 8.16   Een melanoom met een amelanotisch centrum

aanmerking. In het algemeen zal men voor de diagnostische excisiebiopsie een veldblokkade kiezen. Bij verdachte laesies op de extremiteiten kiest men voor een lengteincisie, met oog op een eventueel latere re-excisie. Bij (grote) laesies waar ook een excisiemarge van 2 mm tot mutilatie leidt (zoals in het gelaat), kan voor een stansbiopt of incisiebiopt gekozen worden. Bij de therapeutische re-excisie worden thans de volgende excisiemarges aangehouden (dikte tumor volgens breslowclassificatie in mm): < 2,0 mm: 1 cm; > 2,0 mm: 2 cm. Dunne melanomen – dunner dan 0,5 mm – hoeven, ook al zijn ze wat groter, niet ruim te worden geëxcideerd, behalve als er tekenen van regressie zijn, omdat dan wordt aangenomen dat de tumor oorspronkelijk dikker is geweest. Het pathologisch anatomisch verslag dient naast de dikte van het melanoom (breslowclassificatie) ook mededelingen over het invasieniveau (clarkclassificatie), ulceratie en de eventuele aanwezigheid van microsatellieten of lymfangioinvasie te bevatten.

Over de waarde van de schildwachtklierbiopsie zijn de meningen nog verdeeld. Zie verder de Richtlijn Melanoom van de huid van de Vereniging Integrale Kankercentra en het Kwaliteitsinstituut voor de Gezondheidszorg CBO 2005 (www.oncoline.nl).

Benigne gepigmenteerde naevi

De variëteiten die vallen onder de term naevus zijn talrijk. De eenvoudigste is de naevus pigmentosus, de meest voorkomende bruinachtig gekleurde moedervlek, waarvan sommige grote gebieden van het lichaam bedekken. Soms bevat een moedervlek haar en wordt dan 'naevus pilosus' genoemd. Sommige vormen zijn iets verheven en vlak, andere zijn papillomateus of wratachtig van karakter. Een naevus kan gesuperponeerd zijn op andere laesies, zoals een wrat of een papilloom. De pigmentatie kan variëren van lichtbruin tot zeer donkerblauwzwart. De naevus is het meest voorkomende groeisel bij de mens. Slechts weinig individuen zijn totaal vrij van zulke laesies. Waarschijnlijk heeft de gemiddelde mens ten minste twintig van deze gepigmenteerde vlekken. Ze worden meestal gevonden in geëxponeerde gebieden, zoals de schedel, het gelaat, de borst, de buik en de extremiteiten. Ze zijn congenitaal van oorsprong en kunnen soms nog helemaal niet aanwezig zijn bij de geboorte. De beide seksen zijn gelijk geïnvolveerd. De meest voorkomende moedervlek is de intradermale naevus. Het is een vlakke of iets verheven laesie die haar kan bevatten en in kleur kan variëren van licht- tot donkerbruin. Histologisch bevat deze naevus niet alleen melanoblasten, maar ook vele andere gelijksoortige cellen. Deze moedervlek is alleen cosmetisch van belang.

De grensvlaknaevus dankt zijn naam aan het feit dat er bij histologisch onderzoek een verlies van samenhang bestaat in de basale laag van de epidermis (op de dermo-epidermale overgang) als gevolg van basale woekeringen. Het is een betrekkelijk gladde, haarloze vlek, in kleur variërend van lichtbruin tot zwartbruin. De omvang kan van 2 à 3 mm tot enkele centimeters bedragen. De samengestelde naevus vertoont bij histologisch onderzoek verschillende graden van 'grensvlakactiviteit' op de dermo-epidermale overgang, maar bovendien een ingroei van melanoblasten in de dermis. Dit is een kwantitatieve verandering in de levenscyclus van grensvlaknaevus naar de intradermale naevus. Waarschijnlijk zijn de naevi met een epidermis die de kenmerken van de grensvlaknaevus vertoont, en vooral de samengestelde naevi gevoelig voor neoplastische veranderingen. Daarom is de relatie van de actieve grensvlaknaevus met het maligne melanoom het belangrijkste voor de controle op het melanoom.

Moeten nu alle moedervlekken verwijderd worden? Wanneer wij ervan uitgaan dat de mens gemiddeld 20 moedervlekken bezit, dan zullen er op 16 miljoen mensen 320 miljoen moedervlekken zijn! Het melanoom vormt slechts 2% van alle maligne huidtumoren, zodat dus het overgrote deel van alle moedervlekken geen behandeling behoeft. Speciale aandacht vragen naevi bij blonde mensen met een bleke, zachte huid, naevi aan voeten, genitalia of onder nagels, naevi die zijn blootgesteld aan chronische irritatie (schoeisel, kragen, korsetten, bretels, beha's, pulken en krabben, herhaald haren uittrekken, haren kammen en scheren).

LITERATUUR
Kwaliteitsinstituut voor de Gezondheidszorg CBO. Richtlijn Behandeling van patiënten met basaalcelcarcinoom. Alphen aan den Rijn: Van Zuiden Communications, 2003.
Vereniging van Integrale Kankercentra, Kwaliteitsinstituut voor de Gezondheidszorg CBO. Richtlijn Melanoom van de huid. Alphen aan den Rijn: Van Zuiden Communications, 2005.

INTERNET
www.oncoline.nl

9 Afwijkingen aan de mamma

- Benigne tumoren (cysten en solide tumoren)
- Ontstekingen
- Congenitale afwijkingen (polytelie)

Mammatumoren

Benigne tumoren bij de vrouw
Goedaardige afwijkingen van de mamma komen veel voor. Zij zijn verantwoordelijk voor 80-90% van de klinische presentaties met betrekking tot de borstklier.

(Circumscripte) zwellingen in de borst moeten het liefst in een zogenaamde 'mammapoli' worden beoordeeld. Als regel zal men door een combinatie van klinisch onderzoek, mammografie, echografie en een cytologische punctie (eventueel een dikkenaaldbiopt) kunnen vaststellen of er sprake is van een benigne of maligne laesie. (figuur 9.1). Als de laesie benigne is, kan deze meestal expectatief worden behandeld. Er zijn verschillende vormen van benigne tumoren mogelijk, bijvoorbeeld huidtumoren als atheroomcysten en lipomen. In het mammaweefsel kunnen resten van een hematoom, littekens van oude operaties, fibromen, cysten en fibroadenomen aanwezig zijn. In de praktijk kan men het beste werken met een simpele onderverdeling in cysten en solide tumoren.

Cysten
Cysteuze mamma-afwijkingen komen multipel en solitair voor. De solitaire vorm kan in aanmerking komen voor behandeling door punctie om de pijn die de cyste veroorzaakt (tijdelijk) weg te nemen. De cyste dient hiervoor een zekere grootte te hebben zodat ze met twee vingers van één hand goed te vatten en te stabiliseren is. De punctie geschiedt dan met een 10 ml-spuit, die gemakkelijk loopt en een scherpe, niet te dunne naald. Lokale anesthesie is niet nodig (figuur 9.2). Het cystevocht van een

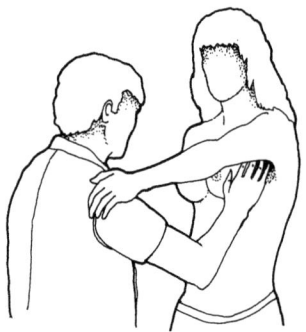 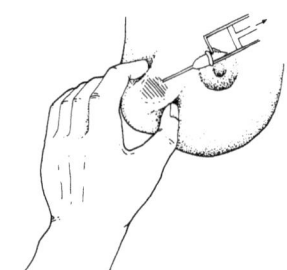

Figuur 9.1 Goed klinisch onderzoek is nog altijd onmisbaar.

Figuur 9.2 Punctie.

echografisch 'ongecompliceerde' cyste hoeft niet cytologisch te worden onderzocht. Meestal volstaan echter uitleg en geruststelling in plaats van aspiratie van de cyste.

Solide tumoren

Wanneer er sprake is van een fibroadenoom (glad, beweeglijk, goed afgrensbaar), kan dit onder lokale anesthesie worden verwijderd, ook al verdient algehele anesthesie bij veel chirurgen (en patiënten) tegenwoordig de voorkeur.

Techniek. Of de ingreep kan plaatsvinden met behulp van lokale anesthesie dan wel met een kortdurende narcose, bijvoorbeeld tijdens een dagopname, is afhankelijk van een aantal factoren:
- *Grootte van de tumor:* zowel grotere als zeer kleine tumoren zijn soms moeilijk onder plaatselijke verdoving te verwijderen.
- *Ligging:* ligt de tumor diep in een grote mamma, dan is lokale anesthesie soms onvoldoende effectief.
- De *psyche* van de patiënt.

Om cosmetische redenen zal het liefst gebruikgemaakt worden van para-areolaire incisies die goed te gebruiken zijn voor tumoren die niet verder dan circa 5 cm van de tepel liggen. Voor meer perifeer gelegen tumoren zijn incisies in de huidlijnen te prefereren (zie figuur 9.3). De tumor wordt verwijderd met behulp van het diathermisch mes. Na de tumorexcisie is een nauwkeurige hemostase vereist, het achterlaten van een zuigdrainage is zelden nodig. De huid kan met goed cosmetisch resultaat intracutaan doorlopend worden gehecht met resorbeerbaar synthetisch materiaal (zie figuur 9.4).

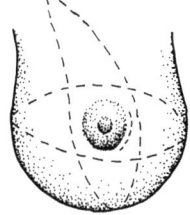
Figuur 9.3   Incisies, para-areolair.

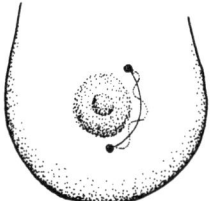
Figuur 9.4   Intracutane sluiting.

Ontstekingen

Mastitis puerperalis

De meest frequente vorm van ontsteking van de mamma is de mastitis puerperalis, hoewel deze vroeger veel vaker voorkwam dan tegenwoordig. Wanneer het ontstekingsproces voortduurt, leidt dit bijna altijd tot abcesvorming. De ontsteking gaat uit van het interlobaire bindweefsel en niet zozeer van de het klierweefsel zelf. Er is bijna nooit sprake van een afscheiding uit de tepel. Is er eenmaal sprake van abcedering, dan kan getracht worden met (herhaalde) aspiratie van (alle) pus en antibiotica het ontstekingsproces tot rust te laten komen. Met name in Angelsaksische landen wordt hier de voorkeur aan gegeven boven incisie en drainage. Aspiratie is soms eenvoudiger onder echogeleide. Evidence voor de een of andere behandeling ontbreekt. Abcessen kleiner dan 3-5 cm zouden met aspiratie (en antibiotica) behandeld kunnen worden. Bij falen van conservatieve behandeling is chirurgisch ingrijpen soms onvermijdelijk. Door de aanwezigheid van schotten in het mammaweefsel is het dan noodzakelijk voor goede drainage na incisie van het abces deze schotten te gaan openen. Deze ingreep zal slechts zelden onder lokale anesthesie kunnen gebeuren. Een enkele maal zal men bij kleine en oppervlakkig gelegen abcessen met lokale anesthesie kunnen volstaan. Dit kan wel eens door middel van bevriezing van de huid over het abces met een chloorethylspray geschieden, maar de voorkeur gaat in dat geval uit naar infiltratieanesthesie van de huid die over het abces ligt.

Bij twijfel kan men echter beter voor algemene narcose kiezen, daar goede drainage een eerste vereiste is. Een korte ziekenhuisopname is dan ook meestal onvermijdelijk.

Non-puerperale mastitis

Niet-puerperale borstontstekingen of abcessen bevinden zich meestal achter de areola mammae en hebben een neiging tot recidivering. Uit de etter kunnen vele soorten micro-organismen gekweekt worden, ook anaerobe. De basis voor deze afwijking wordt vaak gevormd door ductectasieën.

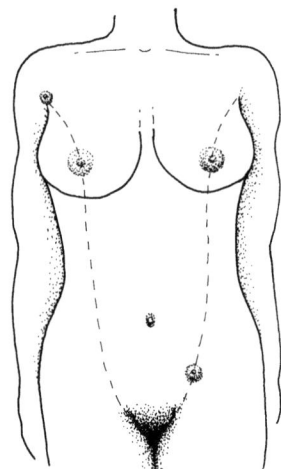

Figuur 9.5   Melklijsten

Congenitale afwijkingen

De enige aandoening die geschikt is voor poliklinische behandeling is *polytelie* (zie figuur 9.5). Zijn de tepeltjes die in de zogenaamde melklijsten voorkomen hinderlijk of een cosmetisch bezwaar of twijfelt men over de diagnose, dan is de excisie eenvoudig onder lokale anesthesie te doen.

LITERATUUR
Eryiylmaz R, Sahin M, Tekelioglu MH, Daldal E. Management of lactational breast abscesses. Breast 2004;14:375-9

Lucas JH, Cone DL. Breast cyst aspiration. Am Fam Physician 2003;68:1983-9

Ulitzsch D, Nyman MKG, Carlson RA. Breast abscess in lactating women: US-guided treatment. Radiology 2004;232:904-9.

10 Afwijkingen van de regio perianalis, de anus en het anale kanaal

- Anatomie en onderzoek van het anale kanaal
- Benigne zwellingen
- Hemorroïden en hun behandeling
- Fissura ani
- Fistula in ano
- Anorectaal abces

Inleiding
Om laesies van het onderste gedeelte van het rectum en de regio perianalis goed te kunnen behandelen is een nauwkeurige diagnose van groot belang. Deze kan alleen maar gesteld worden wanneer een goede anamnese wordt verkregen en een nauwkeurig onderzoek van het gebied wordt verricht. De basis hiervoor ligt in de kennis van de anatomie van het anale kanaal en van de symptomen die door de afwijkingen in dit gebied worden veroorzaakt.

Anatomie
Daar waar het plaveiselcelepitheel van het anale kanaal overgaat in dat van de huid, ligt de linea anocutanea die de buitenste begrenzing van het anale kanaal vormt. Hogerop – dus meer naar binnen – bestaat een zigzag verlopende scheidingslijn tussen het cilinderepitheel van het rectum en het plaveiselcelepitheel van het anale kanaal. Deze scheidingslijn wordt de 'linea dentata' genoemd. Deze linea dentata heeft 6-12 craniale uitlopers (de papillen van Morgagni) en een gelijk aantal naar distaal gerichte sinussen, de crypten van Morgagni genaamd. Deze crypten kunnen 1 cm of meer diep zijn. In de diepten ervan kunnen zich de ducti van de perianale klieren openen. Deze openingen zijn naar craniaal gericht. Deze klieren liggen voor een gedeelte in de submucosa (figuur 10.1).

Even craniaal van de linea dentata ligt in de submucosa de plexus haemorrhoidalis superior, terwijl de plexus haemorrhoidalis inferior (perianale randvenen) in de

130 KLEINE CHIRURGISCHE INGREPEN

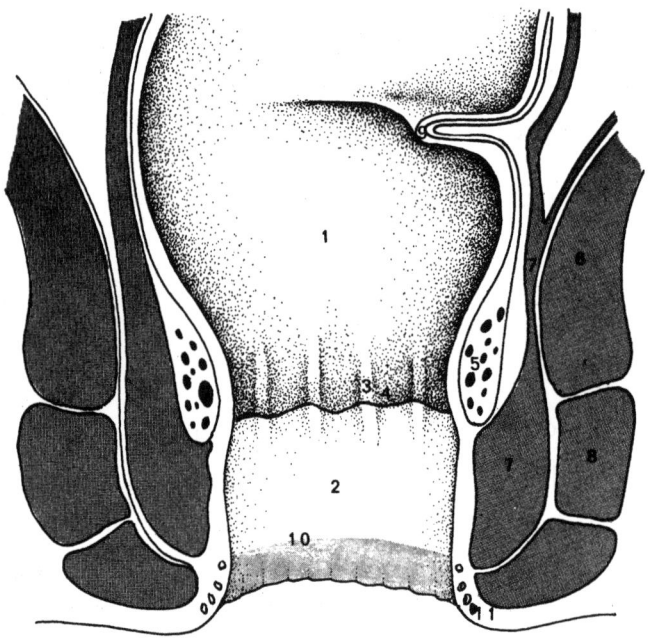

Figuur 10.1 Anatomie van het anale kanaal. 1 Rectum. 2 Canalis analis. 3 Papilla Morgagnii. 4 Crypte van Morgagni. 5 Plexus haemorrhoidalis superior. 6 M. levator ani. 7 M. sfincter ani internus. 8 M. sfincter ani externus. 9 Plica transversalis. 10 Linea anocutanea. 11 Plexus haemorrhoidalis inferior.

perianale ruimte ligt in het subcutane vet dat in het onderste gedeelte van het anale kanaal, onder de linea anocutanea is gelegen. De inwendige en uitwendige hemorroïdale plexus zijn onderling door submuceuze venen verbonden. Het anale kanaal wordt omgeven door een spiermanchet. Vlak onder de mucosa ligt de muscularis mucosae; na een laag losmazig bindweefsel komt dan de sfincter ani internus; hieromheen bevindt zich de sfincter ani externus. Deze laatste spier bestaat uit een subcutaan, een oppervlakkig en een diep gelegen gedeelte. Dit laatste deel gaat over in de m. levator ani (zie figuur 10.1).

Symptomatologie

Een aantal symptomen is zo belangrijk dat ernaar gevraagd moet worden.

Het eerste en belangrijkste symptoom is de *bloeding*. Het verschijnen van helder rood bloed in de ontlasting duidt op ulceratie of trauma van het laatste gedeelte van de dikke darm of de anus. Het is van belang te weten of de hoeveelheid bloed groot of klein is, of het bloed gemengd zit door de ontlasting of dat het te voorschijn komt na de defecatie, of er stolsels zijn en of het helderrood of donkerrood van kleur is.

Het tweede symptoom is de *pijn*. Men moet vragen naar de duur van de pijn, of de pijn constant is of dat deze alleen optreedt gedurende of na de defecatie. Een constante pijn betekent meestal een ontsteking, terwijl pijn tijdens de defecatie een laesie van de anus inhoudt. Door de defecatie wordt de laesie regelmatig getraumatiseerd. De aard van de pijn, scherp of knagend, en de duur van de pijn na de ontlasting kan bij de diagnose helpen. Bijna altijd betekent pijn een laesie van het ectodermale gedeelte van het anale kanaal. Zelfs laesies boven de linea dentata zoals een gestranguleerd inwendig hemorroïd, kunnen waarschijnlijk pijn veroorzaken door het begeleidende oedeem met de ontstekingsreactie in het aangrenzende slijmvlies distaal van de linea dentata.

Afscheiding is een ander belangrijk symptoom. Aan de patiënt moet gevraagd worden of de afscheiding constant is, of het noodzakelijk is er een verband voor te dragen, of de afscheiding bloederig, slijmerig of purulent is, en of zij gepaard gaat met pijn.

Protrusie van de anus. Indien aanwezig, moet aan de patiënt gevraagd worden of de prolaberende massa verdwijnt na de defecatie, of deze alleen verschijnt met de defecatie of ook op andere tijden.

Jeuk. Jeuk geeft een perianale irritatie aan.

Ten slotte moet gevraagd worden naar het *defecatiepatroon* van de patiënt, of er een verandering is opgetreden in de aard en aantal defecaties en of deze gepaard gaan met buikpijn, of er een toenemende hoeveelheid laxantia gebruikt moet worden en of er loze aandrang bestaat.

Onderzoek van het anale kanaal

Hoeveel informatie ook verkregen kan worden uit de anamnese, de diagnose kan nooit gesteld worden zonder een uitvoerig onderzoek van het anale kanaal. Dit onderzoek kan in elke spreekkamer op eenvoudige wijze uitgevoerd worden en bestaat uit drie onderdelen: inspectie van de anus, digitaal onderzoek van het anale kanaal, en proctoscopie of endoscopie.

De positie van de patiënt

Om een onderzoek van de regio perianalis et analis te kunnen doen, kunnen vier houdingen worden gebruikt.
1 De *knie-ellebooghouding*, waarbij de anusstreek goed is te overzien; bovendien is deze voor een proctoscopie het gemakkelijkst (zie figuur 10.2). Deze houding is voor oudere patiënten en soms ook voor zwangere vrouwen moeilijk lang vol te houden. Voor deze patiënten is de tweede houding veel gemakkelijker.
2 De *linkerzijligging* met opgetrokken rechterbeen en geëxtendeerd linkerbeen. Deze stand wordt gebruikt voor de rechtshandige onderzoeker (zie figuur 10.3).
3 De *steensnedeligging*, waarbij de patiënt met opgetrokken benen op de gynaecologische onderzoektafel ligt.
4 De ligging op de *proctologische onderzoektafel*. In deze houding leunt de patiënt over de tafel, zodanig dat de regio perianalis goed zichtbaar is.

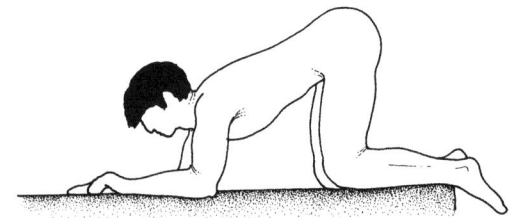

Figuur 10.2   Knie-ellebooghouding.

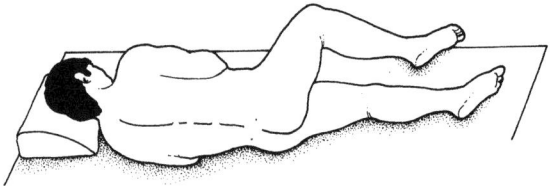

Figuur 10.3   Linkerzijligging met opgetrokken rechterbeen.

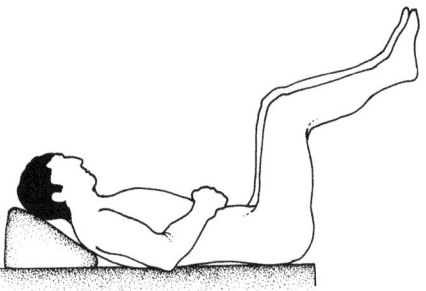

Figuur 10.4   Steensnedeligging.

Inspectie van de anus

Inspectie van het orificium anale en de regio perianalis wordt het gemakkelijkst verricht door de billen uiteen te spreiden en te zorgen voor een adequate verlichting. Hierbij kunnen op eenvoudige wijze de uitwendige afwijkingen van dit gebied zichtbaar worden gemaakt.

Het rectale toucher

Het digitale onderzoek van de canalis analis en het onderste gedeelte van het rectum wordt uitgevoerd met een vinger, bedekt met een goed gesmeerde onderzoekhandschoen. De top van de vinger wordt tegen het orificium anale aangelegd en dan naar voren gedrukt, langs de voorste wand totdat de sfincter meegeeft en vervolgens wordt hij door de anus in het anale kanaal geschoven. Op deze manier wordt spannen vermeden en is de pijn tot een minimum gereduceerd. Bij het inbrengen wordt getracht een indruk te krijgen omtrent de sfincterspanning (zie figuur 10.5 t/m 10.8). Eerst

AFWIJKINGEN VAN DE REGIO PERIANALIS, DE ANUS EN HET ANALE KANAAL

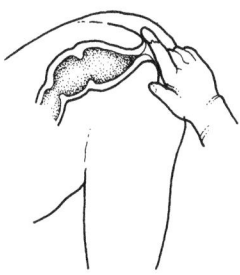

Figuur 10.5   De wijsvinger wordt eerst met de top tegen de anus gelegd.

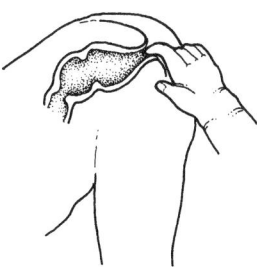

Figuur 10.6   Door het buigen van de top van de wijsvinger kan een introitus in het anuskanaal op pijnloze wijze geschieden.

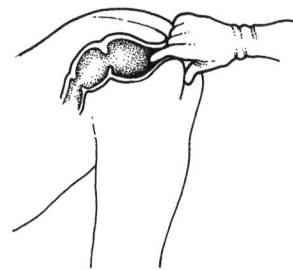

Figuur 10.7   Palpatie van het anuskanaal en het gebied direct achter de anus.

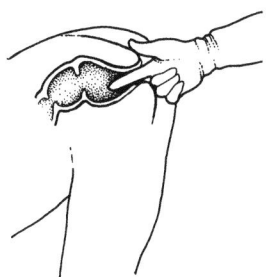

Figuur 10.8   Het opvoeren van de wijsvinger dient geleidelijk te geschieden om een valse pijnreactie te vermijden. Palpatie van de hoger gelegen delen van de ampulla recti.

worden het anale kanaal en het gebied direct achter de anus onderzocht, vervolgens kan de vinger naar voren worden gebracht om het rectum, het os coccygis, het sacrum en bij de mannen de prostaat te palperen. De palpatie wordt zodanig verricht dat een rotatoire beweging van 360° wordt uitgevoerd bij het aftasten van zowel het anale kanaal als de ampulla recti, waarbij systematisch de dorsale, de laterale en ventrale zijde wordt onderzocht. De kwaliteit van het slijmvlies wordt geëvalueerd: glad, beweeglijk, ruw, of hobbelig, vastzittend aan de onderlaag.

Hemorroïden worden gewoonlijk niet gevoeld omdat zij daarvoor te week zijn; alleen gefibroseerde of getromboseerde inwendige aambeien die door hun pijnlijkheid en vaste consistentie opvallen, kunnen zo gepalpeerd worden. Hypertrofische papillen van Morgagni worden vaak voor hemorroïden aangezien.

Gelet wordt op pijnlijke gebieden en op zwellingen. Bij het hoge palperen van het rectum moet erop gelet worden de vinger niet te abrupt naar boven te schuiven waardoor een pijnreactie in het anale kanaal wordt opgewekt. Alleen bij geleidelijk palperen komen de afwijkingen het duidelijkst te voorschijn. Nadat de palpatie is beëindigd, wordt de vinger teruggetrokken en wordt de handschoen geïnspecteerd op de aanwezigheid van bloed.

Het maligne ulcus heeft een vaste, opgeworpen rand met in het centrum een krater. Het is belangrijk om na te gaan welk deel van de circumferentie van de rectumwand door de tumor wordt ingenomen. Een villeus adenoom heeft een tapijtachtige consistentie. De gesteelde poliep kenmerkt zich door beweeglijkheid.

Endoscopie

Na grondige inspectie en palpatie wordt een instrumenteel onderzoek verricht van het anale kanaal en het onderste deel van het rectum. Dit onderzoek wordt het beste verricht met behulp van een verlichte *proctoscoop*. Van deze apparaten zijn er vele in de handel. In het algemeen verdient het de voorkeur om een apparaat te gebruiken dat een handvat heeft. De diameter mag variëren tussen 2 en 3 cm en de lengte mag circa 8 cm zijn. Hoe wijder de scoop is, des te eenvoudiger zal een eventuele behandeling met behulp van de scoop verricht kunnen worden, maar ook hoe groter de kans op letsel van het sfincterapparaat. Deze scoop maakt een inspectie van de structuur van het anale kanaal en van de crypten en papillen mogelijk, alsmede een onderzoek van het distale gedeelte van het rectum. Bij een protoscoop is niet per se verlichting door de buis nodig, maar kan met een goede bureaulamp volstaan worden. Soms heeft starre rectoscopie de voorkeur; de *rectoscoop*, die circa 2,5 cm dik is en circa 30 cm lang, heeft daarentegen wel verlichting door de buis nodig.

In het algemeen is voor proctoscopie geen lavement noodzakelijk, voor rectoscopie zeker wel. Ongeveer twee vijfde van de patiënten laat zich bij het spreekuur zonder voorbereiding direct endoscopisch onderzoeken. Bij nogmaals twee vijfde van de patiënten kan dit onderzoek na een klysma, zoals die in de handel verkrijgbaar zijn, plaatsvinden en bij de overigen is een zorgvuldige voorbereiding met laxantia noodzakelijk, te beginnen op de dag vóór het onderzoek (zie figuur 10.9 en 10.10).

Bij de proctoscopie kunnen hemorroïden en anale ontstekingen, papilhypertrofie, papillitis, cryptitis, poliepen en carcinomen gemakkelijk ontdekt worden; met rectoscopie kan de aanwezigheid van pseudomelanosis, ontstekingen en infiltratieve

Figuur 10.9   Protoscoop met obturator.

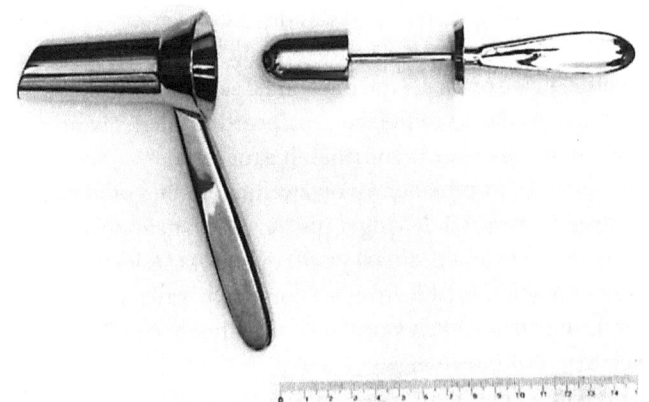

AFWIJKINGEN VAN DE REGIO PERIANALIS, DE ANUS EN HET ANALE KANAAL

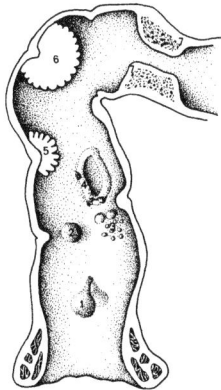

Figuur 10.10   Afwijkingen in het distale gedeelte van het colon: 1 dungesteelde poliep, 2 erwtgrote sessiele poliep, 3 speldenknopgrote en middelgrote sessiele poliepen, 4 ulcererend carcinoom, 5 rectumpapilloom, 6 exofytisch groeiend carcinoom, voortgekomen uit een papilloom, 7 stenoserend carcinoom.

processen worden vastgesteld. Veel van de dikkedarmcarcinomen ligt in het zichtbereik van een 30 cm lange rectoscoop. Rectoscopie is ook voor weinig geoefenden gemakkelijk uitvoerbaar (zie figuur 10.11 en 10.12). Veelal zal tegenwoordig echter de voorkeur worden gegeven aan het gebruik van de flexibele sigmoïdoscoop.

Benigne zwellingen

De voornaamste goedaardige tumoren van de anus zijn: fibromen, condylomata, getromboseerde perianale randvenen ('uitwendige hemorroïden'), anuspoliepen, uit het anale kanaal prolaberende papilhypertrofieën en hemorroïden.

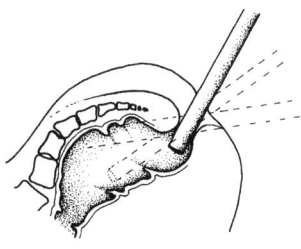

Figuur 10.11   Het introduceren en opvoeren van de proctoscoop. Bij de patiënt in knie-borstligging wordt de proctoscoop met obturator door de anus heen ingebracht onder zacht persen van de patiënt.

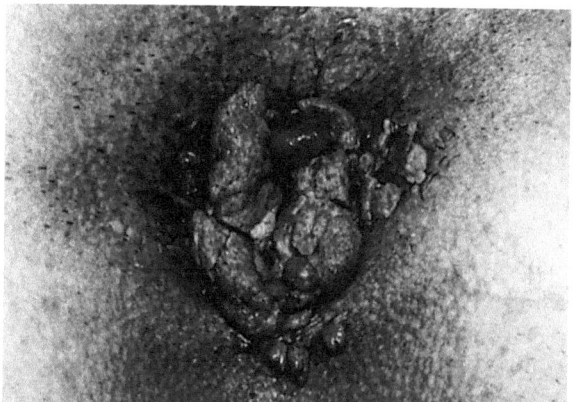

Figuur 10.12   Anus met condylomata acuminata.

Condylomata acuminata

Condylomata acuminata treden op in de perianale huid en in de huid van het anuskanaal tot aan de linea dentata. Zij ontstaan uit de papillaire laag van de huid en bestaan uit een kern van bindweefsel die bloedvaten bevat, bedekt met plaveiselepitheel. Zij worden veroorzaakt door een seksueel overdraagbaar auto-inculabel virus en hebben een warme, vochtige omgeving nodig om te kunnen groeien, zoals in de anorectale en de genitale gebieden wordt geboden. Zij kunnen een bloemkoolachtig aspect hebben; meestal zijn ze vrij klein, maar ze kunnen een vrij grote omvang krijgen. Deze wratten zijn soms week, bleek en kunnen gemakkelijk getraumatiseerd worden; soms voelen ze vrij vast aan (zie figuur 10.12).

Behandeling
De behandeling van condylomata acuminata bestaat in aanstippen met een 5-25%-oplossing van podofylline in minerale olie of latex. Wanneer het uitgebreide condylomata betreft, is elektrocoagulatie onder lokale anesthesie een goede behandelingsmethode; ook cryochirurgische behandeling geeft goede resultaten.

Condylomata lata

De vlakke condylomata, die betrekkelijk weinig voorkomen, zijn uitingen van een secundaire syfilis. Ze verschijnen meestal op de perianale huid en beslaan vaak het voorste perineum, vulva en scrotum. Het zijn vlakke, parelachtig witte, ovale of ronde vlekken die een scherpe begrenzing hebben. Meestal veroorzaken ze weinig symptomen. Wanneer deze afwijkingen gezien worden, kan de diagnose gesteld worden na serologisch onderzoek.

Hemorroïden

Van de ziekte van de anus vormen de hemorroïden een belangrijk onderdeel. De plexus hemorroidalis superior functioneert als een corpus cavernosum recti, verdeeld over drie kolommen: rechts voor, rechts achter en links mediolateraal. Het zijn eigenlijk zwellichamen in elastisch en collageneus steunweefsel en glad spierweefsel, waardoor de anus luchtdicht kan worden afgesloten. Wanneer degeneratie of verscheuring optreedt, kunnen de zwellichamen uitzakken met als gevolg beklemming in het onderste deel van het anale kanaal, stuwing en oedeemvorming.

Hoewel bij 70% van de volwassen bevolking hyperplasieën voorkomen, hoeven zelfs zeer grote hemorroïden geen klachten te veroorzaken. De klachten kunnen pas optreden wanneer een stuwingsproces ontstaat en ze bestaan dan uit een wisselende combinatie van bloeding, jeuk, secretie van sereus vocht en/of pijn. Een hemorroïd (aambei) is pas een hemorroïd als de normale anale vaatkluwen zodanig is overrekt of geïrriteerd dat het klachten geeft. De bloeding treedt meestal op tijdens de defecatie; het bloed zit aan de buitenkant van de faeces of alleen aan het toiletpapier. Ook kan er na de defecatie bloed uit de anus nadruppelen. Hoog in het rectum gelegen hemorroïden kunnen bloeden in een lege ampulla recti, waardoor bloedverlies evenals bij een rectumcarcinoom vóór of na de ontlasting optreedt. Dit bloed kan helderrood of donker zijn.

Bloedverlies per anum is altijd verdacht voor het ontstaan van een colorectaal carcinoom, totdat het tegendeel bewezen is. Bij patiënten die klachten over bloedverlies per anum hebben, moet altijd (boven de 40 jaar) ten minste rectaal toucher en een sigmoïdoscopie of coloscopie verricht worden.

'Uitwendige hemorroïden'

De 'uitwendige hemorroïden' blijken zwellingen te zijn die uitgaan van de perianale randvenen, de plexus hemorroidalis inferior, welke distaal van de linea dentata liggen en met huid bedekt zijn. Naar huidige inzichten moet liever niet gesproken worden over uitwendige hemorroïden maar van gestuwde perianale randvenen. Vaak gaan deze uitwendige zwellingen gepaard met inwendige hemorroïden, maar zij veroorzaken eigenlijk nooit die klachten die de inwendige hemorroïden veroorzaken. Men kan ze dan waarnemen als blauwachtige zwellingen die gemakkelijk leeg te drukken zijn. Als gevolg van stuwing in deze plexus hemorroidalis inferior kan een stolling optreden, het perianale stolsel, dat aanleiding kan geven tot een vrij acute, heftige pijn, die de patiënt vaak belet normaal te zitten. Marisken of 'skin tags' zijn perianale huidplooien, die eigenlijk nooit klachten geven en vaak ten onrechte aambeien worden genoemd (zie figuur 10.13).

Behandeling

Uit het bovenstaande blijkt dat in principe 'uitwendige aambeien' geen behandeling behoeven, tenzij jeuk het meest prominente symptoom is. Ook klagen sommige

Figuur 10.13 Anus met marisken.

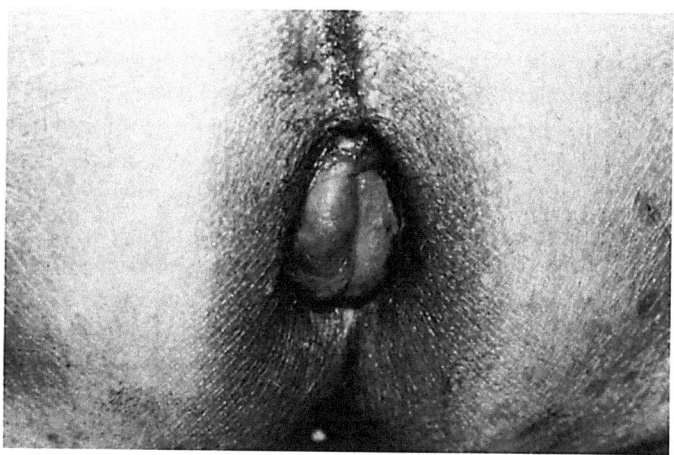

patiënten dat zij het zo'n slordig gezicht vinden. Er is dan meestal sprake van marisken. Een eenvoudige behandeling van marisken is die waarbij de overtollige huidmassa onder lokale anesthesie verwijderd wordt. De excisie moet verricht worden door een elliptische incisie die radiaal op de anusopening wordt geplaatst. Vaak zijn hechtingen niet noodzakelijk, omdat de bloeding door een eenvoudig drukverband onder controle gebracht kan worden.

De getromboseerde perianale randvene
De ernst van de pijnklachten die het perianale stolsel begeleiden, is afhankelijk van de hevigheid van de ontstekingsreactie die door het stolsel wordt opgewekt. In de meerderheid van de gevallen bevindt zich slechts in één of twee veneuze zakjes een stolsel, dat zich voordoet als een vaste, ronde, blauwpaars verkleurde zwelling naast de anale opening. Het is pijnlijk bij druk en geeft daarom ook pijn bij defaecatie, bij zitten op een harde ondergrond of bij langdurig staan. Indien deze kleinere trombi niet behandeld worden, kunnen ze een organisatie ondergaan, waarna van de zwelling slechts een huidflap over een fibrotische gebiedje zal overblijven.

Grotere trombusmassa's kunnen leiden tot het optreden van ulceratie van de overliggende huid. Dan ontstaat een nieuw symptoom, namelijk verlies in geringe hoeveelheden van donker gekleurd bloed, onafhankelijk van de defecatie. Soms zal het stolsel zich ontlasten door het defect in de huid, waarna genezing door granulatie plaatsvindt. In sommige gevallen staat vooral de ontstekingscomponent op de voorgrond met een forse zwelling van het perianale weefsel. De pijn is daarbij vooral een zeer hinderlijk symptoom. In die gevallen is het vaak onmogelijk om het stolsel te lokaliseren. Er zijn dan vaak multipele kleine stolsels over een gebied van het oedeem waarneembaar.

Behandeling
Verlichting van klachten kan men vrijwel terstond bewerkstelligen wanneer het verse stolsel via een steekopening wordt geëxprimeerd. Dit kan geschieden onder lokale anesthesie, die overigens vaak niet nodig is. De ingreep wordt uitgevoerd met de patiënt die ligt op de zijde waar het stolsel zich bevindt of op de proctoscopische tafel. Het wondje hoeft niet gehecht te worden; een simpel gaasje tegen de wond aan is voldoende. Een ellipsvormige excisie van de huid over de getromboseerde vene voorkomt een vroegtijdige sluiting van de wond waardoor een recidief mogelijk wordt voorkomen (figuur 10.14). In het algemeen kan men echter met een eenvoudige incisie en expressie volstaan (figuur 10.15).

De behandeling van het langer bestaande (> 48 uur) perianale stolsel dat gepaard gaat met uitgesproken oedeem, is een minder 'eenvoudige' zaak. Conservatieve behandeling met warme zitbaden, pijnstilling en (kortdurend) lidocaïnecrème en/of isosorbidedinitraatcrème kunnen een geleidelijke vermindering van de ontstekingssymptomen te bewerkstelligen. Soms is echter excisie van het gehele 'uitwendige hemorroïd' op de operatiekamer onder spinale anesthesie of narcose noodzakelijk.

AFWIJKINGEN VAN DE REGIO PERIANALIS, DE ANUS EN HET ANALE KANAAL

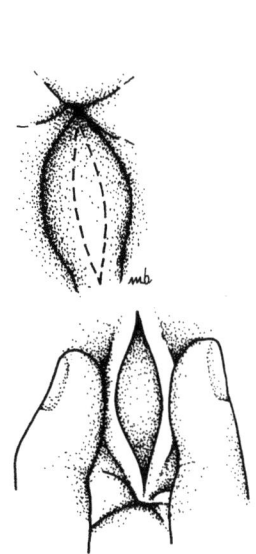

Figuur 10.14   Ellipsvormige excisie van de huid over een getromboseerde perianale randvene, waarna de trombus wordt geëxprimeerd.

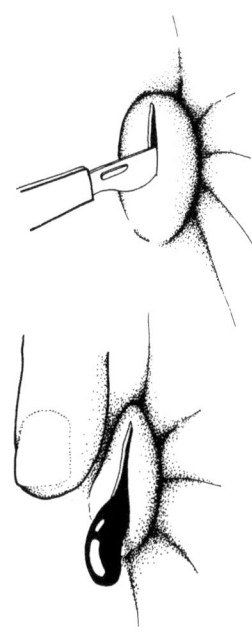

Figuur 10.15   Simpele incisie van het getromboseerde perianale randvene waarna digitale expressie op eenvoudige wijze kan geschieden.

Hemorroïden

De zogenaamde inwendige hemorroïden zijn uitzakkende zwellichamen die uitgaan van de plexus hemorrhoidalis superior en proximaal van de huid/slijmvliesgrens liggen en dus met slijmvlies bedekt zijn. Meestal zijn zij aanzienlijk variceus veranderd en als blauwachtige zwellingen binnen de submucosa, hetzij als geïsoleerde knobbel, of als ringvormige zwellingen zichtbaar. Zij bestaan meestal latent en worden bij 80% van de proctologisch onderzochte patiënten waargenomen. Klinisch worden ze door bloeding manifest: ze veroorzaken bij de defecatie vaak het gevoel alsof de endeldarm niet volledig leeg geperst wordt. De bloeding kan optreden tijdens of na de defecatie. Deze kan gering zijn en alleen wat bloedsporen op het wc-papier achterlaten, maar soms ook vrij massief zijn met een plasje bloed rond de feces. Men onderscheidt naar hun grootte drie graden van hemorroïden.

Eerstegraads hemorroïden: dit zijn kleine, alleen met de proctoscoop of rectoscoop zichtbare hemorroïden die wel eens bloeden maar meestal geen klachten geven en zeker niet palpabel zijn (zie figuur 10.16).

Tweedegraads hemorroïden: deze zijn groter en kunnen bij defecatie naar buiten komen. Na de defecatie verdwijnen zij weer spontaan. Als tijdens het toucher geperst wordt, kan men ze voelen (zie figuur 10.17).

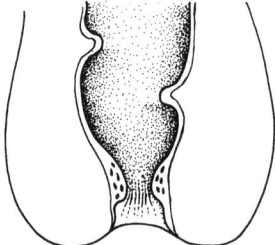
Figuur 10.16 Eerstegraads hemorroïden.

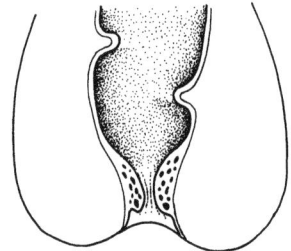
Figuur 10.17 Tweedegraads hemorroïden.

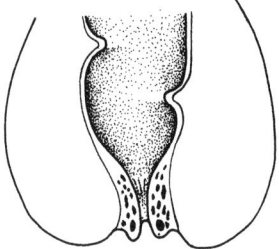
Figuur 10.18 Derdegraads hemorroïden.

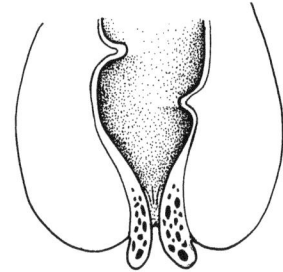
Figuur 10.19 Vierdegraads hemorroïden.

Derdegraads hemorroïden: deze zijn waarneembaar bij defecatie, maar ook bij hoesten, niezen en persen doordat ze dan buiten de anus komen en vaak manueel gereponeerd moeten worden. Ze vormen ten slotte een permanente slijmvliesprolaps met slijmsecretie, jeuk en eczeem. In enkele gevallen kan een strangulatie ontstaan (vierdegraads hemorroïden), met als gevolg oedeem en ulceratie (zie figuur 10.18 en 10.19).

Behandeling
De *niet-operatieve behandeling* omvat leefregels (onder andere inname van voldoende vocht, beweging en een vezelrijk dieet), het gebruik van hydrofiele bulkvormende agentia en rubberband- of barronligatie.

Dieet. Meestal is bij patiënten met hemorroïden van stadium 1 een trage vaste defecatie de basis van de klachten. In vele gevallen kan dit probleem opgelost worden door een dieetregulering waarbij de constiperende voedingsmiddelen, vooral melkproducten, vermeden moeten worden en het gebruik van voedingsmiddelen met een hoog vezelgehalte en voldoende vochtinname worden aangemoedigd. Vaak zal het gewenst zijn (tijdelijk) een hydrofiel bulkvormend agens toe te voegen. In sommige gevallen is het noodzakelijk om een complete evaluatie van colon en rectum te doen om andere pathologische processen uit te sluiten.

Rubberbandligatie. Dit is een simpele effectieve techniek voor de behandeling van patiënten met hemorroïden van stadium 1 of 2. Zij kan ook gebruikt worden voor hemorroïden van stadium 3 en is de behandeling van de eerste keuze voor de meeste gevallen

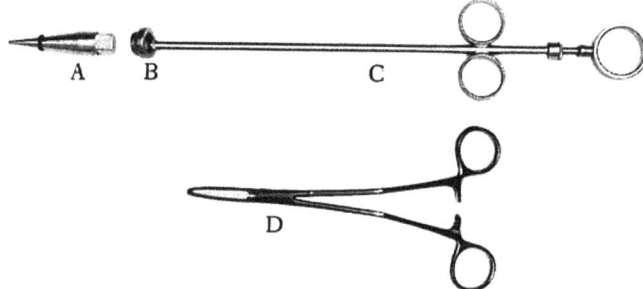

Figuur 10.20 Apparatuur benodigd voor het verrichten van rubberbandligatie volgens Barron. A Conus waaroverheen het elastiekje op de ring (B) kan worden gebracht, C ligator, D allisklem voor het aanhaken van het hemorroïd.

van rectummucosaprolaps. Het is een poliklinische procedure, waarbij een strangulerende rubber band hoog in het anale kanaal wordt geplaatst, op het meest prolaberende gedeelte van de rectummucosa, direct over het inwendige hemorroïd. Het in de rubber band gevangen weefsel necrotiseert in 5-7 dagen en laat een gelokaliseerd gebied achter van ontsteking dat dan ten slotte resulteert in sclerosering en fixatie. Deze techniek vereist geen anesthesie of analgesie, daar elk gevoel van ongemak aanduidt dat het elastiek te laag is geplaatst en daarom direct verwijderd moet worden. Herhaalde toepassing van de band op andere hemorroïdgebieden kan met tussenpozen van 6-8 weken geschieden, totdat de klachten van de patiënt totaal zijn verdwenen. Deze methode is niet geschikt voor het uitwendige hemorroïd of de *anal tag* (zie figuur 10.20 en 10.21A en B).

Figuur 10.21 Barronligatie. A Na het invoeren van de proctoscoop wordt door de ring van de ligator de allisklem opgevoerd en wordt vervolgens het hemorroïd gevat.
B 1 Conus met de ligatorring. 2 Ligatorring met het aangebrachte elastiekje. 3 Het hemorroïd wordt met behulp van de allisklem gevat. 4 Nadat het hemorroïd in de ligatorring is getrokken wordt het elastiekje afgeschoten om de basis van het hemorroïd. 5 Geligeerd hemorroïd.

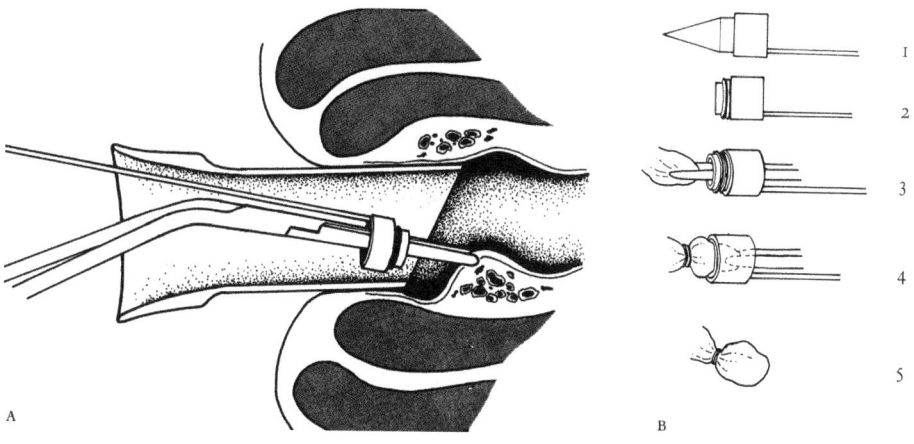

Fissura ani

De anale fissuur is een openstaande scheur (kloofje) in het slijmvlies van de anus, vaak reikend tot op de vezels van de m. sfincter ani internus. Deze treedt voornamelijk op bij jonge volwassenen, maar wordt ook bij kinderen gezien. Het inscheuren geschiedt voornamelijk mechanisch (door de passage van harde feces) op de zwakste plek in de commissuren. Wanneer een fissuur langer bestaat, worden de randen geleidelijk ondermijnd en verdiept de basis van de scheur zich, tot de vezels van de sfincter ani internus zichtbaar worden.

De symptomatologie wordt gekenmerkt door de trias: pijn, bloeding en sfincterkramp (zie tabel 10.1). De pijn treedt tegelijk met of enige minuten na de defecatie op en houdt soms urenlang aan. Angst voor de zeer pijnlijke defecatie leidt tot secundaire obstipatie die met de genezing van de fissuur snel verdwijnt. De pijn kan ook ondraaglijk worden en in de blaas, uterus, prostaat of het bovenbeen uitstralen. Zij treedt dan ook op bij lopen, inspanning of hoesten en gaat soms gepaard met mictiestoornissen. De bloeding, die voornamelijk bij defecatie optreedt, is druppelend of stromend. De sfincterkramp is vaak zo sterk dat een rectaal toucher pas mogelijk is nadat de sfincter anesthetisch gemaakt is. Dit kan men doen door beiderzijds op 2 à 3 cm vanaf de anus of links en rechts 10 ml 1%-lidocaïneoplossing naar dorsaal en ventraal in de sfincter en in de fissuur te spuiten.

Volgens sommige auteurs bevindt de anale fissuur zich in 74% van de gevallen in de dorsale commissuur. De fissuur ligt vaak onder een *sentinel tag* verborgen. Verse fissuren zien eruit als een erosie; ze worden door gezonde anushuid omgeven en laten op de bodem roodachtige fijne spiervezels zien. Chronische fissuren daarentegen vertonen verdikte, vaak ondermijnde randen. De witachtige bodem bestaat uit dwars verlopende fibrotisch veranderde vezels van de m. sfincter internus. Distaal wordt de chronische fissuur in vele gevallen door een sentinel tag begrensd, en aan de proximale zijde door een polipeusachtige slijmvliesverdikking. Bij palpatie is de fissuur drukpijnlijk en kan licht bloeden (figuur 10.22).

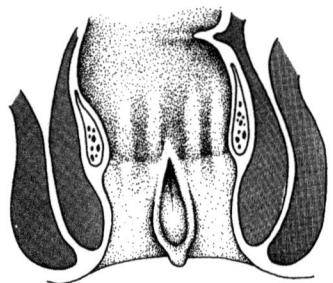

Figuur 10.22   Chronische anusfissuur met anal tag.

AFWIJKINGEN VAN DE REGIO PERIANALIS, DE ANUS EN HET ANALE KANAAL

Tabel 10.1 Fissura ani: incidentie van symptomen (%)

pijn	90
bloeding	85
jeuk	50
constipatie	25
afscheiding	20

Differentiaaldiagnose

Als differentiaaldiagnose mogen het perianale stolsel of het anorectale abces overwogen worden. Ook kan een chronisch intersfincterisch abces of de intermitterend afgesloten fistula in ano exacerbaties van heftige pijn veroorzaken, die lijken op een acuut optredende fissura ani.

Behandeling

Zie voor de behandeling van fissura ani het stroomschema in figuur 10.23.

Conservatief. Bij de verse fissuur verdient behandeling met isosorbidedinitraatcreme, of een verwant middel, de voorkeur. De crème dient drie- tot vijfmaal daags anaal te worden geappliceerd. Bijwerkingen bestaan vrijwel altijd uit kortdurende hoofdpijn welke goed reageert op paracetamol en na enkele dagen verdwijnt, net als de anale pijn. Verder kunnen bij onvoldoende effect lokale botoxinjecties worden toegepast, eveneens met als resultaat een passagère relaxatie van de interne sfincter.

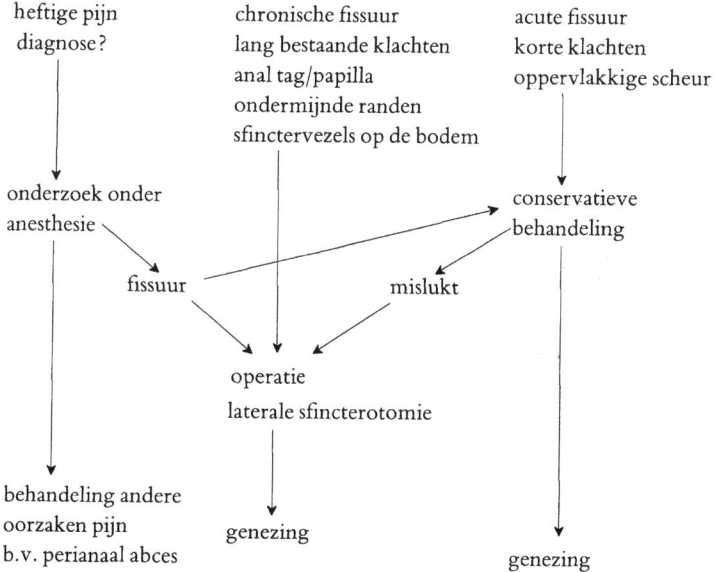

Figuur 10.23 Het behandelingsschema van fissura ani.

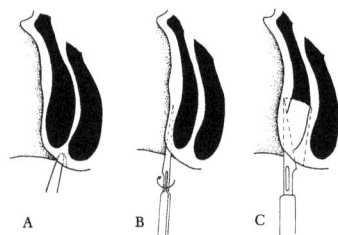

Figuur 10.24 Klieven van de sfincter ani internus volgens Notaras. A Met behulp van de punt van een kocherklem wordt de grens tussen sfincter ani internus en externus gepalpeerd. B Submuceus opvoeren van het puntige mesje, dat hierna een kwartslag wordt gedraaid. C Doorsnijden van de sfincter ani internus.

Chirurgisch. Bij de chronische, al langdurig bestaande en door bindweefsel omgeven fissuur zijn de oppervlakkige vezels van de m. sfincter internus fibreus geschrompeld. Als laatste optie kan men een laterale interne sfincterotomie (LIS) uitvoeren, waarbij het distale twee derde gedeelte van de m. sfincter ani internus gekliefd wordt. De fissuur zelf wordt ongemoeid gelaten, tenzij een hypertrofische papil of een grote sentinel tag verwijdering noodzakelijk maakt. Onder lokale anesthesie wordt een kleine steekopening gemaakt, concentrisch met de anus. Het mes wordt tot het heft submuceus opgevoerd en vervolgens een kwart slag gedraaid met de scherpe zijde naar buiten. Hierna wordt de sfincter ani internus voorzichtig doorsneden (zie figuur 10.24A-C). Patiëntvriendelijker is echter de behandeling onder spinale anesthesie of narcose, waarbij ook submucosaal de sfincter vrijgeprepareerd kan worden en met de schaar onder zicht gekliefd, vaak over de lengte van de fissuur.

Soms ontstaat een lichte sfincterinsufficiëntie met *soiling*, hoewel de incontinentia alvi eigenlijk niet optreedt. Oudere patiënten met verminderde anorectale sensibiliteit zijn overigens voor deze behandeling minder geschikt omdat het een verhoogd risico op incontinentie met zich meebrengt.

Pyogene ontstekingen van het anale kanaal

Cryptitis

De crypten tussen de papillen van Morgagni zijn diep en kunnen, wanneer zich hierin een fecesmassa ophoopt, niet zo gemakkelijk draineren. Dit kan aanleiding geven tot een ontsteking die zich kan uitbreiden naar het lymfklierweefsel dat is gelegen in de submucosa. Bij toename van het ontstekingsinfiltraat kan de papil gaan zwellen en aanleiding geven tot pijnklachten die lijken op die van de fissura ani. De diagnose kan worden gesteld wanneer de gehandschoende vinger voorzichtig in het anale kanaal wordt gebracht en een oedemateuze gehypertrofieerde papil wordt gevoeld. Bij proctoscopie kan de crypte met behulp van een haakvormige sonde worden geopend, hetgeen pijnlijk is.

Behandeling

De behandeling bestaat uit pijnverlichting door middel van pijnstillers en warme zitbaden en zorg dragen voor een gemakkelijk en glad verlopende ontlasting. Bij abcesvorming kan de crypte met een haakvormige sonde worden aangehaakt. Onder lokale infiltratieanesthesie van het weefsel dat over de sonde ligt, kan de crypte met een mesje of een schaar worden geopend.

Anorectaal abces en fistula in ano

Waarschijnlijk ontstaat 95% van de anorectale septische processen in de intersfincterische ruimte uit de perianale klieren die vanuit de crypten worden geïnfecteerd. Hoewel deze theorie niet op alle gevallen toepasbaar is, geeft deze een praktische basis voor de indeling van de fistula in ano (figuur 10.25).

Perianaal abces

Het abces is een submucosale of intersfincterische uitbreiding die zich in de anusopening of de bil kan presenteren. Het is de tweede meest voorkomende oorzaak van anorectale pijn. De patiënt klaagt over pijn die in intensiteit is toegenomen, vaak kloppend van aard is en erger wordt bij defecatie. Koorts is vaak aanwezig en de patiënt heeft een pijnlijke zwelling perianaal opgemerkt. Soms is er afvloed van pus. Het kan echter ook zijn dat deze symptomen helemaal niet op de voorgrond staan in geval van een diep gelegen abces. Bij lichamelijk onderzoek wordt een geïndureerde, ronde, pijnlijke massa gevoeld in de bil of juist buiten de anusrand, meestal posterieur.

Behandeling

De eenvoudigste therapie is incisie of de behandeling waarbij onder infiltratieanesthesie op de plaats van maximale fluctuatie een ovaal uit de huid wordt gesneden. Het

Figuur 10.25 Het ontstaan van fistula in ano.
A Submucosale en intersfincterische fistel.
B Transsfincterische fistel C Suprasfincterische fistel.

Figuur 10.26 Schematische voorstelling van de plaatsen van abcesvorming in het gebied van anus en rectum.

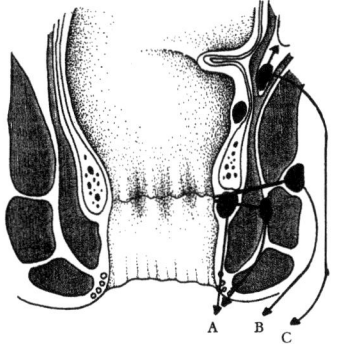
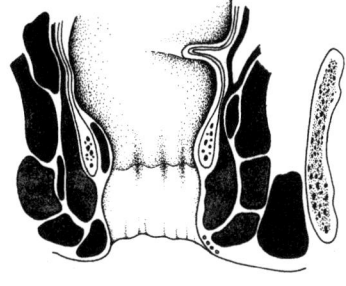

is niet noodzakelijk noch wenselijk om chirurgische behandeling uit te stellen teneinde de ontwikkeling van roodheid of fluctuatie te bewerkstelligen. Antibiotica zijn niet geïndiceerd en worden alleen gebruikt bij uitgebreide cellulitis, diabetes of andere ziekten die het immuunsysteem hebben aangedaan.

Het is onder lokale anesthesie uiteraard niet mogelijk de abcesholte te debrideren; het ontstaan van een fistulo in ano kan weliswaar optreden, maar deze kan dan in tweede instantie behandeld worden. Bestaat er een groot abces, dan is het beter om het via de dagbehandelingsafdeling onder epidurale anesthesie te openen.

Techniek
De patiënt wordt in jack-knifepositie gelegd, waarna inspectie (proctoscopie) volgt. Soms wordt een inwendige opening gezien waaruit wat pus loopt, wat een aanwijzing is voor het bestaan van een fistel. Het is verstandig om in de acute situatie deze fistel niet te klieven daar de relatie van de fistelgang ten opzichte van de anale sfincter meestal niet goed is vast te stellen. De holte wordt zo ver geopend dat digitaal geëxploreerd kan worden. Met de vinger of een scherpe lepel wordt de abceswand uitgekrabd en worden bindweefselschotten opgeheven. In de holte kan een drain worden achtergelaten, welke na enige dagen verwijderd wordt. De holte wordt tweemaal daags uitgespoeld met een douche.

Levert de kweek van de pus darmbacteriën op – hetgeen vrijwel altijd het geval is –, dan duidt dit op het bestaan van een echt anorectaal septisch proces met een eventuele begeleidende perianale fistel. Wordt daarentegen een *Staphylococcus aureus* geïsoleerd, dan wijst dit meer op het bestaan van een perianale furunkel.

Incisie en drainage van anorectale abcessen leiden tot volledig herstel in de helft van de gevallen, helaas tot het ontstaan van een fistel in de andere helft.

Andere anorectale abcessen

De andere anorectale abcessen (zie figuur 10.26), zoals het ischiorectale, perirectale en hoge intermusculaire abces, komen zeker niet in aanmerking voor een poliklinische behandeling, maar zullen klinisch een uitgebreidere verzorging behoeven.

Fistula in ano

In de meeste gevallen ontwikkelt een fistula in ano zich uit een perianaal abces (zie figuur 10.25). Er zijn nog enkele andere ziekten die gepaard gaan met een fistula in ano: tuberculose, colitis ulcerosa, de ziekte van Crohn, carcinoom van rectum of anus. In Europa maken deze afwijkingen slechts in 5% de oorzaken van de anale fistels uit.

De behandeling van een fistula in ano is in de regel niet zo eenvoudig vanwege het risico op het ontstaan van anale incontinentie. Deze behandeling dient bij voorkeur in een klinische setting te geschieden door een ervaren anorectaal chirurg.

LITERATUUR

Janssen LWM. Consensus hemorroïden. Ned Tijdschr Geneeskd 1994;138:2106-2109
Nelson R. Non surgical therapy for anal fissure (Cochrane Review). In: The Cochrane Library, Issue 4, 2003
Pfenninger JL, Zainea GG. Common anorectal conditions: Part I. Symptoms and complaints. Am Fam Physician 2001;63:2391-8
Pfenninger JL, Zainea GG. Common anorectal conditions: Part II. Lesions. Am Fam Physician 2001;64:77-88
Schers H, Van Goor H. Anale klachten. Huisarts Wet 2004;47:48-50
Whiteford MH, Kilkenny J, Hyman N, Buie WD, Cohen J, Orsay C, Dunn G, et al. Practice parameters for the treatment of perianal absces and fistulo-in-ano. Dis Colon Rectum 2005;48:1337-42.

11 Kleine ingrepen aan de mannelijke genitalia

- Fimosis
- Parafimosis
- Circumcisie
- Te kort frenulum
- Vasectomie
- Hydrocele testis

Fimosis

Wanneer het preputium niet normaal over de glans penis kan worden teruggetrokken, is er sprake van een fimosis. Bij de geboorte bestaat er gewoonlijk een fysiologische fimosis of onmogelijkheid om de voorhuid terug te schuiven omdat er normale verklevingen tussen preputium en glans bestaan. Gedurende de eerste 3-4 levensjaren, wanneer de penis uitgroeit, stapelt zich epitheliaal afval op onder de voorhuid, waardoor penis en voorhuid van elkaar gescheiden worden. Tegen de leeftijd van 3 jaar kan bij 90% de voorhuid teruggeschoven worden en minder dan 1% van de jongens heeft op 17-jarige leeftijd een fimosis. Dit niet kunnen retraheren maakt het vaak onmogelijk om de normale hygiëne te betrachten en kan aanleiding geven tot problemen bij erectie en coïtus. Retentie en infectie van smegma kan tot een balanitis leiden en zou bovendien een predisponerende factor zijn voor het ontstaan van een peniscarcinoom. Kan het preputium zover worden teruggetrokken dat de meatus externus zichtbaar wordt, dan bestaat er slechts zelden een werkelijke belemmering van de mictie. Slechts 10% van de jongens op de leeftijd van drie jaar zal een volledige retractiemogelijkheid van het preputium hebben. Geforceerd terugbrengen van het preputium moet daarom afgeraden worden. Bij volwassenen zal de indicatie voor circumcisie afhangen van de graad van de fimosis en van eventuele complicaties. Als de fimosis slechts partieel is en er voldoende reiniging betracht kan worden, is een operatie niet noodzakelijk. Bestaat er daarentegen een behoorlijke graad van fimosis en is er slechts weinig meer dan de meatus externus van de glans door retractie zichtbaar te maken, dan is een operatie aangewezen. Bovendien kan een circumcisie verlichting brengen bij een complicatie door balanitis of recidiverende parafimosis of wanneer er problemen met de seksuele functie bestaan. Bij oudere mannen treedt nogal eens een verdikking van het preputium op die aanleiding geeft tot ragaden. Deze ragaden genezen met bindweefselvorming waarop dan een constrictieve ring ontstaat die aanleiding kan geven tot een fimosis. Ook dan bestaat er een indicatie voor een circumcisie.

Parafimosis

Dit is de toestand die ontstaat bij een licht vernauwd preputium dat na terugschuiven achter de corona glandis blijft hangen (zie figuur 11.1D). Dit geeft, wanneer de repositie niet spoedig geschiedt, aanleiding tot stuwing. Er ontstaat een grote oedeemwal, die de spontane repositie steeds minder mogelijk maakt. Bij lang bestaan van deze toestand kan een necrose van de glans optreden. De kraag bij de parafimosis ('Spaanse kraag') wordt gevormd door het oedemateuze binnenblad, terwijl de constrictieve ring, die zich veelal aan de basis van de kraag bevindt, wordt gevormd door het buitenblad. Parafimosis treedt nogal eens op bij patiënten met een verblijfskatheter, wanneer men vergeet na het inbrengen van de katheter of na het reinigen van de glans het preputium terug te schuiven.

Behandeling
In vele gevallen zal het lukken om met geduldig wegmasseren van het oedeem en eventueel inzepen van de glans de parafimosis te reponeren. Zo nodig kan men een regionale anesthesie aan de basis van de penis geven, daar het wegmasseren meestal uitermate pijnlijk is (zie figuur 11.1A). In enkele gevallen lukt het niet via een dergelijke behandeling de parafimosis op te heffen en zal het noodzakelijk zijn om de constrictieve ring aan de basis van de kraag te inciseren. Dit dient bij voorkeur aan de dorsale zijde van de penis te gebeuren (zie figuur 11.1B). Zodra dit gedaan is, kan het preputium zonder problemen teruggeschoven worden. Soms wordt geadviseerd om de lengte-incisie over de ring dwars te sluiten. Dit is niet noodzakelijk en geeft slechts kans op het optreden van ontsteking.

Bij een andere methode om een parafimosis op te heffen worden de glans penis en de oedemateuze plooi van het preputium bedekt met xylocaïnegel zowel om het gehele gebied glad te maken als om een lokale oppervlakkige anesthesie te bewerkstelligen. Na twee minuten is de anesthesie volledig. Een rubberen handschoen maat 8 wordt half gevuld met water en ijs waarna de manchet wordt dichtgebonden, evenals de vingers, de duim uitgezonderd die in de handschoen wordt teruggeduwd. Na volledig terugschuiven van het preputium wordt de glans in de teruggeschoven duim gebracht. De handschoen met de penis in de duim wordt nu op de pubisregio gedrukt en daar 5 minuten of tot het oedeem verdwenen is, zo gehouden. De combinatie van de koeling door ijs en compressie van de handschoenduim veroorzaakt een vermin-

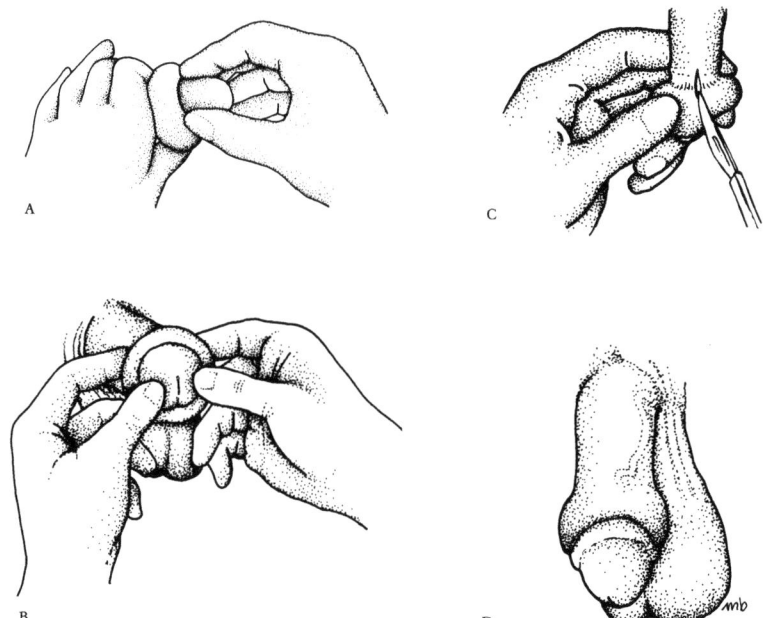

Figuur 11.1 A en B Repositie van parafimosis door wegmasseren van het oedeem, C incisie van de constrictieve ring, D toestand van de penis bij parafimosis. C. incisie van de constrictieve ring. D. Toestand van de penis bij parafimosis.

dering van het oedeem. Repositie kan gewoonlijk spontaan zonder moeite geschieden als een 'gesloten' procedure. Lukt dit niet, dan wordt repositie uitgevoerd zodra de handschoen is verwijderd.

Multipele puncties in de gezwollen voorhuid om het oedeem te laten aflopen of het appliceren van suikerklonten zou eveneens leiden tot een spontane reductie van de parafimosis, maar er bestaat geen bewijs welke methode de beste is. Om in de toekomst het optreden van een parafimosis te voorkomen is vaak een circumcisie noodzakelijk.

Techniek van de circumcisie

Voor de desinfectie kan gebruikgemaakt worden van chloorhexidine. De operatie kan geschieden onder lokale anesthesie. Aan de basis van de penis wordt een circulair depot van 2% lidocaïne gelegd. Het verdient aanbeveling om even onder het frenulum eveneens een depot lidocaïne te leggen (zie hoofdstuk 3). Vervolgens wordt het preputium met een tweetal kocher- of mosquitoklemmetjes aangehaakt en opgespannen waarna schuin over het preputium een kocherklem geplaatst wordt (zie figuur 11.2A). Hierna wordt met het mes het voorste deel van het preputium afgesneden. De kocherklem wordt afgenomen en het buitenblad wordt teruggeschoven. Het binnenblad wordt vervolgens dorsaal ingeknipt en circulair bijgetrimd (zie figuur 11.2B). Men dient er zorg voor te dragen dat het binnenblad niet te dicht op de corona glandis wordt afgesneden; ook

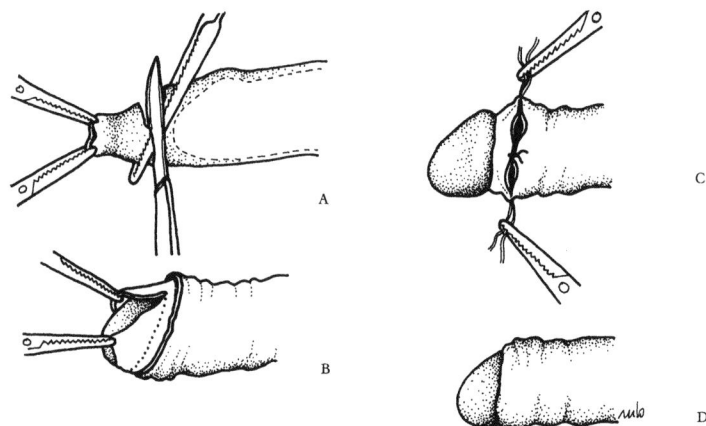

Figuur 11.2   A-D   Circumcisie.

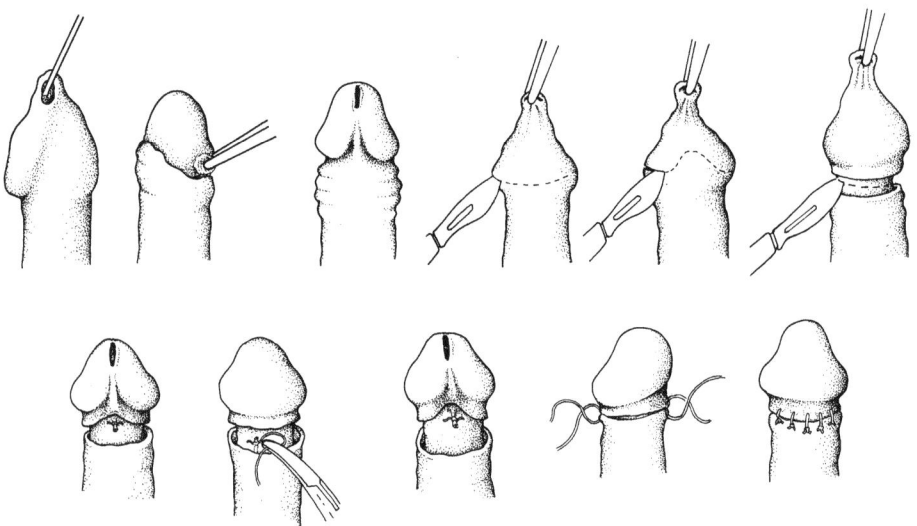

Figuur 11.3   Alternatief voor circumcisie. Het preputium wordt losgemaakt van de glans en geretraheerd om te zien of de glans vrij ligt. Daarna wordt een circulaire incisie van het buitenblad gemaakt met een kleine bocht naar perifeer ter plaatse van het frenulum. Het buitenblad wordt geretraheerd en er wordt een circulaire incisie van het binnenblad gemaakt. Het preputium kan dan worden verwijderd. Na hemostase hechten van het buitenblad aan de corona glandis.

moet men voorzichtig zijn met het frenulum. De bloedende vaatjes worden onderbonden met resorbeerbaar hechtdraad. Soms is het voldoende enige tijd een mosquitoklemmetje op het vaatje te laten liggen. Vervolgens worden met resorbeerbare hechtingen het buitenblad en het binnenblad aan elkaar gehecht (zie figuur 11.2C en D).

Een andere techniek is het preputium licht aanspannen waarna aan de dorsale zijde in het buitenblad ter plaatse van de corona glandis een incisie wordt gemaakt welke de corona volgend naar ventraal circulair wordt voortgezet. Het buitenblad preputium wordt dan geretraheerd over de glans. Vervolgens wordt het binnenblad ingesneden (zie figuur 11.3) met een circulaire incisie vlakbij de corona. Verwijderen van de overtollige preputiumhuid en zorgvuldige hemostase, waarna binnen- en buitenblad aan elkaar gehecht kunnen worden (figuur 11.2).

Een beschermend gaas kan worden aangebracht, zoals op de tekening is aangegeven (zie figuur 11.4).

Techniek van de 'dorsal slit'
In geval van een fimosis ontstaan door een fibreuze ring kan men ook een 'dorsal slit' uitvoeren. Een sleufsonde wordt via de opening in het preputium opgevoerd nadat aan de basis van de penis een circulair depot van 2% lidocaïne is gelegd. Het preputium wordt op geleide van de sleufsonde ingeknipt, waarna het openvalt. De wondrand wordt omstoken met een doorlopende resorbeerbare hechting (bijvoorbeeld Vicryl rapide) (zie figuur 11.5). De patiënt behoudt hierbij het preputium.

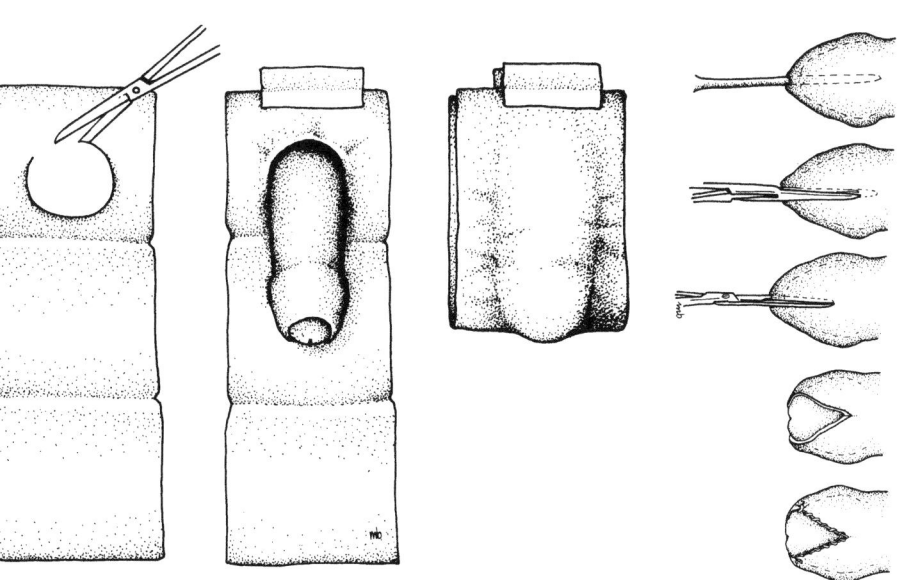

Figuur 11.4   Verband na circumcisie.

Figuur 11.5   Dorsal slit. Na inknippen van het preputium aan de dorsale zijde worden binnen- en buitenblad met doorlopend resorbeerbaar draad aan elkaar gehecht.

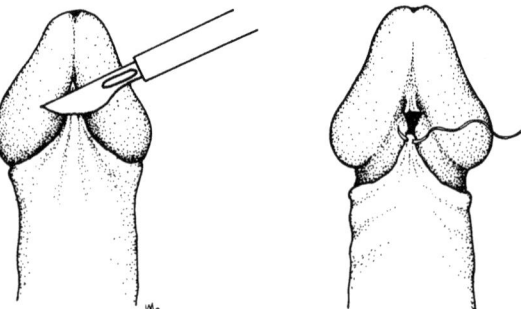

Figuur 11.6   Frenulumplastiek. Na voorzichtig dwars insnijden van het frenulum wordt dit enkele millimeters verderop weer in de lengte vastgehecht.

Te kort frenulum

Het te korte frenulum kan door inscheuren aanleiding geven tot een pijnlijke coïtus. Deze afwijking is op betrekkelijk eenvoudige wijze te verhelpen door middel van een frenulumplastiek.

Na inspuiting van een paar druppels lidocaïne 1 % aan de basis van het frenulum wordt een dwarse incisie gemaakt en vervolgens wordt het wondje in de lengterichting uitgespannen en met een paar resorbeerbare hechtingen (zie figuur 11.6) gesloten. Enige voorzichtigheid dient hierbij wel betracht te worden daar het verloren gaan van het frenulum een sterk verlies aan coïtale vreugde kan betekenen.

Vasectomie

Vasectomie kan verricht worden ten behoeve van een sterilisatie of om recidiverende epididymitis te voorkomen. Bij recidiverende aanvallen van epididymitis, hetzij in combinatie met een urineweginfectie, hetzij met steriele urine en een anamnese van bemoeilijkte mictie, kunnen door de beide vasa deferentia te onderbinden recidieven worden voorkomen, zij het ten koste van de fertiliteit. Deze laatste indicatie ligt echter niet op het terrein van de huisarts en de chirurg maar veeleer op dat van de uroloog.

Voorzorgsmaatregelen

Het is belangrijk dat iedere arts die een vasectomie voor sterilisatie gaat verrichten, de beide partners duidelijk de consequenties en de irreversibiliteit van de operatie uitlegt. Het is ook belangrijk dat in een 'verklaring van informed consent' de consequenties en de aard van de operatie duidelijk zijn uiteengezet. Er kan pas van een volledige steriliteit gesproken worden, wanneer een sperma-analyse een azoöspermie oplevert. In de vesiculae seminales bevindt zich na onderbinden van de beide vasa deferentia nog een flinke hoeveelheid spermatozoïden. Afhankelijk van de coïtusfrequentie na de vasectomie, waarbij dus de normale – tot dan toe toegepaste – anticonceptie wordt betracht, zullen de spermatozoïden in 6-8 weken uit het sperma verdwijnen. Is de coïtusfrequentie laag, dan zal dit langer duren. Dit moet vóór de ingreep duidelijk doorgesproken worden, zodat patiënt en arts niet voor onaangename verrassingen komen te staan.

Techniek

Na sterilisatie van de scrotumhuid met chloorhexidine wordt het scrotum gepalpeerd en wordt het vas deferens, dat als een vaste streng te voelen is, uit de omgevende weefsels zo veel mogelijk gesepareerd. Lidocaïne 1% wordt nu geïnjiceerd en een doekenklem wordt door de scrotumhuid heen over het vas deferens aangebracht. Men kan ook twee doekenklemmen circa 1 cm uit elkaar aanbrengen, zoals in figuur 11.7A is aangegeven. Hierna wordt een lengte-incisie gemaakt van circa 1 cm. Met een mosquitoklem wordt het vas deferens zo veel mogelijk vrijgeprepareerd uit de funiculus en wordt één van de doekenklemmen om het vas aangebracht (zie figuur 11.7B en C). Vervolgens worden de cremastervezels en bloedvaatjes van het vas afgeprepareerd in de lengterichting en wordt het kale vas deferens vrijgelegd (hemostase!). Een tweetal mosquitoklemmen wordt circa 3 cm uit elkaar op het vas geplaatst. Het gedeelte hiertussen wordt verwijderd voor pathologisch onderzoek. De uiteinden worden nu met vicryl of hemoclip onderbonden. Een nauwkeurige hemostase is zeer belangrijk om een lokaal hematoom te voorkomen waarin zich eventueel een spermagranuloom kan ontwikkelen (zie figuur 11.7D en E).

Figuur 11.7 Techniek van de vasectomie. A Isoleren van het vas deferens, door de huid, B lengte-incisie, C isoleren van het vas deferens uit de omgevende structuren, D afklemmen van het vas deferens, waarna resectie en ligeren, E de geligeerde uiteinden van het vas deferens worden met een beursnaadje in de cremastervezels verzonken, F de uiteinden van het vas deferens worden teruggeslagen en vastgebonden.

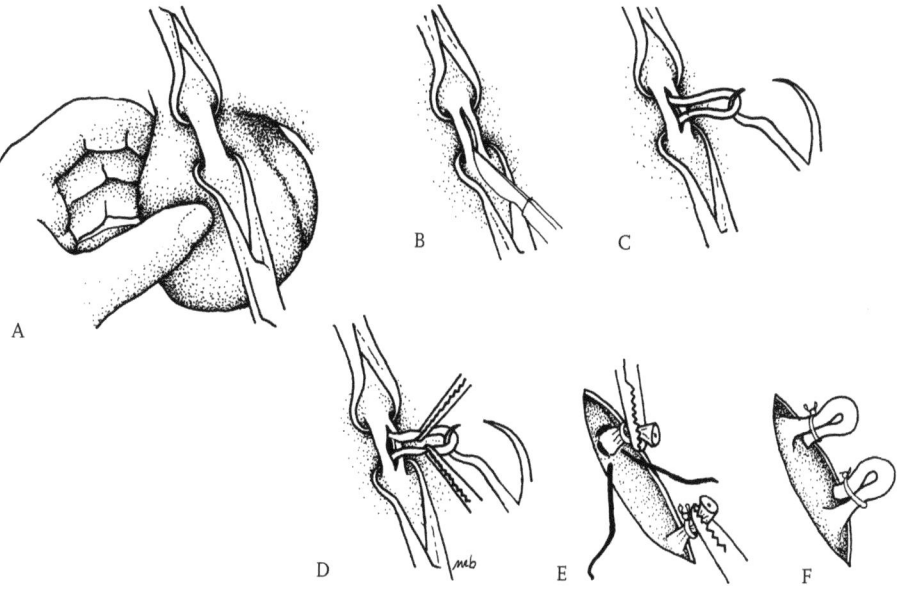

Vervolgens kan men op twee wijzen rekanalisatie voorkomen:
- door de uiteinden terug te slaan en te ligeren (zie figuur 11.7F),
- door een van de beide uiteinden in de cremaster te begraven met een beursnaad; hierna wordt de cremaster met de doorsneden uiteinden gereponeerd in het scrotum (zie figuur 11.7E).

Meestal is de incisie zo klein dat hechten van de huidwond niet noodzakelijk is.

Sperma-analyse

Na zes tot acht weken dient een sperma-analyse plaats te vinden. Pas nadat pathologisch-anatomisch onderzoek de uitslag azoöspermie heeft opgeleverd, kan men aannemen dat de sterilisatie geslaagd is.

Wanneer na drie maanden nog bewegende spermatozoïden gevonden worden, moet de procedure herhaald worden. Worden zeldzame niet-beweeglijke zaadcellen gevonden, dan kan de contraceptie na enkele weken gediscontinueerd worden, daar onlangs gebleken is dat deze mannen azoöspermie zullen vertonen.

Postoperatieve complicaties

Hematoom

Bloeding in de losmazige weefsels van het scrotum kan betrekkelijk gemakkelijk optreden, wanneer niet een nauwkeurige hemostase betracht is (incidentie 2%). Indien een hematoom optreedt, is het soms noodzakelijk opnieuw te exploreren en het hematoom te ontlasten. Hoe ervarener de vasectomist des te geringer het optreden van hematomen.

Spermagranuloom

Een spermagranuloom kan ontstaan als reactie van het scrotale weefsel op spermatozoïden die uit een onvoldoende geoccludeerde distale stomp van het vas deferens komen. In de regel verdwijnt deze afwijking vanzelf. Hoewel spermagranulomen op de vasectomieplaats gevonden worden bij 10 tot 30% van de mannen die revasovasostomie ondergaan, is het waarschijnlijk dat op de lange duur vrijwel alle mannen spermagranulomen ontwikkelen op de vasectomieplaats, de epididymis of de rete testis.

Hardnekkig positieve sperma-analyses

Wanneer na enkele maanden nog steeds een positieve sperma-analyse bestaat, kan dat een aantal oorzaken hebben:
- De coïtusfrequentie is zeer laag;
- Er bestaat een niet-opgemerkt vas duplex.

- Er is sprake van rekanalisatie van één of beide vasa. Dit gaat vrijwel zonder uitzondering gepaard met spermagranuloom.
- Het vas was niet verwijderd gedurende de eerste operatie, maar een andere structuur is voor het vas deferens aangezien; dit is een van de redenen waarom pathologisch-anatomisch onderzoek van de verwijderde vasa essentieel is.

Hydrokèle

Een hydrokèle is de aanwezigheid van een abnormale hoeveelheid vloeistof in de tunica vaginalis. Deze kan congenitaal of verkregen zijn. De verkregen hydrokèle kan primair of secundair zijn als gevolg van een acute of chronische ziekte van de testis.

De primaire verkregen hydrokèle komt tienmaal zo vaak voor als alle andere variëteiten samen. Hij treedt meestal op middelbare leeftijd op of bij oudere mannen, maar kan op elke leeftijd voorkomen. De enige klacht van de patiënt is de zwelling. Soms komt de patiënt pas als er een enorm gezwollen scrotum bestaat. Ongeveer 5% van de liesbreuken gaat gepaard met een vaginale hydrokèle aan dezelfde zijde. Soms maskeert een hydrokèle een kleine liesbreuk. De diagnose kan worden gesteld door de translucentie van de scrotale zwelling die zich rond de testis bevindt en aan de achterzijde de testis vrijlaat, maar nog beter met behulp van echografie. Een definitieve behandeling bestaat uit een chirurgische exploratie: reven volgens Lord dan wel een excisie.

Een minimaal invasieve behandeling wordt gevormd door aspiratie en sclerotherapie, een methode die in de recente literatuur regelmatig beschreven wordt. Vele verschillende sclerosantia worden daarvoor aanbevolen, zoals talk, fibrinelijm, rifampicine, phenol, polidocanol, natriumtetradecylsulfaat.

Vergelijkende onderzoeken over sclerotherapie versus operatief verwijderen van een hydrokèle laten zien dat de morbiditeit van de operatie veel hoger is, maar het genezingspercentage na één jaar eveneens. De kosten bedragen een veelvoud van die van de sclerotherapie. Aspiratie met sclerotherapie vormt daarom een goede eerstelijnsbenadering van de behandeling van de hydrocele testis.

Aspiratie en instillatie sclerosans

Na desinfectie wordt de testis vastgehouden aan de achterzijde, terwijl de hydrokèle naar voren wordt gedrukt. Er is geen anesthesie nodig. Met een dikke naald, waaraan een 50 ml-spuit, wordt nu de kèle gepuncteerd en wordt de vloeistof verwijderd. Door continue compressie gedurende het ledigen, kan de vloeistof naar de naaldpunt gedrongen worden en kan een totale lediging van de kèle bereikt worden (figuur 11.8). Cave het bestaan van een symptomatische hydrokèle als gevolg van een maligne testistumor! Daarom is het soms wenselijk cytologisch onderzoek van het punctaat uit te laten voeren.

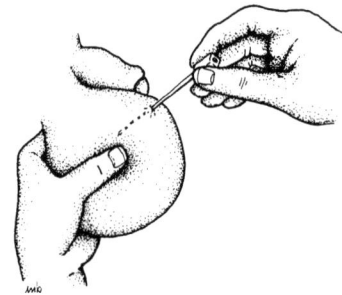

Figuur 11.8 Punctie van een hydrocele testis.

Nadat de hydrokèle is leeggepuncteerd, kan men de naald in situ laten en 4 ml polidocanol 3% (Ethoxysclerol®), 3% natriumtetradecylsulfaat (Thrombovar®) opgelost in maximaal 150 ml zoutsolutie inbrengen. Eventueel kan men daar nog 6 ml 2% lidocaïne aan toevoegen. Met een straksluitende onderbroek wordt een gaasprop gedurende 24 uur op zijn plaats gehouden. Door het sclerosans wordt de kèle geobliitereerd. De aantrekkelijkheid van deze methode ligt in zijn eenvoud en snelheid.

Recente onderzoeken laten zien dat de resultaten vergeleken met een operatie minstens even goed zijn, zij het dat de procedure nog wel eens herhaald moet worden (30-40%). Het genezingspercentage na één jaar varieerde van 85 tot 95%.

Techniek van de operatie
De operatie volgens Lord kan bij een matige hydrokèle gemakkelijk op dagbehandelingsbasis worden uitgevoerd. Voorwaarde is wel een goede anesthesie, dus óf een narcose óf een spinale anesthesie. Het scrotum wordt gedesinfecteerd met Hibitane® in alcohol. Scrotum met hydrokèle wordt in de hand genomen en een kleine lengte-incisie wordt nu aan de voorzijde van het scrotum gemaakt waarbij alle lagen tot en met de tunica vaginalis worden doorsneden (zie figuur 11.9). Hierop laat men de hydrokèlevloeistof aflopen. Vervolgens wordt de opening zodanig vergroot dat de testis geluxeerd kan worden. De tunica vaginalis hangt dan als een sluier van de testis naar beneden (zie figuur 11.9). Met atraumatische 3x0-resorbeerbare hechtingen wordt de tunica vaginalis gereefd, zodanig dat zij als een krans rond de testis komt te liggen (zie figuur 11.9). Vervolgens wordt de testis in het scrotum teruggebracht en wordt de scrotumhuid met enkele hechtingen gesloten.

Nabehandeling
Goede pijnbestrijding meegeven. Aan de patiënt kan het douchen met warm water worden toegestaan daar dit de pijn vaak aanzienlijk verlicht. Het dragen van een suspensoir verdient soms aanbeveling.

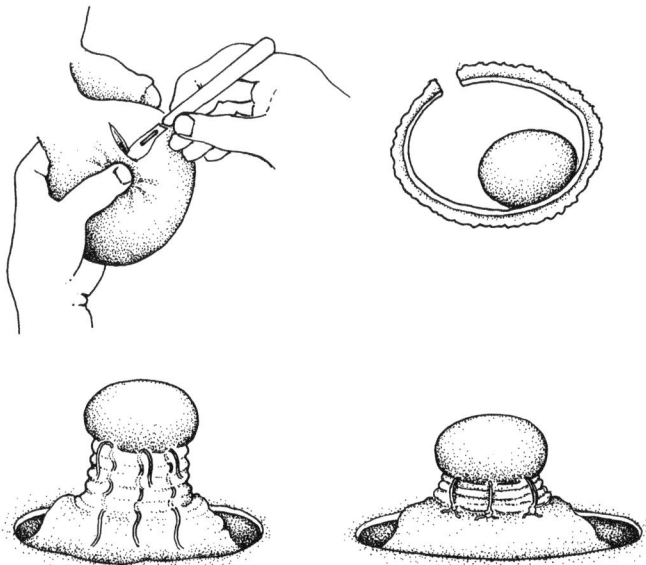

Figuur 11.9 Incisie in de hydrokèle dient zo ver mogelijk van de omslagplooi aan de testis te geschieden. Nadat de testis uit het scrotum is geluxeerd, wordt in de omgeklapte tunica vaginalis een aantal reefhechtingen gelegd, waarna de testis met de gereefde tunica vaginalis en masse in het scrotum wordt gereponeerd.

LITERATUUR

Beiko DT, Kim D, Morales A. Aspiration and sclerotherapy versus hydrocelectomy for treatment of hydroceles. Urology 2003;61:708-12

Dohle GR, Meuleman EJH, Hoekstra JW, Roijen HJ van, Zwiers W. Herziene richtlijn 'Vasectomie' van de Nederlandse Vereniging voor Urologie. Ned Tijdschr Geneeskd 2005;149:2728-31

Mackway-Jones K, Teece S. Best evidence topic reports. Ice, pins, or sugar to reduce paraphimosis. Emerg Med J 2004;21:77-8.

12 Traumatische ontstekingen

- Tenniselleboog
- Ziekte van De Quervain
- Verende vinger
- Bursitis
- Calcaneusspoor

Inleiding

Non-suppuratieve ontstekingen veroorzaakt door (micro)trauma's of surmenage komen veelvuldig voor. Niet alleen door de top- en duursport is de frequentie van de overbelasting van spier- en peesaanhechtingen sterk gestegen, maar ook in het dagelijkse leven komen deze traumatische ontstekingen regelmatig voor. Het pathologisch-anatomisch substraat wordt gekenmerkt door beschadiging op macroscopisch, microscopisch en submicroscopisch niveau van pezen en hun aanhechtingen. De processen die het herstel van deze beschadiging begeleiden, zijn ontstekingsachtige reacties die gepaard gaan met een capillairenproliferatie in het peritendineumweefsel.

Voor de oorzaak van de tendinopathieën zijn algemene en lokale factoren aan te wijzen. In beide categorieën komen de overbelasting, de recidiverende microtrauma's en de spierspasmen voor. Als algemene factoren kunnen gelden: een congenitale aanleg, doorbloedings-, stofwisselings- en trofische stoornissen, alsmede toxische beschadigingen en eventueel psychische stoornissen. Deze factoren geven aanleiding tot een neiging naar tendinopathie die door de lokale factoren geluxeerd kan worden tot een werkelijk traumatische ontsteking. Deze lokale factoren omvatten het plaatselijke, eenmalige grote trauma, overbelasting van de musculatuur en lokale afkoeling. Deze laatste factor is zeer belangrijk in de sport en kan aanleiding zijn tot peesrupturen en ernstige insertiepijnen. Het valt op dat ze bij sportbeoefenaren voornamelijk aan de onderste extremiteiten optreden, terwijl in het dagelijkse leven de bovenste extremiteit vooral is aangedaan.

Voor de behandeling van de traumatische ontstekingen zijn er verschillende mogelijkheden zoals mechanische maatregelen, medicamenteuze behandeling, fysiotherapie en operatie.

Mechanische maatregelen

In het acute stadium staat het geven van rust op de voorgrond. Het aanleggen van een drukverband of het eventueel 'tapen', aanleggen van een 'brace', dan wel het voorschrijven van rekoefeningen zijn veel toegepast, maar de effectiviteit van al deze maatregelen is nooit aangetoond, net zo min als de waarde ervan bij de preventie (van recidieven). Datzelfde geldt eigenlijk ook voor fysiotherapeutische maatregelen.

Medicamenteuze therapie

Plaatselijke behandeling. Hoewel het geven van glucocorticoïden door middel van lokale infiltratie een veel verrichte therapie is die ook in een aantal gevallen de klachten doet verminderen of verdwijnen, is het uitgangspunt hiervan bij aaanhechtingsproblemen onjuist. De glucocorticoïden remmen de ontstekingsreactie en zijn bovendien in staat de collageensynthese, die zo noodzakelijk is voor het anatomisch herstel, te verminderen. Door deze middelen wordt dus wel de pijn van de zo nuttige ontstekingsreactie tot verdwijning gebracht, maar het herstel stopt en de basis voor hernieuwd letsel is gelegd. Ook zijn spontane rupturen na hydrocortisoninfiltratie meermalen beschreven. Bovendien kan het middel een atrofie van het subcutane vetweefsel met depigmentatie van de huid veroorzaken.

In hoeverre hyperemiserende zalven in staat zijn subcutaan gelegen gebieden te bereiken, is twijfelachtig. Naar onze mening leveren zij weinig op, hoewel een zekere psychotherapeutische werking er niet aan ontzegd kan worden. Het beste werkt nog lokaal geappliceerde vochtige warmte (pakkingen).

Orale therapie. In de acute fase kan een NSAID worden toegediend. In het chronische stadium geven deze middelen in het algemeen weinig soelaas.

Fysiotherapie

Deze behandeling zal zich voornamelijk richten op het verbeteren van de lokale circulatie.

Operatieve behandeling

In het algemeen zal conservatieve behandeling de voorkeur verdienen en succesvoller zijn naarmate zij vroeger ingesteld is. Soms is de klacht zo therapieresistent dat operatie een goede optie lijkt te zijn. Toch levert ook operatieve behandeling niet altijd goede resultaten op.

In het navolgende zullen een aantal traumatische ontstekingen besproken worden die eventueel voor operatieve behandeling in aanmerking komen.

Tenniselleboog

De term tenniselleboog is een verzamelnaam voor een aantal afwijkingen – waarvan sommige nauw omschreven, andere veel vager – die pijn veroorzaken aan de laterale zijde van de elleboog. Deze afwijking komt bij tennissers in 5-10% voor, maar nog vaker bij handarbeiders zoals timmerlieden, bankwerkers, sjouwerlieden en huisvrouwen. Elke bezigheid die een stevige greep en rotatoire bewegingen van de onderarm vereist, kan verantwoordelijk zijn voor de klachten. Als begin wordt de overbelasting van de extensoren van de onderarm aangenomen met als gevolg beschadiging van de aanhechting van deze spieren aan de epicondylus lateralis humeri. Onvoldoende genezingsvermogen en -reactie zou volgens Nirschl een angiofibrotische tendinosis met zich meebrengen. Men zou daarom misschien beter van een laterale epicondylopathie kunnen spreken.

Epicondylitis

Deze term moet waarschijnlijk bewaard worden voor patiënten bij wie een gelokaliseerde pijnlijkheid aan de epicondylus lateralis bestaat. Hoewel histologisch onderzoek de aard van de laesie niet heeft kunnen verklaren, menen velen dat de pijnlijkheid het gevolg is van enkelvoudige of multipele kleine scheurtjes op microscopisch of submicroscopisch niveau in de aanhechting van de gemeenschappelijke pees van de extensorspieren.

Eigenlijk is de etiologie van de epicondylopathie niet bekend. De klachten bestaan uit pijn, gewoonlijk geleidelijk ontstaan, die de patiënt toeschrijft aan tennissen of aan een bezigheid die veel gebruik van de onderarmextensoren vereist. Deze pijn kan in het begin niet opgemerkt worden, maar ontstaat kort na de bezigheid, soms de volgende dag pas. Soms is het begin abrupt en gaat het gepaard met een duidelijk incident, (bijvoorbeeld houthakken). In het algemeen verbetert de pijn door rust, maar begint weer bij hervatten van de arbeid.

Bij onderzoek vindt men een gebied van hevige drukpijn, die vaak zeer circumscript is. De typische plaats is de epicondylus humeri lateralis of iets distaal daarvan. Passieve en actieve bewegingen zijn zeer goed mogelijk, maar de pijn wordt vooral veroorzaakt wanneer de elleboog wordt gestrekt. Pronatie van de onderarm en buigen van de pols, terwijl de elleboog is uitgestrekt, doet de pijn verhevigen. Röntgenfoto's leveren weinig op, maar op een MRI is op plaats van de gemeenschappelijke aanhechting van de extensoren verhoogde activiteit waarneembaar.

Pijn van neurologische oorsprong. Sommige patiënten met symptomen van een tenniselleboog (epicondylopathie) hebben een uitgesproken drukpijnlijkheid over de n. radialis, die anterieur van de radiushals verloopt. Deze pijn kan secundair zijn aan een houdingsdefect, aan een costoclaviculair compressiesyndroom, of aan een aandoening van de halswervelkolom (cervicaal syndroom). Behandeling van de ware oorzaak kan de pijnklachten opheffen.

Behandeling
De juiste evidence-based behandeling bestaat nog steeds niet. Vooralsnog is er aantal maatregelen bedacht om de pijn en de hinder te doen verminderen.

De principes voor de behandeling zijn aangegeven in de inleiding en bestaan in rust, al dan niet met gipsverband, lokale warmteapplicatie en fysiotherapie.

ESGT (Extracorporale schokgolftherapie). Deze methode zou bij epicondylitis in essentie pijnreductie bewerkstelligen volgens het principe van de contra-irritatie- of hyperstimulatieanalgesie. In een tweetal gerandomiseerde dubbelblinde onderzoeken werd een positief effect van ESGT op de pijn in de elleboog aangetoond, terwijl twee andere eveneens gerandomiseerde dubbelblind opgezette onderzoeken dat niet konden laten zien. Een Cochrane-meta-analyse van 9 studies bij meer dan 1000 patiënten liet geen noemenswaardig effect van ESGT zien. De discussie hierover lijkt dus wel gesloten. Het lokaal infiltreren met glucocorticoïden (triamcinolonacetaat 10 mg/ml eventueel + lidocaïne 2%) kan inderdaad de klachten na aanvankelijke toegenomen pijnlijkheid doen verminderen door het dempen van de ontstekingsreactie. Het geven van een onderarmsbrace die de extensormusculatuur als het ware ondersteunt, kan soms heilzaam werken, hoewel de resultaten hiervan alleen voor de korte termijn goed lijken te zijn.

Fysiotherapie. Evidence-based literatuur over het gunstig effect van fysiotherapie op de klachten van de epicondylopathie bestaat er niet.

Chirurgische behandeling. Uiteindelijk komt slechts minder dan 5% wegens persisterende klachten voor chirurgische therapie in aanmerking. De indicatie tot operatie dient echter tot het uiterste beperkt te worden, daar ook hiervan de resultaten allerminst definitief zijn en vele patiënten na de ingreep toch nog over pijn klagen.

De *NHG-Standaard Epicondylitis* van januari 1997 maakt dan ook geen melding van een mogelijkheid tot operatieve behandeling van deze klacht. Een Cochrane-review uit 2002 kon in voorgaande dertig jaren geen enkel gerandomiseerd gecontroleerde studie over de operatieve behandeling van de tenniselleboog weergeven. In de zeldzame gevallen waarin conservatieve maatregelen onvoldoende helpen, is het losmaken van de extensormusculatuur van de epicondylus lateralis de ingreep die, ook internationaal, het meest wordt verricht. Men onderscheidt hierbij een 'open' en een 'gesloten methode.

Techniek
Open methode. Onder plaatselijke verdoving wordt over de epicondylus lateralis een 3 à 4 cm lange incisie gemaakt door de huid en subcutis tot op de gemeenschappelijke aponeurose van de extensoren. Deze laatste wordt in de lengte gekliefd en de insertie van de m. extensor carpi radialis brevis wordt vrijgelegd en verwijderd (zie figuur 12.1). Sommigen voegen daar nog opboren van de epicondylus lateralis aan toe, evenals adaptatie van de m. extensor carpi lateralis aan de aponeurose en dichtmaken hiervan. De huid moet worden gesloten met 3 x 0-nylon. De nabehandeling bestaat uit een drukverband gedurende één week.

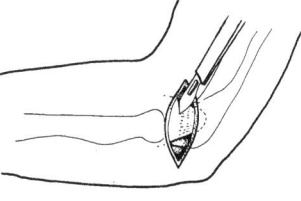 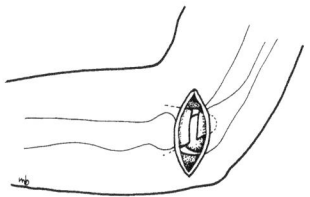

Figuur 12.1 Operatie voor epicondylitis, waarbij de aanhechting van de m. extensor carpi radialis brevis losgesneden wordt en met een raspatorium naar distaal wordt afgeschoven. Opboren van de epicondylus humeri lateralis.

Percutane methode (losmaken gezamenlijke extensor origo). Na plaatselijke verdoving door lokale infiltratie met lidocaïne wordt met een mesje 11 een incisie (± 1 cm) over het midden van de epicondylus lateralis gemaakt met doorsnijden tot op het bot. Sommige chirurgen voeren dan een mosquito onder de gemeenschappelijke origo van de extensoren door en doorsnijden deze vervolgens. Anderen laten deze handeling achterwege en incideren tot op het bot tot een duidelijk defect palpabel is, nog te controleren door de hand dorsaal en volair te bewegen. De huid moet met een enkele hechting worden gesloten. Nabehandeling vindt plaats met een drukverband gedurende één week.

Het voordeel van de percutane methode is de betrekkelijk geringe morbiditeit en de snelle arbeidshervatting, zoals uit het prospectief gerandomiseerd onderzoek van Dunkow (2004) bleek.

Artroscopie. Voor de volledigheid dient vermeld te worden dat het probleem van de epicondylopathie ook via de artroscoop benaderd wordt. Het voert in het kader van dit boek te ver om daar uitvoerig op in te gaan. Het voordeel van deze benadering is dat eventuele intra-articulaire pathologie zoals een hypertrofische synoviale slip tussen het radiuskopje en het capitulum humeri, die de pijn zou veroorzaken, naast het losmaken van de extensor carpi radialis brevis ook verwijderd kan worden. De postoperatieve morbiditeit zou gering zijn met een hoog percentage verdwijnen van de pijnklachten. Het bezwaar van de literatuur daarover is dat het voornamelijk retrospectief onderzoek betreft.

Conclusie. Ondanks een grote hoeveelheid literatuur over dit onderwerp bestaat er nog geen eensluidend oordeel over de oorzaak en de beste manier van behandelen. De grote meerderheid reageert goed op conservatieve therapie zonder dat er een duidelijke door literatuur gestaafde voorkeur voor één vorm van behandeling aan te wijzen is.

Golfspelerselleboog

Deze afwijking komt zevenmaal minder voor dan die aan de laterale zijde. De anamnese en de pijnsymptomen van dit trauma zijn gelokaliseerd over de mediale epicondylus humeri. De pijn wordt opgewekt door activiteiten die de aanhechting van de flexorgroep van de onderarm onder tractie brengen. Bij onderzoek bestaat er een uitgesproken drukpijn op de epicondylus medialis. De behandeling bestaat uit de maatregelen die in de inleiding zijn beschreven. Slechts heel zelden zal het tot operatief ingrijpen komen, waarbij een losmaking van de flexoren van de mediale epicondylus zal worden uitgevoerd (cave n. ulnarisletsel).

Tendovaginitis stenosans

Ziekte van De Quervain

Bij de stenoserende tendosynovitis bestaat er enige obstructie van de vrije beweeglijkheid van de pees in zijn schede. Dit is het gevolg óf van verdikking van de pees óf van fibrose en constrictie van de peesschede; dit laatste treedt meestal op. Het betreft meestal de pezen van de m. abductor pollicis longus en van de m. extensor pollicis brevis, waar zij tegen het distale einde van de radius liggen en bedekt zijn door het oppervlakkige ligamentum carpi dorsale. Een veelvoorkomende klacht is pijn in de duim en het polsgewricht, vooral bij herhaalde duimabductie en extensie gecombineerd met radiale en ulnaire polsbewegingen. Met name wringen is niet goed uitvoerbaar. De ziekte treedt vooral op in de 5-7e decade waarbij vrouwen driemaal zo vaak worden getroffen als mannen. Bij onderzoek is soms een lichte, bij al langer bestaande gevallen een duidelijke zwelling over het laterale gedeelte van het distale radiusuiteinde zichtbaar, maar veelal bestaat er geen afwijking. Abductie en extensie van de duim zijn soms pijnlijk, maar pathognomonisch voor het bestaan van de ziekte van De Quervain is het feit dat de patiënt dan duidelijk pijn aangeeft bij het passief bewegen van de hand en duim naar de ulnaire zijde (teken van Finkelstein).

Behandeling
De conservatieve behandeling door immobilisatie en fysiotherapie geeft meestal geen blijvend resultaat. De patiënt is tijdelijk van zijn klachten bevrijd, maar zodra de arbeid hervat wordt, keren deze terug. Het deponeren van 0,5 ml van een lokaal werkend corticosteroïd in de omgeving van de peeskoker kan hier heilzaam werken: binnen zes weken verdwijnen de klachten veelal. Soms is meer dan één injectie nodig. Aangezien er hier meestal sprake is van een hypertrofische ontstekingsreactie van de peeskoker is het lokaal infiltreren met een glucocorticosteroïd gerechtvaardigd. Het inspuiten in pezen dient vermeden te worden. Een nevenbehandeling met een NSAID geeft geen toegevoegde waarde. Dubbelblind gerandomiseerde onderzoeken, die de ene therapie boven de andere de voorkeur zouden moeten geven, zijn niet bekend.
   Mochten de klachten persisteren, dan is een operatie te overwegen.

Operatietechniek
Onder lokale anesthesie kan via een dwarse incisie over de processus styloideus radii het ligamentum carpi transversum vrijgelegd worden (een lengte-incisie veroorzaakt een hypertrofische litteken!). Met een fijn mesje wordt via een lengte-incisie de pees-

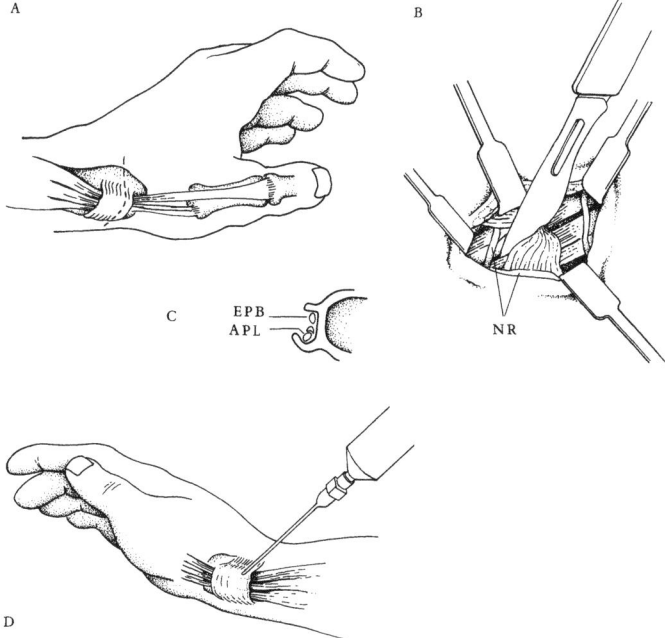

Figuur 12.2   Operatie voor tendovaginitis stenosans van De Quervain
A. Het eerste dorsale compartiment wordt benaderd via een korte dwarse incisie. B. Het ligament wordt gekliefd, waarbij men dient te letten op de takken van de n. radialis superficialis, daarna zoekt men de gescheiden compartimenten op (C). D De corticosteroïdeninjectie wordt in de peeskoker gebracht zonder de pees te raken.
EPB: m. extensor pollicis brevis, APL: m. abductor pollicis longus, NR: takken van de n. radialis superficialis.

koker gekliefd zoals op de tekening is aangegeven (zie figuur 12.2). Het opheffen van een eventuele verdikking in de pees is onwenselijk, daar er zeker opnieuw een zwelling ontstaat als gevolg van dit directe trauma van de pees. Alleen de huidwond mag gehecht worden. Hieroverheen wordt een drukverband aangelegd. Actieve bewegingen moeten zo snel mogelijk worden hervat. De operatie is niet erg moeilijk, maar vanwege de aanwezigheid van een belangrijke huidtak van de n. radialis, die gemakkelijk geledeerd kan worden, is het misschien toch beter om deze ingreep aan de chirurg over te laten (zie figuur 12.2).

Verende vinger (trigger finger, snapping finger)

Deze afwijking is het gevolg van een spoelvormige of nodulaire verdikking van de flexorpezen van de vingers en de duim ter hoogte van het metacarpofalangeale gewricht, juist proximaal van het gebied waar de diepe flexorpees de pulley binnengaat. Hierdoor ontstaat een relatieve vernauwing van de koker die nooit zo sterk is dat het de flexie volledig belemmert, maar wel een optimaal functioneren van de extensorpees verhindert. Deze heeft hiervoor een vrij beweeglijke flexorpees nodig. Wanneer de vinger passief geëxtendeerd wordt vanuit de positie waarin hij vastgehouden werd, kan een volledige extensie vaak met een hoorbare knap bereikt worden. Vaak kan men de verdikking palperen ter hoogte van het metacarpofalangeale gewricht. De verende vinger is een betrekkelijk veel voorkomende afwijking, voornamelijk bij vrouwen in de 5e-7e decade.

Behandeling
Daar er sprake is van een hypertrofische ontstekingsreactie kan de behandeling bestaan uit lokale infiltratie met 0,5 ml hydrocortison, waardoor de afwijking meestal binnen 6 weken verdwijnt. Infiltratie in de pees moet vermeden worden, daar dan een spontane ruptuur kan ontstaan. Indien men door de pulley en de pees heen de punt van de naald tot op het bot brengt en deze vervolgens iets terugtrekt om de hydrocortison te deponeren, weet men zeker dat men niet in de pees, maar wel binnen de pulley steekt (figuur 12.3D). In het geval dat deze behandeling geen resultaat mocht hebben of er binnen enkele maanden een recidief optreedt, is een operatie aangewezen.

Operatietechniek
Onder lokale anesthesie wordt in de distale huidplooi van de hand een dwarse incisie gemaakt. De buigpees en zijn schede worden vrijgelegd, waarbij de nn. digitales gemeden dienen te worden (zie figuur 12.3B). Vaak ziet men dan in de pees een kleine plaatselijke, glazige verdikking. Het begin van de pulley wordt gekliefd door de even geopende schaar met één punt juist binnen de rand van de peeskoker te brengen. Door voorzichtig naar distaal te duwen wordt de pulley zo lang geopend totdat de flexorpees vrij beweeglijk is. Dit kan men controleren door de desbetreffende vinger passief te bewegen. Het kan soms aanbeveling verdienen om een kleine driehoek uit het begin van de peeskoker te knippen. Er wordt geen poging ondernomen om de verdikking uit de pees te verwijderen. De huid wordt gesloten. Het is een betrekkelijk simpele operatie die wel hoge eisen stelt aan de asepsis (peesschedeflegmone!). Nabehandeling geschiedt met behulp van een drukverband voor 48 uur, waarna actieve bewegingen geadviseerd worden.

Er is een andere, weinig traumatisch en daarom zeer elegante, percutane methode om de dwarse vezels van de A1-pulley te klieven. De plaats van triggering wordt eerst opgezocht. Deze plaats bevindt zich bij derde tot de vijfde vinger ter hoogte van de distale horizontale handplooi, voor de wijsvinger ter hoogte van de proximale horizontale handplooi en voor de duim iets palmair van de plooi aan de duimbasis. De betrokken vinger wordt in hyperextensie gehouden, waardoor de peeskoker vlak onder de huid komt te liggen en vaat- en zenuwstrengen zich aan weerszijden van het metacarpofalangeale gewricht positioneren. Na desinfecteren wordt infiltratieanesthesie gegeven met 1% lidocaïne. Een 19- of 20-gaugenaald wordt aan de basis van de A1-pulley loodrecht op de huid ingebracht en tot in de flexorpees doorgevoerd.

TRAUMATISCHE ONTSTEKINGEN 169

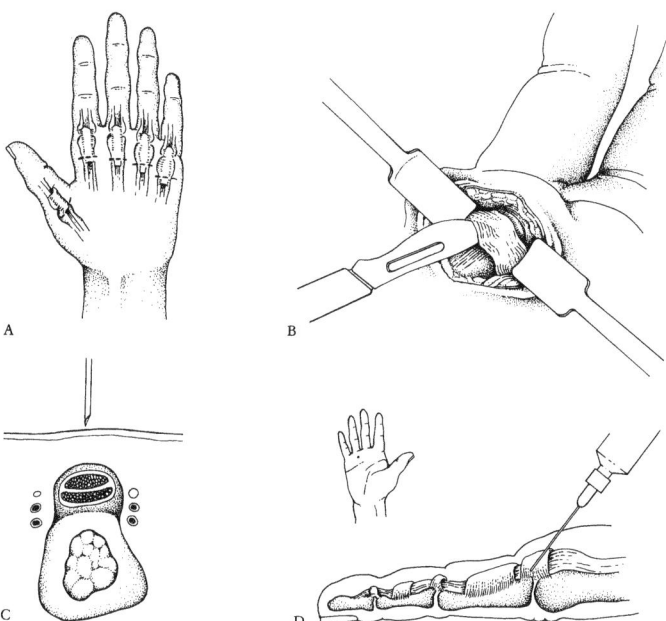

Figuur 12.3 Operatie van een verende vinger. A Lokalisatie van de incisies voor het vrijleggen van de peeskoker, in het algemeen even craniaal van het kopje van het os metacarpale. B Klieven van de pulley met mes of schaar net zolang tot de zwelling in de flexorpees vrijloopt. C Alternatieve mogelijkheid voor het klieven van de pulley met behulp van een stevige injectienaald. D Deponeren van een depotcorticosteroïdenpreparaat in de peeskoker. Men steekt tot op het bot, waarna men iets terugtrekt en het geneesmiddel deponeert.

Dit kan men controleren doordat de naald heen en weer gaat wanneer de patiënt de vinger beweegt. De naald wordt voorzichtig (1 à 2 mm) teruggetrokken tot het punt dat deze niet meer meebeweegt met de flexorpees. De naald wordt dan zodanig gedraaid dat de scherpe kanten evenwijdig aan de pees liggen en vervolgens heen en weer bewogen in de richting van het os metacarpale. Een krassende sensatie kan dan worden waargenomen als de punt van de naald door de vezels van de A-1 pulley snijdt. Dit wordt net zo lang voortgezet tot de krassende sensatie ophoudt. De pulley is dan volledig doorgesneden. Na verwijderen van de naald wordt nog eens gecontroleerd of de pees geheel vrijloopt, waarna een elastische zwachtel wordt aangebracht (figuur 12.3C).

Oppervlakkige bursae
Oppervlakkige bursae, vooral die welke zich ontwikkelen als reactie op een langdurige en herhaalde frictie tussen de huid en de benige gedeelten, kunnen duidelijk pathologische veranderingen ondergaan ten gevolge van trauma of infectie.

Acute traumatische bursitis

Wanneer het trauma van een oppervlakkige bursa zo groot is dat contusie of verscheuring van de wand optreedt, ontstaan bloeding en exsudaatvorming. De bursa vult zich dan met serosanguïnolente vloeistof en wordt een palpabele, scherp omgeven fluctuerende zwelling. Hieruit kan een karakteristiek visceus hemorragisch vocht, dat later goudgeel wordt, geaspireerd worden. Met het verminderen van de acute reactie zal de zwelling geleidelijk geresorbeerd worden. De bursawand blijft vaak wel verdikt en ruwer, maar dat kan na een enkelvoudig trauma echter zo weinig zijn dat er nauwelijks palpabele veranderingen ontstaan. Recidiverende vloeistofophoping in de bursa na een acute bursitis is waarschijnlijk het gevolg van frictie tussen de ruw geworden oppervlakken, wanneer de bewegingen van de extremiteit weer normaal hervat worden.

Behandeling
Een acute traumatische laesie bij een overigens normale bursa krijgt dezelfde behandeling als elke andere acute traumatische laesie. Immobilisatie voorkomt verder letsel, vermindert de pijn en doet de acute symptomen snel verdwijnen. Een drukkend verband kan de zwelling doen verminderen. In de eerste 24-36 uur kan een waterverband de pijn en misschien de exsudatie wat verminderen. Als er een duidelijke fluctuatie van de bursa bestaat, kan eventuele aspiratie van het vocht uit de bursa het herstel bespoedigen. Dit kan onder lokale anesthesie gebeuren, maar dat is veelal niet noodzakelijk.

Chronische en subacute bursitis

Wanneer het trauma relatief klein is, maar vaak optreedt, of wanneer de resorptie van de acute bursitis bij herhaling door trauma gestoord wordt, treedt bindweefselvorming op. De bursawand gaat zich verdikken en er ontstaat trabeculatie. Er ontstaan granulaties op de bodem van de bursa die bij een gering gevulde bursa duidelijk voelbaar

Figuur 12.4 Operatieve behandeling van bursitis olecrani. A Lokalisatie van de patiënt met de arm gebogen over de borst. B De corpora oryzoidea, op basis van een chronisch ontstoken bursa. C De bursa is van de huid losgesneden en kan van de fascie van het olecranon worden afgeprepareerd onder aanspannen.

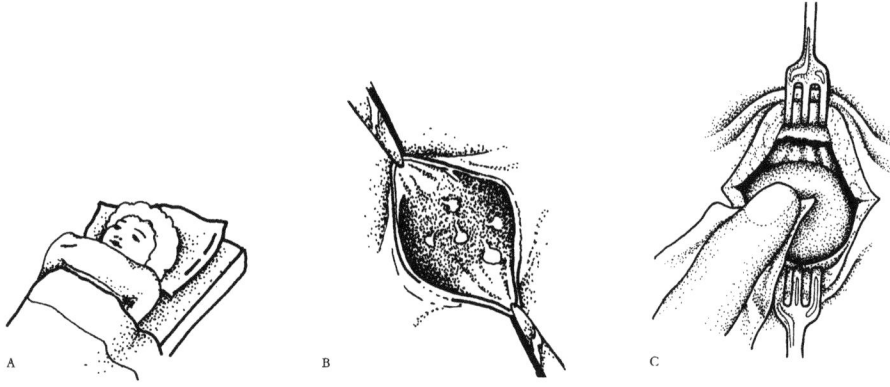

zijn (zie figuur 12.4B). Het beroep dat de patiënt uitoefent, kan bij de etiologie een belangrijke rol spelen. Kruipen op knieën en/of ellebogen veroorzaakt de zogenaamde werkstersknie of de mijnwerkerselleboog. Maar ook klompen, evenals te nauw schoeisel kunnen door continue druk op het benige gedeelte van de voet aanleiding geven tot de zogenaamde klompenbursae, of tot een chronische ontsteking van de bursa die zich boven het eerste metatarsofalangeale gewricht bevindt. Uit een gezwollen bursa met een verdikte wand is bij punctie heldergeel vocht te verkrijgen. Meestal komen de patiënten pas na een hernieuwd recent trauma bij de arts. Wanneer de bursa wordt leeggezogen vult deze zich in 1-2 dagen weer volledig. Behandeling is daarom aangewezen.

Behandeling
Indien men zich heeft vergewist van de zuiver traumatische oorsprong van de ontsteking kan men in de meeste gevallen volstaan met aspiratie van het vocht uit de bursa, waarna 2 ml van een lokaal werkend hydrocortisonpreparaat wordt ingespoten. Hierna kan men een drukverband aanbrengen, hoewel dit meestal niet noodzakelijk is. In circa drie weken is de bursitis genezen.

Operatietechniek
Wanneer een hardnekkige vochtvorming de bursa blijft vullen, kan een operatieve behandeling noodzakelijk zijn. Deze kan op twee manieren worden uitgevoerd.
    De *vierkwadrantenincisie volgens Burgess*. Zie hiervoor figuur 12.5. Hierna wordt een drukverband gegeven in de hoop dat de bursawanden zullen verkleven. Het bezwaar van deze methode is dat een langdurige lekkage van bursavocht kan ontstaan; wanneer de steekopeningen zich echter snel sluiten, kan gemakkelijk een recidiefzwelling optreden. Deze methode verdient vooral aanbeveling bij een etterige bursitis.

Figuur 12.5   Vierkwadrantenincisie volgens Burgess voor de behandeling van een etterige bursitis.

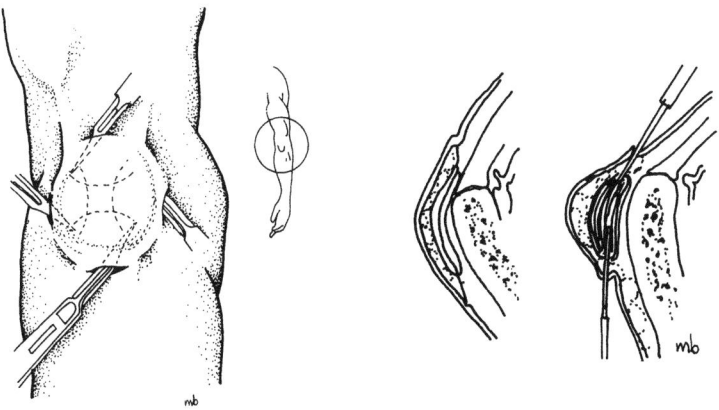

Een excisie. Veldblokkade door 1% lidocaïne + adrenaline. Via een boogvormige of dwarse incisie wordt de bursa scherp losgesneden van de huid en daarna van de fascia en het periost. Hierbij moet men met enige omzichtigheid te werk gaan, daar de huid gemakkelijk geïncideerd kan worden. In het defect dat nu is ontstaan, wordt eventueel een drain achtergelaten, waarna de huid wordt gesloten. Hieroverheen wordt een drukkend verband aangelegd (zie figuur 12.4A-C).

Calcaneusspoor

Pijn in de hiel is een regelmatig voorkomende klacht van mensen op middelbare of wat oudere leeftijd, maar komt ook voor bij actieve sportbeoefenaars die de aanhechting van de fascia plantaris en de korte voetspieren overbelasten. Er ontstaat een aanhechtingstendinopathie die uitermate hinderlijk kan zijn en een zeurende aanhoudende pijn veroorzaakt die in rust aanwezig blijft. Pijn en gevoeligheid zijn nauwkeurig te lokaliseren in een smal gebied onder de hiel, meestal aan de mediale zijde vlak vóór de eeltlaag van de hiel.

Als gevolg van ossificatie in de tendinogene oorsprong van de fascia plantaris en de korte voetspieren kan zich een zogenaamde spoor vormen die gericht is in de tractierichting. De relatie van de pijnklachten met een calcaneusspoor wordt vaak verkeerd gelegd. De sporen kunnen beiderzijds aanwezig zijn terwijl er slechts enkelzijdig klachten bestaan. De pijnklachten zijn het gevolg van een aanhechtingstendinopathie of er nu een spoor bestaat of niet. Men kan de klachten in vier groepen indelen:

1 pijn in de hiel, zonder röntgenologische afwijkingen;
2 pijn in de hiel, waarbij slechts kleine fragmenten ter plaatse van de aanhechting aan de calcaneus gezien worden; dit zijn onregelmatige kalkdeposities als uiting van een pijnlijke calcaneusspoor;
3 een duidelijke en tevens pijnlijke calcaneusspoor;
4 een duidelijke maar niet-pijnlijke calcaneusspoor; de ontsteking is genezen met achterlating van nieuw gevormd bot.

Behandeling

De laatste groep vereist uiteraard geen behandeling. Voor de overige klachten is conservatieve behandeling aangewezen. Het ontlasten van het pijnlijke gebied door een zooltje met een uitsparing gevuld met een gel ter plaatse van de hiel (in de handel verkrijgbaar) kan veel verlichting geven. Lokaal infiltreren met hydrocortison kan de klachten doen verminderen, maar is op theoretische gronden niet juist. Uitvoerige conservatieve maatregelen waarbij veel geduld moet worden betracht, zullen op den duur de klacht altijd laten verdwijnen.

Een chirurgische behandeling levert een forse morbiditeit op en lijkt daarom eigenlijk nauwelijks een overweging waard te zijn.

TRAUMATISCHE ONTSTEKINGEN 173

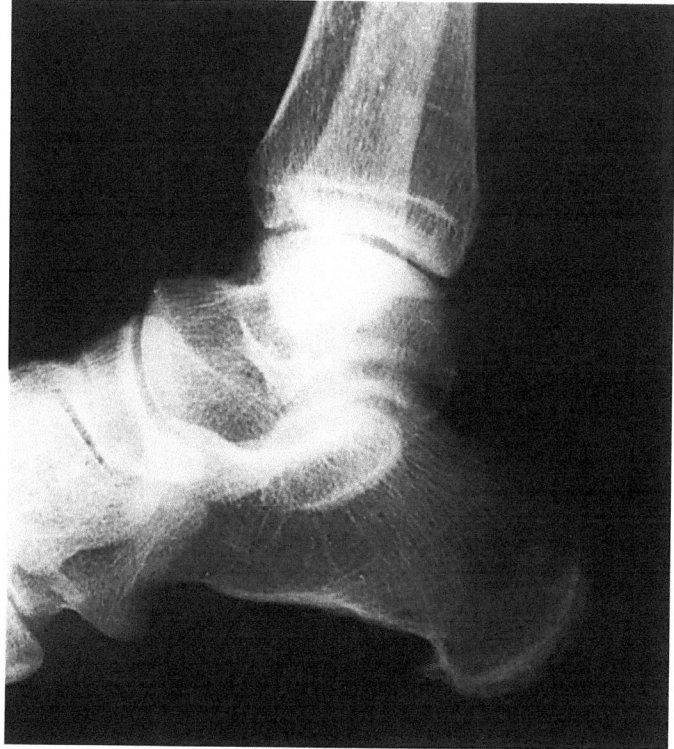

Figuur 12.6 Röntgenfoto van een calcaneus met duidelijke spoorvorming.

LITERATUUR

Akhtar S, Bradley MJ, Quinton DN, Burke FD. Management and referral for trigger finger/thumb. BMJ 2005; 331: 30-33

Assendelft WJJ, Rikken SAJJ , Mel M, Schoonheim PL , Schoemaker PJ, Dijkstra HR, et al. NHG-Standaard Epicondylitis. http://nhg.artsennet.nl/upload/104/standaarden/M60/start.htm

Bisset L, Beller E, Jull G, Brooks P, Darnell R, Vicenzino B. Mobilisation with movement and exercise, corticosteroid injection, or wait and see for tennis elbow: randomised trial. BMJ 2006;333(7575):939

Buchbinder R, Green SE, Youd JM, Assendelft WJ, Barnsley L, Smidt N. Shockwave therapy for lateral elbow pain (Cochrane review). Cochrane Database Syst Rev 2005 (CD003524).

Buchbinder R, Green SE, Youd JM, Assendelft WJ, Barnsley L, Smidt N. Surgery for lateral elbow pain (Cochrane review). Cochrane Database Syst Rev 2002 (CD003525).

Dunkow PD, Jatti M, Muddu BN. A comparison of open and percutaneous techniques in the surgical treatment of tennis elbow. J Bone Joint Surg 2004;86B:701-4

Faro F, Moriatis Wolf J. Lateral epicondylitis: review and current concepts. J Hand Surg 2007;32A:1271-9.

Gestel M van, Knuistingh Neven A, Eekhof JAH. Tendinitis van De Quervain. Huisarts en wetenschap 2006;49:471-3

Knuistingh Neven A, Eekhof JAH. Bursitis olecrani en bursitis prepatellaris. Huisarts en wetenschap 2005;48:245-7

Theis C, Herber S, Meurer A, Lehr HA. Rompe JD. Evidenz-basierte Überprüfung der Therapieempfehelungen bei epicondylopathia humer lateralis (Tennisellenbogen) – eine Übersicht. Zentralbl Chir 2004;129:252-60.

13 Diagnostische kleine chirurgische ingrepen

- Stansbiopt
- Tru-cut biopt
- Arteria-temporalisbiopt
- Nervus-suralisbiopt
- Spierfasciebiopt

Stansbiopt

Stansbiopsie (of ponsbiopsie) is een methode om een biopt te nemen van de huid voor histologisch onderzoek. Dit wordt gedaan met ronde biopteurs voor eenmalig gebruik, in werking te vergelijken met een appelboor. Min of meer standaard is een diameter van 3 mm, maar ook diameters van 2, 4, 6 en 8 mm worden gebruikt. Deze manier van biopsie heeft als voordeel dat de volledige dikte van de huid kan worden beoordeeld, in tegenstelling tot *shave*- of schaafbiopsie.

De indicatie voor een stansbiopt is als een biopt van volledige huiddikte gewenst is, bijvoorbeeld voor een afwijking waarbij een basaalcel- of plaveiselcelcarcinoom vermoed wordt of een vlakke huidafwijking waarvoor histologie nodig is.

Onder lokale anesthesie met lidocaïne/adrenaline wordt de huid loodrecht op huidlijnen gespreid; dan blijft na biopsie een ellipsvormige afwijking over, die zich eventueel gemakkelijk laat hechten. Men biopteert door de stansbiopteur te draaien, met weinig druk, tot in het subcutane vet. Het biopt wordt met een fijn chirurgisch pincet opgelicht of met een naaldje omhoog gewipt. Het biopt kan onder het niveau van de dermis worden afgesneden of geknipt. De wond kan eventueel met een hechting worden gesloten, afhankelijk van de grootte (diameter) van het biopt en de bloedingsneiging. Vaak voldoen steristrips of een gewone pleister.

Pas op voor een te diepe incisie. Daar waar de huid dun is (handrug, gezicht), dient men met het oog op zenuwletsel voorzichtig te zijn. Bovendien bestaat bij grotere stansen waar een rond defect wordt gesloten tot een recht litteken het risico van zogenaamde *dog ears*.

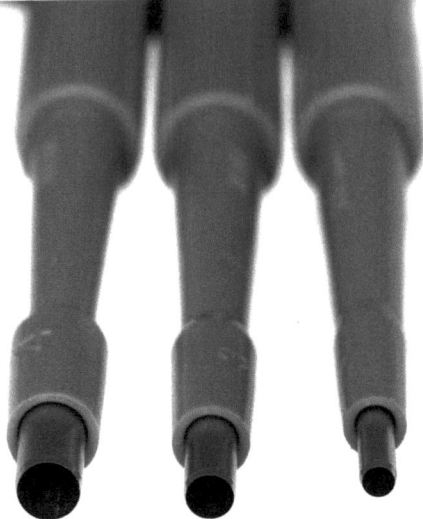

Figuur 13.1 Stansbiopt

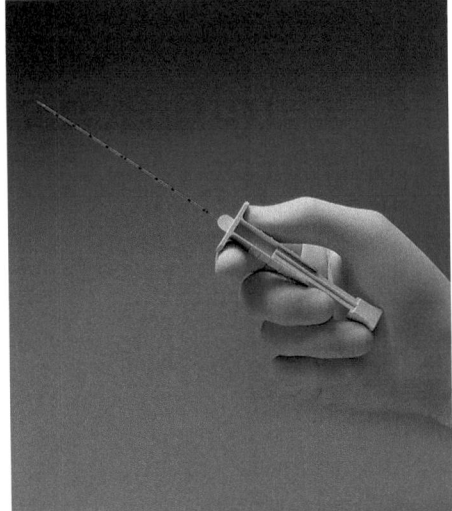

Figuur 13.2 Tru-cut biopt

Tru-cut biopt

Deze (meestal percutane) histologische naaldbiopten spelen een belangrijke rol in bijvoorbeeld de diagnostiek van mamma- en wekedelentumoren. Voor een goede Tru-cut biopsie, ook wel corebiopsie of dikkenaaldbiopsie genoemd, wordt een 14 of 16 gaugenaald gebruikt en zijn meerdere passages (3 à 5) nodig. De disposable Tru-cutnaald heeft een buitencanule en binnenste naald waarin een weefselfragment wordt gesneden, opgeslagen en verwijderd. Het grote nadeel is het feit dat de naald voor elke passage herplaatst dient te worden. Tegenwoordig wordt meestal gebruikgemaakt van een Tru-cutnaald in een automatisch pistool. Er wordt, na lokale verdoving van de huid, een steekincisie gemaakt in de huid waarna met de Tru-cutnaald uit de palpabele afwijking enkele biopten worden genomen. Aangezien het veelal om een mogelijk maligne afwijking zal gaan, dient men met de plaats van de insteekopening rekening te houden: deze dient met een eventueel latere excisie te worden verwijderd (of in het bestralingsveld te liggen) ten einde entmetastasen in het biopsiekanaal te voorkomen.

Arteria-temporalisbiopt

De gouden standaard in de diagnostiek van arteriitis temporalis is een biopt uit de a. temporalis. Diverse factoren worden geassocieerd met arteriitis temporalis, zoals polymyalgia rheumatica, een bezinking boven de 50 mm/uur, leeftijd ouder dan 50 jaar, nieuw ontstane hoofdpijn, plotselinge visusklachten en het optreden van kaakclaudicatie. Een patiënt ouder dan 70 jaar met een BSE > 80 mm/uur en hoofdpijn, kaakclaudicatie en een afwijkende arterie bij lichamelijk onderzoek heeft een kans van meer dan 90% op een positief biopt uit de a. temporalis; vaak is de indicatie voor het biopt echter zwakker.

Een kleine biopsie van ± 2 cm volstaat bij een klinisch ontstoken arterie. Als de palpatie van de craniale arteriën normaal is en er wel verdenking bestaat op een arteriitis temporalis, dan wordt soms ruimere biopsie van 3-5 cm arterielengte of zelfs een dubbelzijdige biopsie geadviseerd. Vaak wordt een blind biopt gedaan hetgeen de opbrengst van het biopt uit de a. temporalis waarschijnlijk niet ten goede komt. Bij voorkeur wordt gezocht naar een vast aanvoelende, pijnlijke, nodulair verdikte en gekronkelde arterie met soms verminderde of afwezige pulsaties. In sommige ziekenhuizen wordt ervoor gekozen om vóór het biopt eerst duplexonderzoek te laten doen. Op grond van het duplexonderzoek wordt – zo mogelijk – de meest afwijkende arterietak opgezocht en op de huid gemarkeerd. Zo kan het biopt uit de a. temporalis meer gericht plaatsvinden in de hoop de opbrengst van het biopt te vergroten.

De a. temporalis is een tak van de a. carotis externa. De begeleidende vene ligt in 80% van de gevallen enkele millimeters anterieur van de arterie. De arterie loopt omhoog van preauriculair tot ongeveer 3 cm boven het zygoma waar hij zich splitst in een frontale en pariëtale tak. De biopsieplaats wordt bepaald door palpatie; bij enkelzijdige symptomen bepalen die de biopsiekant (links of rechts). Bij voorkeur wordt de frontale tak gebiopteerd, in de zogenaamde veilige zone (ver weg van de n. facialis), op de voorste haargrens. De biopsieplaats wordt afgetekend met een chirurgische stift over ± 5 cm aangezien een incisie van enkele centimeters nodig is voor het bij voorkeur ten minste 2 cm lange biopt. Na huiddesinfectie en steriel afdekken wordt onder lokale anesthesie (lidocaïne met adrenaline) 1 cm ter weerzijden van de arterie, een incisie gemaakt pal op de arterie. Dit dient met enige omzichtigheid te gebeuren om niet meteen de arterie te laederen. Eentandshaakjes kunnen de wond openhouden waarna dunne huidsubcutislapjes kunnen worden geprepareerd en de oppervlakkige temporale fascie kan worden geopend vlak naast de arterie. De diameter van de arterie kan variëren van 1 tot 5 mm; palpatie kan identificatie vergemakkelijken. Soms is de arterie spastisch door de lokale anesthesie of manipulatie. De arterie wordt vrijgeprepareerd over ongeveer 3 cm waarna deze aan weerzijden wordt afgeklemd, doorgenomen en geligeerd met bijvoorbeeld vicryl 4.0 of 5.0. Vervolgens kan de huid intracutaan worden gesloten.

Histologisch onderzoek kan dan de klinische diagnose arteriitis temporalis bevestigen. Hierbij worden dan de volgende afwijkingen waargenomen: panarteriitis, mononucleair infiltraat door alle lagen, granulomen met T-cellen en macrofagen, reuscellen aanwezig in de buurt van de membrana elastica interna gepaard met fragmentatie, vaak intimahyperplasie met concentrische lumenvernauwing. De temporalisbiopsie is niet altijd positief, ook al pleiten de kliniek en het beloop sterk voor een arteriitis temporalis. Hierbij kan een rol spelen dat de arteriitis temporalis vaak vrij vlekkig verdeeld is over de arteriën, alsook dat er een (te) lang interval kan bestaan tussen start van de behandeling met corticosteroïden en het uitnemen van het biopt.

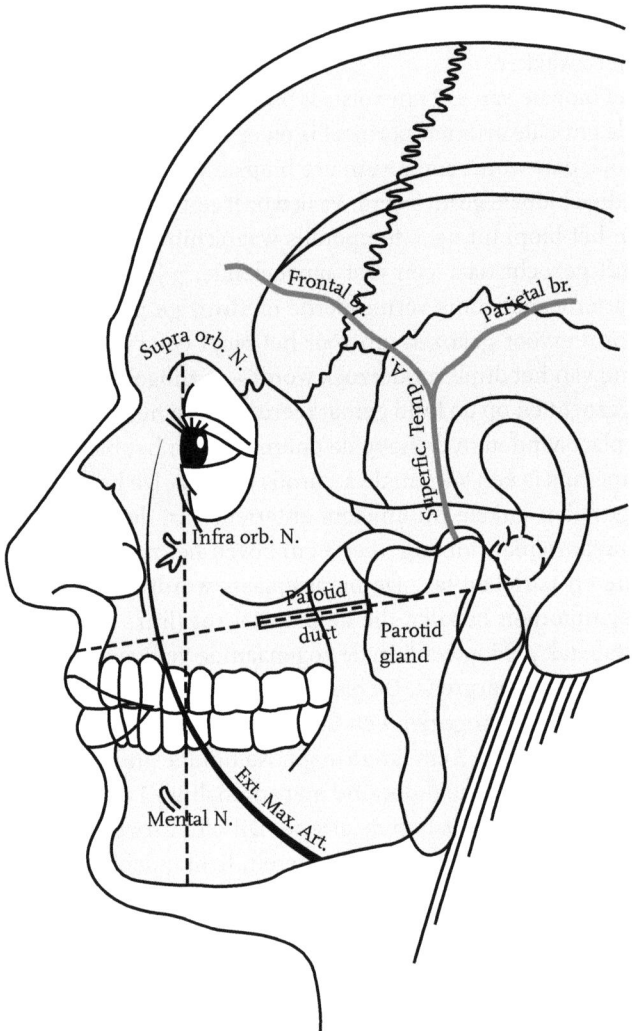

Figuur 13.3   Verloop van de arteria temporalis

Nervus-suralisbiopt

Bij een vasculitis van het perifere zenuwstelsel kan de diagnose alleen met zekerheid gesteld worden indien de vasculitis is aangetoond via een zenuw- en/of spierbiopsie. Hierbij moet rekening worden gehouden met het feit dat de patiënt nogal eens last houdt van zo'n biopsie, de sensitiviteit waarschijnlijk vrij laag is indien er veel onduidelijkheid bestaat over de oorzaak van de klachten, terwijl de uitslag bij een zeer sterke klinische verdenking het therapeutisch beleid waarschijnlijk niet meer zal beïnvloeden.

Indien toch besloten wordt te biopteren heeft een biopt van een zuiver sensibele zenuw de voorkeur. Het biopteren van de n. suralis is technisch relatief het eenvoudigst. De zijde die ook afwijkingen laat zien bij EMG-onderzoek geniet de voorkeur. In het algemeen geldt dat er een sterke voorkeur bestaat om slechts een klinisch aangedane zenuw te biopteren. Verder is het aan te raden om – indien mogelijk – in één sessie naast het zenuwbiopt gelijktijdig een biopt te nemen uit een spier, bijvoorbeeld uit de m. peroneus. Dit heeft een voordeel omdat een dergelijk gecombineerd biopt frequenter afwijkingen laat zien.

Techniek van het n. suralisbiopt. Door compressie halverwege de kuit stuwt de v. saphena parva, een betrouwbaar 'landmark' voor het lokaliseren van de n. suralis, en wordt zichtbaar of palpabel in de groeve tussen de laterale malleolus en de achillespees. De n. suralis ligt meestal mediaal van de vene. Vervolgens wordt, na lokale anesthesie van de huid en subcutis achter de laterale malleolus, een incisie over het verloop van de v. saphena parva geplaatst. Na openen van de fascie van Scarpa en retractie van de vene naar lateraal wordt de nervus zichtbaar mediaal van de vene. Het proximale uiteinde van de nervus wordt geïnfiltreerd met 0,2 ml lidocaïne 0,5%. Vervolgens wordt de zenuw scherp vrijgeprepareerd uit het omgevende weefsel en geligeerd en doorgenomen ter plaatse van de lokale lidocaïne-infiltratie. Voor zowel licht- als elektronenmicrosopisch onderzoek volstaat een lengte van het biopt van 2,5 cm. Het biopt dient op een vochtig gaasje met fysiologisch zout direct voor PA-onderzoek te worden ingestuurd.

Spierfasciebiopt

Bij diverse ziekten van het zenuw- of spierstelsel wordt voor de diagnose een spier(fascie)biopsie gedaan. Dit dient bij voorkeur in een hierin gespecialiseerd centrum plaats te vinden, omdat hier ook materiaal wordt ingevroren, waarop later immunohistochemisch onderzoek kan plaatsvinden – dit is niet mogelijk op paraffinecoupes – en materiaal wordt ingebed in kunstharsen voor eventueel elektronenmicroscopisch onderzoek. Met de gebruikelijke histologische en histochemische kleuringen kunnen myositis (dermatomyositis, polymyositis en *inclusion body* myositis), spierdystrofie, mitochondriale myopathie, congenitale myopathie en een neurogene stoornis worden aangetoond of uitgesloten. Met behulp van aanvullende immunohistochemische dan wel biochemische bepalingen kan het oorzakelijke deficiënte eiwit worden aangetoond. Dit is met name van belang bij duchenne- en beckerspierdystrofie (dystrofine) en de verschillende vormen van de autosomaal recessief overervende *limb-girdle*-dystrofieën.

Meestal wordt voor de biopsie de m. vastus lateralis gebruikt, maar ook andere spiergroepen (biceps, deltoideus, quadriceps) komen in aanmerking, al naar gelang de vraag van de neuroloog. Bij verdenking op inflammatoire myopathie wordt ook de fascie gebiopteerd. Lokaliseer de plaats van het biopt: ± 20 cm boven de laterale rand van de patella op de denkbeeldige lijn tussen deze rand en de spina iliaca anterior superior. Scheer indien nodig het overtollige haar weg en desinfecteer de plaats van het biopt. Verdoof de huid (lidocaïne 2% zonder adrenaline) en de onderliggende fascie. Infiltreer niet de spier en gebruik geen diathermie tot het biopt is verwijderd! Maak een incisie van enkele centimeters en excideer de fascie ovaalvormig. Neem het biopt van de spierbuik, in tweevoud met elk een lengte van ongeveer 1-2 cm en 0,5-0,8 cm dik. Speciale, ovaalvormige spierklemmen zijn hiervoor beschikbaar. Stuur het biopt op een vochtig gaas met fysiologisch zout direct voor (elektronen)microscopisch onderzoek naar het PA-laboratorium.

LITERATUUR
Zuber TJ. Punch biopsy of the skin. Am Fam Phys 2002;65:1155-8, 1161-2, 1164, 1167-8
Albertini JG, et al. Temporal artery biopsy in a dermatologic surgery practice. Dermatol Surg 1999;25:501-8
Bevilacqua NJ, et al. Technique of the sural nerve biopsy. J Foot Ankle Surg 2007;46:139-42.

14 Lijnen en drains

- Infuus
- Centraalveneuze katheters
- Venasectie
- Port-a-Cath
- Thoraxdrain
- Verblijfskatheter

Infuus

Infuusnaalden zijn verkrijgbaar in diverse diameters. Afhankelijk van de indicatie en kwaliteit van de vene kan uit de volgende kleuren worden gekozen. Zie hiervoor tabel 14.1.

Techniek voor het inbrengen van een infuus

Kies voor het inbrengen van het infuus een geschikte locatie, bijvoorkeur de niet-dominante arm. Hierbij verdient de hand of onderarm de voorkeur. Bij infusen in de elleboogsplooi moet deze min of meer gestrekt worden gefixeerd. Andere mogelijk-

Tabel 14.1 Infuusnaalden: kleur, dikte, indicatie

Kleur	Dikte		Indicatie
	gauge	mm	
wit	17g	1,4 mm	snel, veel, viskeus
groen	18g	1,2 mm	veel, bloedproducten
roze	20g	1,0 mm	2-3 ltr, medicatie
blauw	22g	0,8 mm	langdurige medicatie, kinderen
geel	24g	0,6 mm	kinderen, pasgeborenen, ouderen
zwart	26g	0,5 mm	pasgeborenen, ouderen

heden zijn de voetrug en het onderbeen, maar hierdoor wordt een patiënt relatief immobiel. Breng eerst een stuwband op de bovenarm aan en stuw zodanig dat de veneuze afvloed belemmerd wordt en venen stuwen. Lokaliseer de vene en bepaal de punctieplaats. Desinfecteer de punctieplaats met jodiumoplossing 1% in 70%-alcoholoplossing of 0,5%-chloorhexidineoplossing in 70%-alcoholoplossing en laat deze drogen aan de lucht. Pak de venfloninfuusnaald vast en houd de venflon bij een vleugeltje en het dopje vast waarbij men zicht blijft behouden op de bloedkamer. Prik bij voorkeur in een 'vorkje' of 'T-splitsing'; dit verhoogt de trefkans en voorkomt snel wegrollen. Trek met je niet-dominante hand, onder de plaats van aanprikken, de huid strak om wegrollen te voorkomen. Prik met de naald 5-10 mm van het vat subcutaan in het niveau van de vene. Prik de vene zodanig aan dat de bloedkamer zich vult. Voer de venflon nog een paar millimeter op zodat ook de plastic katheter zich in de vene bevindt. Houd hierbij de ovale opening naar boven gericht zodat de naald over de binnenzijde van de vene glijdt zonder deze aan de achterkant te perforeren! Trek de binnennaald nu iets terug (en draai deze een kwart slag) en controleer of er bloed terug komt. Voer door middel van het dopje en de zijvleugeltjes van de venflon de canule op in de richting van het vat, zodat de gehele canule zich nu in het vat bevindt. Maak de stuwband of bloeddrukmanchet los. Een goede fixatie is belangrijk, omdat bewegingen van de canule mechanische irritatie kunnen veroorzaken. Fixeer de venflon door de zijvleugels met twee strips vast te plakken. Hierover kan een Tegaderm® pleister worden geplakt waardoor de insteekplaats zichtbaar blijft. Verwijder de binnennaald en spuit het infuus met behulp van een spuit, gevuld met fysiologisch zout, door. Controleer hierbij of er geen zwelling ontstaat hetgeen wijst op het subcutaan lopen van het infuus.

Centraalveneuze katheters

Centraalveneuze katheters (CVK's) worden onder andere gebruikt om voeding en grote hoeveelheden vocht toe te dienen en voor het meten van de centraalveneuze druk. CVK's worden ook gebruikt voor het toedienen van infusievloeistof waaraan geneesmiddelen zijn toegevoegd die bij toediening via een perifeer infuus een zeer grote kans op flebitis geven of waarvan langdurige toediening noodzakelijk is. Soms wordt een CVK ingebracht bij patiënten bij wie het technisch niet mogelijk is een perifeer infuus in te brengen. Onderscheid kan worden gemaakt tussen centraalveneuze katheters voor de lange en korte termijn. Onder de kortetermijnkatheters worden onder meer de niet-getunnelde subclavia- en jugulariskatheters verstaan. De langetermijnkatheters zijn voorzien van een subcutaan manchet (*cuff*) van dacron en worden zodanig heelkundig ingebracht dat de centrale vene pas bereikt wordt na een traject door de subcutis: het zogenoemde 'tunnelen' (hickman-, broviackatheters). De langetermijnkatheters gaan met minder infecties gepaard dan de kortetermijnkatheters. Implanteerbare langetermijnkatheters met een subcutane injectiekamer (Port-a-Cath) worden apart besproken.

Het infectierisico op de middellange en lange termijn is het hoogst voor de v. femoralis, lager voor de v. jugularis en het laagst voor de v. subclavia. De v. jugularis heeft als voordeel dat de inbrengprocedure (in vergelijking met de v. subclavia) technisch relatief eenvoudig is. Het traject waarlangs de lijn moet worden opgevoerd bevat weinig of geen bochten, en het aanprikken van de v. jugularis interna verloopt vaak sneller en met minder acute complicaties dan het aanprikken van de v. subclavia. Nadelen zijn meer bewegingbeperking voor de patiënt, iets meer problemen met de verzorging van de lijn, en bij een verblijfsduur > 5 dagen een grotere kans op infecties. De v. jugularis heeft voordelen in noodsituaties waarbij snel inbrengen vereist is. Ook wanneer slechts een kort verblijf in situ te verwachten is (perioperatief), of indien er contra-indicaties zijn voor het gebruik van de v. subclavia, zoals stollingsstoornissen, (dubbelzijdige) longproblemen, hogedrukbeademing of veranderde anatomie van het subclaviagebied, ligt de keuze voor de v. jugularis meer voor de hand. Voor langdurige behandelingen verdient in de meeste gevallen de v. subclavia juist de voorkeur. Er is relatief weinig bewegingsbeperking voor de patiënt, het infectierisico is lager en de kans op andere langetermijncomplicaties is eveneens wat kleiner.

Bij noodzaak voor nierfunctievervangende therapie of plasmaferese wordt soms de voorkeur gegeven aan de v. femoralis wegens de grote diameter van dit vat en de mogelijkheid voor grote volumeverplaatsingen in korte tijd. Aanprikken van de v. femoralis kan lastig zijn door het gebrek aan anatomische oriëntatiepunten. Verder zijn er meer bewegingsbeperkingen voor de (wakkere) patiënt en is er een hoger infectierisico bij langer verblijf, mede door de hogere kolonisatiegraad van de huid in de liesregio vergeleken met die in de hals/schouderregio. Een ernstige (potentieel dodelijke) complicatie is het optreden van een retroperitoneale bloeding, die tijdens het aanprikken van de vene of tijdens het inbrengen van de CVK kan ontstaan en vaak (lang) onopgemerkt blijft.

Het inbrengen van een CVK wordt meestal gedaan door het vat aan te prikken, maar kan ook gebeuren via venasectie. Degene die de katheter inbrengt, draagt steriele handschoenen, een steriele jas, een mondneusmasker en een (operatie)muts. Andere personen die bij de ingreep aanwezig zijn, dragen ten minste een mondneusmasker en een muts. Het gebied rondom de insteekopening wordt ruim afgedekt met steriele doeken, zodat het mogelijk is om aseptisch met de katheter te manipuleren. De patiënt draagt zo nodig een muts als ruim afdekken niet voldoende is, bijvoorbeeld bij lang haar. Er wordt een ruim steriel veld gecreëerd voor de benodigdheden. De kans op latere katheterinfecties is sterk afhankelijk van het aantal bacteriekolonies op de huid ter plaatse van de inbrenglocatie. De huid dient daarom zorgvuldig te worden gedesinfecteerd, bij voorkeur met chloorhexidine. Hoewel het bewijs hiervoor minder sluitend is dan men zou denken wordt in het algemeen aangeraden CVK's onder maximaal steriele omstandigheden (*full barrier precaution*) in te brengen. Het chirurgisch inbrengen van CVK's op de operatiekamer door middel van venasectie leidt niet tot minder infectierisico, integendeel: naast de hogere kosten en het beslag op OK-capaciteit neemt de kans op complicaties juist toe. Onduidelijk is of dit ook geldt voor het plaatsen van getunnelde CVK's, hoewel ook hier percutaan inbrengen minstens even effectief en veilig lijkt als chirurgisch plaatsen (mogelijke uitzondering: Port-a-Cath-katheter). De katheter wordt pas ingebracht wanneer het desinfectans is opgedroogd. Wanneer herhaalde pogingen nodig zijn om de naald in te brengen, wordt steeds een nieuwe naald gebruikt. Er dient van uit te worden gegaan dat de naald, ondanks desinfectie van de huid, bij het aanprikken besmet wordt met onder meer residente huidflora.

Als voorbeeld geven wij hier het inbrengen van een subclaviakatheter. Bij jugularis- en lieskatheters zijn er andere chirurgische 'landmarks'. De zogenaamde seldingertechniek voor het inbrengen van de katheters is daarentegen op alle plaatsen gelijk. De patiënt ligt in lichte trendelenburgpositie (hoofd naar beneden) met het hoofd enigszins naar de andere zijde gedraaid. Een kussentje tussen de schouderbladen is obsoleet. Op geleide van het jugulum en het sleutelbeen wordt 2 cm onder de bocht in de laterale clavicula de huid aangeprikt en wordt de naald tot op het bot gebracht (zie figuur 14.1). Dan volgt exprimatie van de eventueel aanwezige huid- of periostplug uit de naald. Op geleide van de clavicula wordt de naald nu gedraaid tot net onder het bot met de punt van de naald richting het jugulum. Ter oriëntatie verdient het aanbeveling een vinger van de niet-prikkende hand in jugulo te houden. Nu wordt langzaam, al aspirerend, de naald richting de vinger in jugulo geavanceerd. Bij aspiratie van veneus bloed wordt de naald gefixeerd en wordt door de naald de voerdraad opgevoerd tot in het hart. Op het ECG zijn vaak kortdurend hartritmestoornissen waarneembaar. Nu wordt de naald verwijderd en de dilatator, na verwijden van de insteekopening met een gepunt mesje, over de voerdraad draaiend ingebracht. Zorg ervoor dat de voerdraad altijd wordt vastgehouden zodat deze niet per abuis met het opvoeren van de dilatator geheel in de patiënt wordt opgeschoven! Nu kan de dilatator worden verwijderd waarna de katheter over de voerdraad wordt ingebracht tot de gewenste diepte (overgang v. cava superior-rechter atrium). Ten slotte wordt de voerdraad verwijderd en het systeem doorgespoeld en aangesloten. Nadat de huid opnieuw is gedesinfecteerd en het desinfectans is gedroogd, wordt de insteekplaats afgeplakt met steriel gaas of infuusfolie (www.wip.nl; www.nvic.nl). In veel klinieken is het gebruikelijk om na CVK-plaatsing of wisselen over een voerdraad een thoraxfoto te maken om de ligging van de katheter te controleren en om eventuele complicaties uit te sluiten. Bij een ongecompliceerd verlopen procedure en een stabiele patiënt is de waarde van zulke routinematig gemaakte controlefoto's beperkt. De kans op malpositie na een gemakkelijke inbrengprocedure is klein, met name indien een katheter met kleinere diameter is gebruikt, en de kans op belangrijke beleidswijzigingen op grond van de foto is minimaal. Dit geldt in versterkte mate voor ongecompliceerd verlopen wisseling van een CVK over een voerdraad; hier is het maken van controlefoto's zinloos.

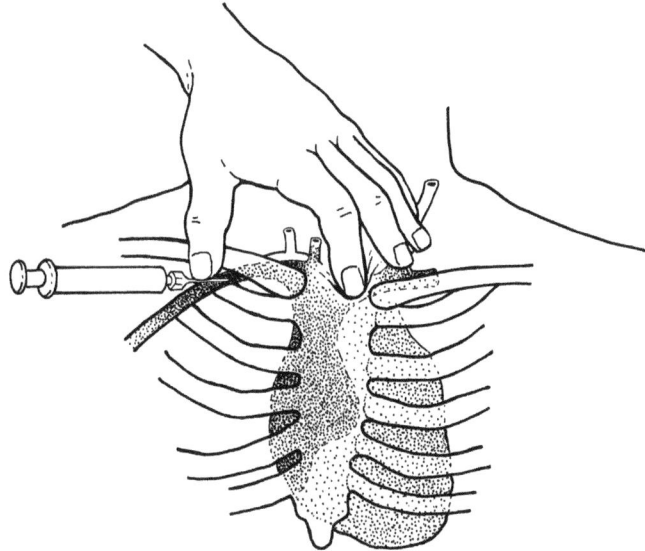

Figuur 14.1   Aanprikken van de v. subclavia.

Venasectie

De venasectie als toegang tot de bloedbaan is maar zelden nodig. Voor spoedgevallen is het relatief tijdrovend en verdient bijvoorbeeld een jugularis- of lieslijn de voorkeur. Onder lokale verdoving wordt een vene opgezocht en gecannuleerd; de voorkeursplaats is meestal de v. saphena magna net boven de mediale malleolus.

Port-a-Cath

Een Port-a-Cath is een volledig implanteerbaar systeem waarmee eenvoudig toegang tot het veneuze systeem is te verkrijgen. Het bestaat uit een door een siliconenrubberen membraan afgesloten injectiekamer (de 'Port') waar een centraalveneuze katheter op is aangesloten. De injectiekamer wordt onderhuids geïmplanteerd, meestal op de thorax of bovenarm, waar het op de fascie net onder de huid ligt en duidelijk palpabel is. De katheter wordt meestal via de v. subclavia ingebracht zoals hierboven beschreven. Het uiteinde van de katheter wordt op de overgang van v. cava superior/rechter atrium gelegd. Het gehele systeem wordt gevuld met heparinewater.

Figuur 14.2   Port-a-Cath

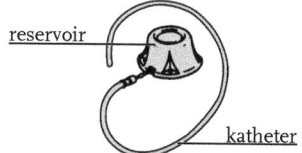

De implantatieprocedure is een relatief kleine ingreep die weliswaar onder strenge asepsis, maar wel onder lokale verdoving kan geschieden. Tot het plaatsen van een Port-a-Cath wordt vaak besloten bij mensen die een groot aantal intraveneuze behandelingen gaan krijgen in korte tijd, vooral als het om voor de vaatwand prikkelende stoffen gaat, of als er weinig venen zijn die makkelijk kunnen worden aangeprikt.

Hier volgt in het kort de procedure van het inbrengen: onder steriele omstandigheden op de operatiekamer wordt de ingreep verricht. De ingreep kan onder lokale verdoving of algehele anesthesie plaatsvinden, afhankelijk van de voorkeur van patiënt en operateur. De patiënt ligt onder steriele doeken met de tafel in trendelenburgligging. Een verpleegkundige houdt bij voorkeur contact met de patiënt bij een ingreep onder lokale anesthesie. Het kastje wordt gevuld met een heparineoplossing. Als de v. subclavia is aangeprikt met een naald, wordt door de naald een flexibele voerdraad opgevoerd (zie boven: de seldingertechniek). Hieroverheen wordt een dubbel systeem opgevoerd dat bestaat uit een splijtnaald (*peel-away-sheet*) en een dilatator die bedoeld is om het bloedvat en de weke delen eromheen iets op te rekken zodat de katheter er makkelijk doorheen glijdt. Hierna wordt de dilatator met de voerdraad verwijderd en wordt in de splijthuls de katheter opgevoerd. Hierna wordt de splijthuls uit elkaar getrokken en verwijderd. Met een röntgenapparaat wordt de positie van de tip van de katheter bepaald: idealiter vlak boven de overgang naar het rechter atrium. Met een spuitje wordt de doorgankelijkheid van de katheter getest, waarna de katheter onderhuids getunneld wordt naar de plaats waar het kastje zal komen. Een verbinding met het kastje wordt gemaakt en dit wordt vervolgens onderhuids op de fascie van de m. pectoralis geplaatst en op enkele plaatsen vastgehecht. Er dient maar een geringe hoeveelheid vetweefsel zich te bevinden tussen de Port en de huid zodat de Port goed palpabel en aan te prikken blijft. Bij adipeuze patiënten verdient het soms de voorkeur de Port te plaatsen op het sternum. Na afloop wordt nog een controleröntgenfoto gemaakt.

Als het systeem enige tijd niet gebruikt wordt, moet het geregeld worden doorgespoten met heparinewater om stolling te voorkomen. Als het systeem helemaal niet meer gebruikt wordt, kan het eenvoudig onder plaatselijke verdoving worden verwijderd. Dit is veel minder belastend dan het inbrengen en kan poliklinisch onder lokale verdoving gebeuren.

Thoraxdrain

Het doel van een thoraxdrain is het afvoeren van lucht en/of vocht uit de thoraxholte om de long te laten ontplooien en/of ontplooid te houden. De thoraxdrain wordt bij voorkeur ingebracht volgens het ATLS®-principe zonder zogenaamde 'breinaald'-techniek. Er wordt gedesinfecteerd en, als de tijd het toelaat, wordt lokale anesthesie toegepast. Er wordt gebruikgemaakt van de thoraxdrainageset. Hierin bevindt zich een steriel plastic dat als steriel veld gebruikt kan worden. De keuze van de draindikte wordt bepaald door de te behandelen thoraxlaesie: in geval van een pneumotho-

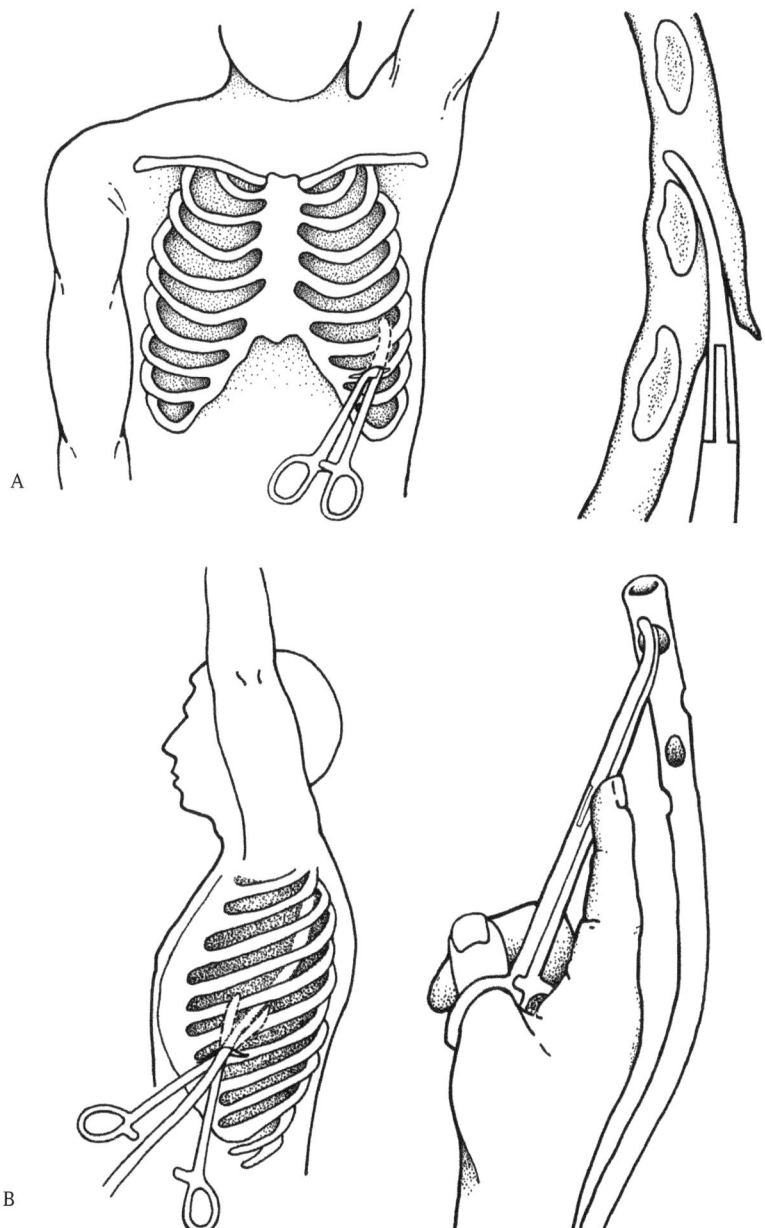

Figuur 14.3 Thoraxdrain. A Met de schaar wordt de incisie verdiept tot op een rib en bovenlangs de rib.
B Het laatste stuk wordt digitaal met een borende vinger verricht of met een klem die op de set zit.

rax Ch 20, bij een hematothorax ten minste Ch 28. Bij kinderen kan een losse, minder dikke drain worden gekozen. In geen geval mag de daarin aanwezige 'breinaald' gebruikt worden gezien de kans op iatrogene schade. In het algemeen geldt bij trauma's dat de dikst mogelijke drain wordt gekozen aangezien door bloed in de drain hier gemakkelijk verstoppingen kunnen optreden – vooral bij dunnere drains. De entreeplaats is op tepelhoogte; juist voor de midaxillairlijn wordt een ruime dwarse incisie gemaakt. Met het mes wordt de incisie verdiept tot op een rib, daarna wordt de incisie nog verder verdiept tot halverwege een ribdikte, bovenlangs. Het laatste stuk wordt digitaal met een borende vinger verricht of met een klem die op de set zit (zie figuur 14.3A). Na controle met de vinger dat de thoraxholte is bereikt door de binnenzijde van de pleura af te tasten, wordt een drain met een klem langs de vinger opgevoerd (zie figuur 14.3B). De blauwe voerder kan eventueel een klein eindje in de drain worden gestoken, maar mag hier absoluut niet uitsteken. Let op dat hij niet in de drain verschuift. De drain wordt ten behoeve van een luchtdrainage naar craniaal gericht. Bij een drainage ten behoeve van een hematothorax dient positionering naar caudaal en dorsaal te zijn. Soms kan het noodzakelijk zijn om twee drains te plaatsen! De drain wordt ten minste zover opgevoerd totdat het laatste gat van de drain in de thoraxholte ligt. De drain wordt nu vastgehecht, waarbij men erop moet letten dat de drain niet meer over de hechting kan schuiven. Het is nu het veiligst om de drain ook nog vast te plakken met bruine pleister. Tevens kan het handig zijn een U-hechting rond de insteekopening te plaatsen welke bij drainverwijdering kan worden aangetrokken en geknoopt. Nadat de drain is aangesloten op het drainagesysteem dient ook deze aansluiting te worden beveiligd met een lengtepleister. Positioneer de slang over de patiënt om te voorkomen dat hij wordt afgedrukt. Controle op een juiste ligging geschiedt door het ausculteren van de thorax en het observeren van de drain en het opvangsysteem. De drain hoort te 'beslaan' als gevolg van het temperatuurverschil tussen binnen en buiten.

Verblijfskatheter

De benodigdheden voor blaaskatheterisatie zijn: katheterisatieset met opvangbakje voor urine, een beschermmatje, een bakje met steriele deppers, steriele handschoenenen een spuit gevuld met (meestal) 10 ml water. Verder een afvalbak, de verblijfskatheter, onsteriele handschoenen, steriel glijmiddel met anestheticum, steriel gaas en eventueel een katheterrekje met urineopvangzak en fixatiemateriaal.

Het glijmiddel dat vooraf wordt ingebracht in de urethra, heeft een aseptische en pijnstillende werking en zorgt ervoor dat de blaaskatheter soepel naar binnen kan glijden. Bij mannen en vrouwen wordt ook wat glijmiddel op de bovenste helft van de katheter gespoten. Let erop dat er steeds glijmiddel tussen de urethramond en de blaaskatheter zit. Spuit zonodig bij. Pak de penis met de niet-dominante hand aan de onderkant van de glans penis vast met duim en wijsvinger (op 2 en 10 uur). Hiermee wordt voorkomen dat de urineleider wordt dichtgedrukt. Strek de penis. Let erop dat de voorhuid nog steeds naar achteren is geschoven. Spuit een klein beetje glijmiddel rond de urethramond met de katheteriserende hand zonder dat de katheteriserende hand hierbij onsteriel wordt. Plaats de spuitmond in de urethramond en spuit ± 5 ml van het glijmiddel rustig in de urethra. Zonodig kunt u hierbij de urethramond iets openen met de duim en wijsvinger. Verwijder de spuit terwijl u met de duim en wijsvinger van de niet-dominante hand de urethra, door middel van lichte druk dichtknijpt, zodat het anestheticum zijn werk kan doen. Vanaf dit moment is de niet-dominante hand niet steriel meer! De dominante hand dient steriel te blijven. Pak de blaaskatheter met de dominante hand op ongeveer 5 cm van de punt vast met duim en wijsvinger en breng het uiteinde van de blaaskatheter tussen pink en ringvinger, zodat de blaaskatheter in een lus staat. Hiermee maakt deze zo min mogelijk kans in contact te komen met de niet-steriele omgeving, zoals de benen van de patiënt of het bed. Dit is niet altijd mogelijk: wanneer u alleen bent, heeft u hiervoor twee handen nodig en zou u met de niet-steriele hand de katheter moet vastpakken. In dat geval kiest u ervoor bij het inbrengen het uiteinde van de katheter in het steriele bakje dat tussen de benen van patiënt staat, te laten hangen. Wanneer u niet alleen bent, kan de assistent de katheter in een lus aangeven. Laat de druk die u tot nu toe uitoefende op de urethra los en breng daarna de katheterpunt in de urethramond. Blijf de penis goed strekken met uw niet-katheteriserende hand. Schuif de blaaskatheter in een glijdende beweging voorzichtig in de urethra, tot de splitsing. Enige weerstand bij de prostaat is normaal. Indien weerstand gevoeld wordt tijdens het inbrengen, houdt dan de blaaskatheter in de positie waar druk gevoeld wordt enkele seconden vast, terwijl u de patiënt laat zuchten, praten of hoesten (ter ontspanning) en schuif hem vervolgens rustig verder. Door de blaaskatheter enkele seconden te fixeren op de plaats van de weerstand, treedt meestal verslapping van de sfincter op, waardoor verder inbrengen mogelijk wordt. Bij pijn, abnormale weerstand, het optreden van bloedingen of andere complicaties dient u de handeling te beëindigen. Zorg dat de blaaskatheter ver genoeg is doorgeschoven, bij mannen tot de splitsing van de katheter en tot er urine komt, zodat de ballon met zekerheid de blaashals is gepasseerd. Zorg ervoor dat u de omliggende (onsteriele) weefsels niet raakt met de blaaskatheter. Gebruik het bijgeleverde spuitje met gedestilleerd water om de ballon te vullen. Gebruik geen kraanwater omdat hierin kristallen kunnen ontstaan die het toevoerkanaal naar de ballon kunnen verstoppen. Vul de ballon als de katheter is ingebracht tot de splitsing (bij mannen) en urine afloopt. Door het glijmiddel rondom de top van de blaaskatheter kan het even duren voordat de urine afvloeit. Sluit de spuit met steriel water aan op het ventiel dat verbonden is met de ballon en vul de ballon met het aantal ml dat op het ventiel van de katheter staat aangegeven (meestal 10 ml). Als er geen urine komt, dan moet vastgesteld worden of de blaas leeg is. Dit kan bijvoorbeeld door de blaas via de katheter te spoelen met 50 ml fysiologisch zout en een blaasspuit. Als deze vloeistof makkelijk in en uit de katheter spoelt dan moet de katheter goed gepositioneerd zijn en was de blaas dus leeg. Zorg voor een steriele verbinding tussen

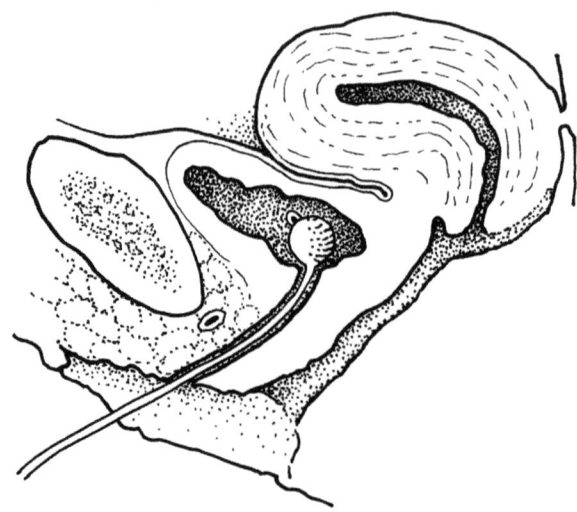

Figuur 14.4 Blaaskatheter bij de vrouw.

aansluitstuk van de katheterzak en het uiteinde van de blaaskatheter. In een gesloten systeem kunnen geen micro-organismen binnendringen. Na het inbrengen van de katheter moet u de voorhuid van de penis terugschuiven om parafimosis (Spaanse kraag) te voorkomen. Een verblijfskatheter, die langdurig in situ blijft, dient bij voorkeur van *full*-silicone materiaal te zijn of silicone elastomeer. Indien de katheter van silicone elastomeer materiaal is (ziekenhuisstandaardkatheter), kan de katheter 2 maanden in situ blijven en met een *full*-silicone katheter zelfs 3 maanden. Bij vrouwen is het inbrengen over het algemeen iets eenvoudiger (figuur 14.4).

LITERATUUR
Chappell S, Vilke GM, Chan TC, Harrigan RA, Ufberg JW. Peripheral venous cutdown. J Emerg Med 2006;31:411-6
Chen H, Sola JE, Lillemoe KD (eds). Manual of common bedside surgical procedures. Baltimore: Williams and Wilkins, 1996
Jonge E de. Het inbrengen van centraalveneuze katheters en patiëntveiligheid. Ned Tijdschr Geneeskd 2007;151:226-7
Polderman KH. Richtlijnen voor het gebruik van centraal veneuze katheters. NVIC Monitor 2001;Dec:15-21.
Tang ATM, Velissaris TJ, Weeden DF. An evidence-based approach to the drainage of the pleural cavity: evaluation of best practice. J Eval Clin Pract 2002;8:333-40.

INTERNET
www.nvic.nl
www.wip.nl

15 Varices van de onderste extremiteit

- Classificatie
- Symptomatologie
- Diagnostiek
- Indicatiestelling
- Behandeling
  - conservatief
  - sclerotherapie
  - operatie

Inleiding
Varices of spataders zijn sacculaire uitbochtingen van onderhuidse venen die veelal een kronkelend verloop vertonen. Men spreekt van varicosis wanneer multipele varices aanwezig zijn.

Varicosis is een ziekte die voorkomt sinds de mens in rechtopstaande staat leeft. Zo vermeldt Haneveld een 'open been' bij een Egyptische mummie uit het nieuwe koninkrijk (1580-1085 voor Christus), waarschijnlijk veroorzaakt door varicosis. Deze ziekte komt voor bij ongeveer 50% van de volwassen Europese bevolking. Ook wordt zij al sinds de klassieke oudheid bestreden. Galenus, een Griek in Romeinse dienst, had al een operatieve behandeling bedacht die zeer veel leek op de huidige, meest gangbare techniek.

Indeling
Men kan de varices indelen naar hun ontstaan of naar hun klinische voorkomen. Hiervoor is de CEAP-classificatie bedacht:
C klinische presentatie;
E etiologie;

A anatomie;
P pathofysiologie (zie tabel 15.1)

Voor de dagelijkse praktijk zal de classificatie in C meestal voldoende zijn.

Indeling naar klinisch beeld
De varices worden benoemd naar het stroomgebied waar zij zich bevinden: stamvarices, uitgaande van de vena saphena magna/parva, zijtakvarices, reticulaire varices en bezemrijsvarices, uitgaande van de dermale vaatplexus.

Ongeveer 30% van de varicespatiënten heeft stamvaricosis (insufficiëntie van v. saphena magna en/of parva) die overigens bij mannen en vrouwen gelijkelijk voorkomt.

Indeling naar etiologie
Men onderscheidt *primaire* varices, dat wil zeggen 'gewone' spataders, waarvan nog steeds niet geheel duidelijk is hoe zij ontstaan. Erfelijkheidsfactoren, beroepsmatige bezigheden, obesitas en hormonale factoren (zwangerschappen) spelen hierbij een rol. Daarnaast kent men *secundaire* varices, optredend als gevolg van veranderde drukverhoudingen, meestal ten gevolge van een doorgemaakte diepe veneuze trombose. Het trombotisch proces heeft de kleppen in de diepe venen beschadigd, waardoor een verhoogde druk ontstaat die op zich weer klepinsufficiëntie elders kan opwekken, met als gevolg varices. Hetzelfde geldt voor het congenitaal ontbreken van kleppen.

Indeling naar pathofysiologie
Venen hebben in tegenstelling tot arteriën kleppen, die er voor zorgen dat het bloed naar het hart terugvloeit, waarbij de vis à tergo en de vis à fronte alsmede de veneuze vaattonus tevens een rol spelen.

De spierpomp speelt eveneens een zeer belangrijke rol bij de veneuze afvoer van het bloed. Tijdens een spiercontractie worden de diepe venen leeggeperst, waardoor het bloed zich dankzij de veneuze kleppen in de richting van het hart zal bewegen. Bij ontspanning van de spieren zullen diezelfde kleppen ervoor zorgen dat het bloed niet terugvloeit. Voor de afvloed van het bloed uit het been speelt deze kuitspierpomp de voornaamste rol, daarbij geholpen door voetspier- en dijbeenspierpomp.

Functioneren de kleppen niet goed meer, dan kunnen problemen ontstaan met de bloedafvoer. Zijn de aderen te wijd, dan kunnen de kleppen zich niet goed sluiten, waardoor een terugvloed (reflux) optreedt. Ook na een doorgemaakte trombose met als gevolg klepdestructie zal na rekanalisatie van het getromboseerde deel een kleploze pijp het resultaat zijn die het bloed ongehinderd zal laten terugvloeien. Soms is hogerop ook nog een afsluiting aanwezig waardoor de afvloed sterk belemmerd wordt en veneuze hypertensie in het onderbeen ontstaat, die ondanks het gebruik van de kuitspierpomp niet zal verminderen.

Tabel 15.1   CEAP in overzicht

C		E		A		P	
C0	geen zichtbare of palpabele afwijkingen						
C_1	reticulaire venen	E_c	congenitaal	A_s	superficieel	Pr	reflux
C_2	varices	E_p	primair	A_d	diep/perforerend	P_o	obstructie
C_3	oedeem	E_s	secundair				

A_s variëert van 1-5, afhankelijk van de lokalisatie en A_d van 6-16, afhankelijk van de plaats van het probleem in de diepe vene.

De aanwezigheid van een ulcus cruris bewijst met bijna absolute zekerheid dat de veneuze circulatie ernstig gestoord is. Uiteraard kunnen al deze bovengenoemde afwijkingen in combinatie voorkomen, leidend tot het beeld van een oedemateus, bruin gepigmenteerd onderbeen met verspreid grote en kleinere geslingerde uitgezette venen.

Symptomatologie

Het typisch veneuze klachtenpatroon bestaat uit een vermoeid gevoel in de benen, in de loop van de dag in sterkte toenemend en kuitkrampen gedurende de nacht; kloppende, stekende of gloeiende pijn in de spataderen en (peri)menstrueel optredende pijn.

Oedemen ontstaan bij primaire varicosis eigenlijk nooit. Bij secundaire varicosis daarentegen wel (insufficiënte vv. perforantes al of niet het gevolg van een diepe veneuze trombose of diepe veneuze insufficiëntie). Maar vaak is de enige klacht dat het 'zo'n slordig gezicht' is.

Diagnose

Lichamelijk onderzoek

Naast een onderzoek van de benen dient ook dat van het abdomen plaats te vinden, zowel wat betreft de veneuze circulatie van de buikwand als ook wat betreft de palpatie van de intra-abdominale organen. Nauwgezette inspectie en palpatie dienen altijd uitgevoerd te worden bij de patiënt in staande houding. Een geslingerd verloop van de venen met lokale zakvormige dilatatie wijst op varicosis. Palpatie van de v. saphena magna of parva kan informatie opleveren over de mate van uitzetting. Een uitgezette v. saphena magna in het bovenbeen zal in een hoog percentage wijzen op insufficiëntie van de safenofemorale overgang.

Insufficiënte vv. perforantes, de zogenaamde blow-outs, laten zich soms als zichtbare, gelokaliseerde dilatatie van de venen waarnemen. Soms is de huid erboven bruin verkleurd. Deze huidpigmentatie kan zich uitbreiden over het volledige onderste een derde deel van het onderbeen, wat wijst op een ernstige stoornis in de veneuze afvloed.

Minder betekenis hebben de pigmentvlekken over de gebieden waar een oppervlakkige flebitis gelokaliseerd is geweest.

Een gangbare vergissing is het verwarren van kleine spierherniae met insufficiënte vv. perforantes. In het onderbeen komen deze spierherniae nogal eens voor. De differentiatie met venen is eenvoudig: bij het optillen van het been zal de spierhernia verdwijnen, en is ook een spleetvormige opening in de fascia voelbaar, terwijl bij een insufficiënte v. perforans het optillen van het onderbeen geringe invloed op de vulling van de vene heeft; bovendien is het defect in de fascia rond en niet spleetvormig.

Bij een primaire varicosis vormt oedeem aan het onderbeen geen typisch symptoom. Bestaat deze wel, dan is verder onderzoek noodzakelijk, daar het duidt op een ernstige stoornis in de veneuze afvloed.

De aanwezigheid van een ulcus cruris bewijst met bijna absolute zekerheid dat de veneuze circulatie ernstig gestoord is. Uiteraard kunnen al deze bovengenoemde afwijkingen in combinatie voorkomen, leidend tot het beeld van een oedemateus, bruin gepigmenteerd onderbeen met verspreid grote en kleinere geslingerde uitgezette venen.

Door palpatie kan men zich een indruk verschaffen over de kwaliteit van de venen. Zijn ze gespannen, bestaat er oedeem of induratie van de huid? Met de palpatie is na te gaan of er dieper liggende varices bestaan die zich aan het blote oog onttrekken.

Na inspectie en palpatie kan met behulp van doppleronderzoek verdere evaluatie geschieden. De bekende bandjesproeven van Trendelenburg en Perthes, die vroeger gebruikelijk waren, kunnen als niet genoeg relevant achterwege gelaten worden en door onderzoek met hulpmiddelen worden vervangen.

Onderzoek met hulpmiddelen

Met een draagbaar doppler-ultrasoundapparaat (HHD, *hand held doppler*) is het mogelijk gegevens over de flow, de doorgankelijkheid van oppervlakkige en diepe venen en de klepfunctie te verkrijgen. Voor een goede interpretatie is wel enige ervaring vereist. De HHD is een gemakkelijke toepassing die voor de polikliniek of spreekkamer zeer geschikt is. Op betrekkelijk eenvoudige wijze kan men een retrograde flow in de vv. saphenae en hun overgangen naar het diepe aderlijke systeem vaststellen, echter zonder het vat zichtbaar te maken.

Kleurenduplexscanning is een combinatie van echografie en doppler, waarmee het mogelijk is om naast flowgegevens door kleur ook het betrokken bloedvat af te beelden. De lokalisatie van het insufficiënte stuk vene kan hiermee met grote nauwkeurigheid geschieden en het is dus een goed hulpmiddel bij de diagnostiek van pathologie van de v. femoralis communis en superficialis, v. poplitea en v. tibialis posterior, vv. saphena magna en parva en vv. perforantes. Tegenwoordig ondergaat (vrijwel) iedere patiënt een preoperatief duplexonderzoek. De meeste auteurs zijn het er over eens dat patiënten met een recidief varicosis, patiënten met een anamnese van diepe veneuze trombose en zij die tekenen van chronische veneuze insufficiëntie vertonen, een dergelijk onderzoek behoeven. Er is toenemend bewijs dat de behandeling van deze laatste groep beïnvloed wordt door de refluxstatus van de diepe venen en dat dit het beste wordt gedemonstreerd door duplexbeeldvorming.

Een *leading article* in de *British Journal of Surgery* komt tot de volgende conclusies (London et al. 2007):

1 Alleen klinisch onderzoek, zelfs door gespecialiseerde vaatchirurgen, kan niet gebruikt worden om de behandeling van primaire varicosis adequaat te plannen.
2 Hoewel de toevoeging van HHD aan klinisch onderzoek de preoperatieve planning doet verbeteren, zullen toch nog veel patiënten inadequate chirurgische behandeling krijgen.
3 Het gebruik van de HHD om patiënten te selecteren voor duplexscanning is maar betrekkelijk.
4 Een recent gerandomiseerd onderzoek heeft aangetoond dat preoperatieve duplexscanning voor primaire varicositas over een periode van twee jaar tot significant lagere recidiefpercentages leidt. Voor zowel de endovasculaire laserbehandeling als de foamsclerotherapie is duplexscanning noodzakelijk, niet alleen voor de diagnostiek, maar ook voor de behandeling zelf.

Indicatiestelling

Welke patiënten komen nu in aanmerking voor non-operatieve dan wel operatieve behandeling?

De conservatieve behandeling, bestaande uit een elastische ondersteuning door middel van een zwachtel of steunkous, zal men in het algemeen toepassen bij varices bij oudere mensen, ulcus cruris venosum, obesitas, zwangerschap of een oppervlakkige tromboflebitis (tabel 15.2).

Voor compressiesclerotherapie komen patiënten met de kleinere varices, matig wijde en uitgebreidere variceuze convoluten zonder insufficiëntie van de vv. saphenae in aanmerking, alsmede insufficiënte vv. perforantes en recidief varices na operatie. Verder is sclerotherapie goed bruikbaar als acute maatregel bij bloedende varices en bij actief ulcus cruris venosum op basis van een insufficiënte v. perforans. Ook als adjuvante therapie na chirurgische behandeling of bij recidief varices na operatie is sclerotherapie een goed alternatief (tabel 15.2). Als regel komen patiënten met slanke benen eerder in aanmerking voor sclerotherapie dan dikbenige of zwaarlijvige mensen.

Chirurgische behandeling

Lokale excisie

Techniek
Met een viltstift met alcoholproof inkt worden de spataders aangetekend (zie figuur 15.1). Zoals in de figuur is te zien, worden de convoluten vrij nauwkeurig aangetekend,

Tabel 15.2 Indicaties voor behandeling van varices

conservatieve behandeling	varices bij oudere mensen; obesitas; zwangerschap; oppervlakkige tromboflebitis
sclerotherapie	kleinere varices, reticulaire varices, blauwscheuten; grotere varices zonder saphena-insufficiëntie; als directe maatregel bij een actief ulcus cruris venosum; als directe maatregel bij acute (dreiging tot) bloeding; als adjuvans bij chirurgische behandeling; recidief varices na chirurgie
operatieve behandeling	insufficiëntie van de vv. saphenae, c.q. hun inmondingsplaats; insufficiënte v. perforans; lokaal variceus convoluut

zodat zij door middel van multipele kleine incisies in de huidlijnen verwijderd kunnen worden. Deze convoluten zijn te bochtig om gestript te worden. Na infiltratie-anesthesie te hebben gegeven in het aangetekende gebied – waarbij opvalt dat bij paravasaal spuiten de anesthesievloeistof zich langs het vat kan voortbewegen tot ver buiten het bereik van de naald – wordt de varix via een steekopening opgevist met behulp van een mosquitoklem of een haakje. De steekopeningen worden bij voorkeur in de richting van de huidlijnen gemaakt om een zo goed mogelijke wondgenezing te verkrijgen met een zo gering mogelijke littekenvorming. Door het maken van circulaire bewegingen wordt het convoluut naar buiten gewerkt. Hiervoor is meer dan één mosquitoklem nodig (zie figuur 15.2A-C). Via steekopeningen distaal en craniaal wordt getracht het convoluut in toto te verwijderen. De wond wordt gesloten met een intracutane of subdermale hechting met een resorbeerbare kunststof draad of met een plakstrip (zie hoofdstuk 5). Indien er sprake is van een insufficiënte v. perforans, zal de incisieopening iets groter moeten zijn om deze vena goed subfasciaal te kunnen ligeren na echografische lokalisatie.

Figuur 15.1 De varices worden bij de staande patiënt met de vinger gepalpeerd en aangetekend. Insufficiënte vv. perforantes worden bij voorkeur echografisch met een cirkel gemarkeerd.

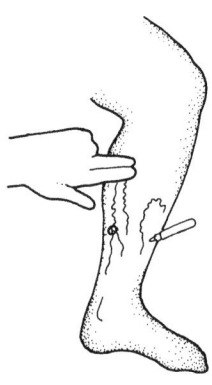

VARICES VAN DE ONDERSTE EXTREMITEIT 197

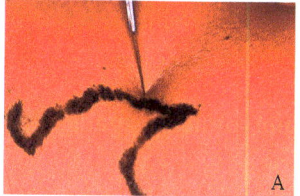 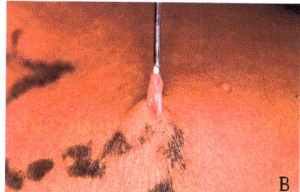 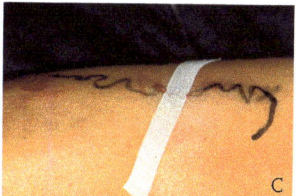

Figuur 15.2 Via een kleine steekopening, die gelegen is in de huidlijnen, wordt de variceuze vene vrijgelegd en met een mosquitoklem gevat (A), waarna de vene door middel van cirkelvormige bewegingen zachtjes naar buiten wordt getrokken (B). Afklemmen van de vene en resectie, waarna de procedure kan worden voortgezet. Sluiten van de steekopening met een plakstrip (C).

Nabehandeling
Afhankelijk van de uitgebreidheid van de excisie, een zwachtel voor een dag ter voorkoming van te sterke hematoomvorming. De normale werkzaamheden kunnen direct hervat worden.

Crossectomie en korte strip van de v. saphena magna
Onder de 'crosse' wordt de inmonding verstaan van de stamvene in de diepe vene – in de lies is dat de v. saphena magna (VSM) in de v. femoralis en in de knieholte de v. saphena parva in de v. poplitea.

De zogenaamde crossectomie bestaat uit een onderbinding van de inmondingsplaats van de stamvene en van alle zijtakken bij deze inmonding.

Met strippen van de VSM wordt volstaan met het verwijderen van de VSM tot net onder de knie, om de kans op schade aan de n. saphenus in het onderbeen te vermijden. Men kan hiervoor gebruik maken van de klassieke draadstrip of de nieuwere cryostrip.

Bij de draadstrip wordt na de crossectomie een stripper in de VSM gebracht en opgevoerd tot bij de v. perforans van Boyd (net onder de knie) en via een incisie vastgemaakt aan de VSM. De VSM wordt distaal van dit punt geligeerd en kan nu in twee richtingen worden gestript. De meest gebruikte techniek is het caudaal aanbrengen van een kleine knop die bij het strippen het loslaten van de VSM van de stripdraad voorkómt.

Bij de cryostrip wordt het uiteinde van de stripper gekoeld met behulp van vloeibare stikstof (kookpunt bij –195,8 °C). Hierdoor vriest het distale deel van de VSM aan de stripper vast, waarna de VSM doorgetrokken, teruggetrokken en verwijderd kan worden. Het voordeel hiervan is dat een distale incisie niet noodzakelijk is.

Lasertechniek
Een nieuwe ontwikkeling is de endoveneuze lasertherapie en VNUS die beschouwd kan worden als een alternatief voor het traditionele strippen. Het is hiermee namelijk mogelijk om de hele ader te verwijderen zonder de lies te openen (om de VSM te oblitereren). Onder echogeleide wordt de VSM onder de knie gepuncteerd, wordt een

katheter opgeschoven tot in de lies, waarna met laserlicht respectievelijk RFA (radio-frequency ablation), het endotheel van de VSM wordt vernietigd.

Onderbinding van de v. saphena magna bij de safenofemorale overgang ('crossectomie')

Techniek
Na scheren en desinfecteren met jodium of chloorhexidine wordt infiltratieanesthesie gegeven. De incisie wordt in de liesplooi gemaakt na lokaliseren van de a. emoralis om de incisie zodanig te leggen dat ten minste driekwart hiervan mediaal van deze arterie ligt. Dit maakt het gemakkelijker en veiliger om de vena vrij te leggen in haar meest craniale gedeelte. Het subcutane vetweefsel wordt in dezelfde richting gekliefd. Een wondspreider wordt aangebracht waarop men de vena ziet doorschemeren in het vetweefsel.

De vena is direct op de fascie gelegen. In het algemeen is het veiliger om, wanneer de vena in zicht komt, verder te prepareren met een prepareerschaar of een mosquito (zie figuur 15.3A-C).

Na vrijleggen van de vena moet palpatie plaatsvinden om zeker te zijn dat er geen pulsaties aanwezig zijn en dus niet bij toeval de a. femoralis is vrijgelegd (bij herhaling is een accidentele onderbinding van de a. femoralis beschreven!). Een andere, nogal eens voorkomende vergissing is het verwisselen van de v. saphena magna en de v. femoralis. Een eenvoudig hulpmiddel hierbij wordt gegeven door de fascie. De v. saphena bevindt zich op de fascie, de a. en v. femoralis eronder.

Pas wanneer de inmonding van de v. saphena magna in de femoralis duidelijk vrijgelegd is en de v. femoralis herkend is, kan de v. saphena magna tussen twee klemmen doorsneden worden (zie figuur 15.3D-E). Hierna kan de dissectie verder eenvoudiger geschieden en worden alle zijtakken onderbonden en doorsneden, net zo lang tot de inmonding van de v. saphena magna in de v. femoralis geheel vrijligt (zie figuur 15.3F-H). Belangrijk is dat, doordat het craniale gedeelte van de v. saphena magna vrij te bewegen is, inderdaad alle zijtakken geligeerd kunnen worden. Indien er een wordt overgeslagen, kan via een dergelijke zijtak een recidief ontstaan (zie figuur 15.4A en B). Ten slotte ligt de fossa ovalis vrij.

Hier bevindt zich een kleine arterie, de a. pudenda externa, een zijtak van de a. femoralis. Regelmatig loopt deze arterie anterieur van de basis van de v. saphena magna. In dat geval is het noodzakelijk om deze te ligeren en te doorsnijden.

Nadat de v. saphena magna geheel van zijtakken is ontdaan, wordt een klem over de vena bij de inmonding in de v. femoralis geplaatst en deze wordt vervolgens onderbonden. Dit ligeren dient op zodanige wijze te geschieden dat enerzijds geen vernauwing in de v. femoralis ontstaat, terwijl anderzijds de ligatuur ook weer niet te veraf mag liggen. Vervolgens wordt de VSM gestript tot net onder de knie. De wond wordt gesloten met enkele subcutane hechtingen en vervolgens met subdermale hechtingen

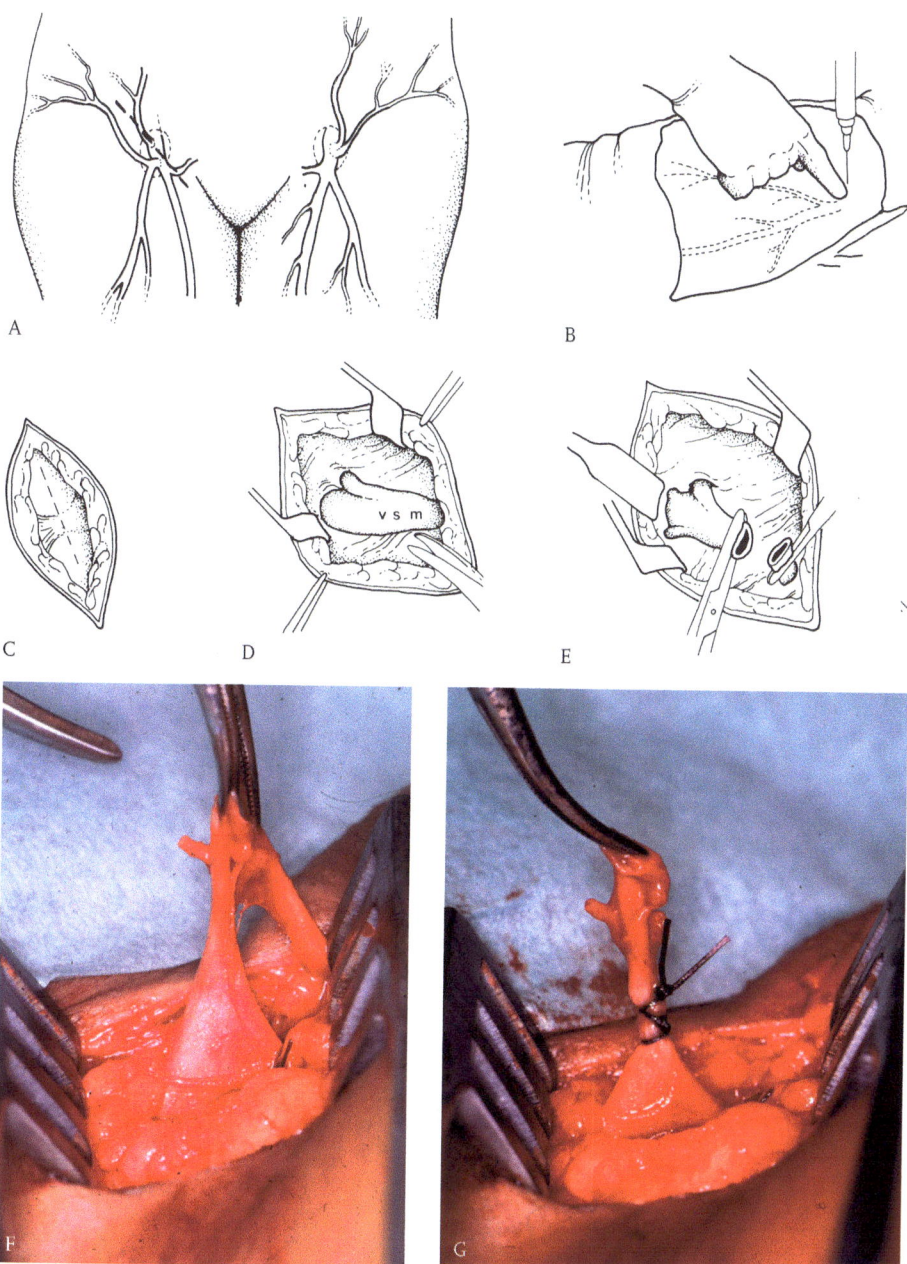

Figuur 15.3 A. Lokalisatie van de incisie voor onderbinden van de v. saphena magna op de safenofemorale overgang. B Het geven van lokale anesthesie. C Incisie evenwijdig aan de liesplooi, waarna de uitgezette v. saphena magna in het subcutane vetweefsel zichtbaar wordt. D Vrijleggen van de v. saphena magna bij haar inmonding in de v. femoralis. E Dwars doorsnijden van de v. saphena magna tussen twee klemmen, nadat de inmondingsplaats in de v. femoralis met zekerheid is vastgesteld. F De overgang van de v. saphena magna in de v. femoralis geheel vrijgelegd. G Geligeerde v. saphena magna bij de inmonding in de v. femoralis.

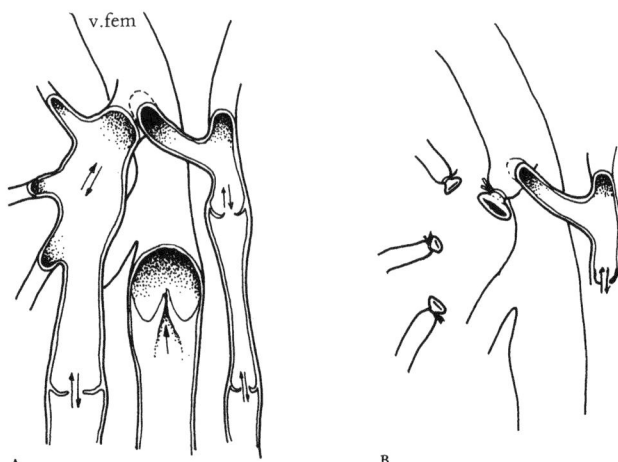

Figuur 15.4 A Insufficiënte v. saphena magna met een belangrijke zijtak vlakbij de safenofemorale overgang. B Het ligeren van deze zijtak is nagelaten, zodat een duidelijke insufficiënte zijtak blijft bestaan.

voor de huid. Hiervoor kan resorbeerbare kunststof draad gebruikt worden (zie figuur 15.3J en K, figuur 15.5).

Nabehandeling
Steunkous voor het gehele been gedurende een week. Er bestaat een kans op het optreden van een tromboflebitis, welke door het compressieverband voorkomen wordt.

Onderbinden van de v. saphena parva

De inmondingsplaats van de v. saphena parva in de v. poplitea is tevoren met behulp van de duplexscanning nauwkeurig vastgesteld. Over het algemeen is dit het gemakkelijkst te doen in relatie tot de knieplooi. Om een adequate onderbinding te bewerkstelligen is het uitvoeren van deze ingreep onder lokale (infiltratie)anesthesie niet goed doenlijk, zodat een epidurale dan wel spinale anesthesie vereist is; deze ingreep

Figuur 15.5 Ligeren van de saphenofemorale en -popliteale overgang. Het is belangrijk dat de ligatuur nagenoeg in de continuïteit van de v. femoralis wordt gelegd (tekening links), daar anders óf een blinde zak blijft bestaan óf een stenose van de v. femoralis kan ontstaan.

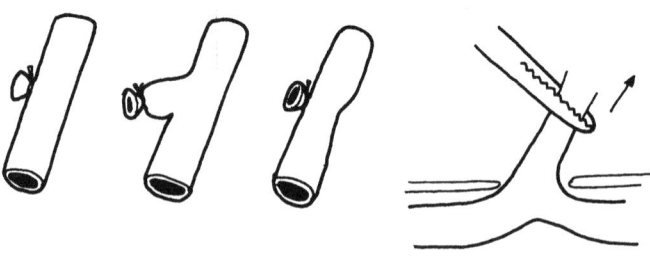

valt daarmee buiten het kader van dit boek. Bovendien is het de vraag of deze ingreep, die nogal wat problemen kan opleveren nog noodzakelijk is, daar met de foamtechniek onder duplexcontrole de v. saphena parva nauwkeurig te scleroseren valt. (Zie onder paragraaf *foam*).

Endoveneuze lasertherapie

Met behulp van echografie wordt de te verwijderen VSM op het been afgetekend. Hierna volgt perivasculaire infiltratie met een lokaal anestheticum over de lengte van de te verwijderen vena. Dit heeft tevens als voordeel dat de hitte van het coaguleringsproces verspreid wordt. Via een dikke naald of steekwondincisie, meestal ter hoogte van de knie, wordt een geleidedraad in het bloedvat onder echogeleide opgevoerd tot 2 cm onder de inmonding in de v. femoralis. Over de geleide draad wordt een katheter geschoven, waarna de laserdiode wordt opgevoerd. Door het om de 3-5 cm toedienen van laserenergie wordt het bloedvat dan dichtgeschroeid. Dit heeft geen gevolgen voor de doorbloeding in de benen. Doordat een plaatselijke verdoving voldoet, betekent deze ingreep een geringe belasting voor de patiënt. De behandeling is meestal vrijwel pijnloos; alleen het aanbrengen van de lokale verdoving, die tevens dient als bescherming voor het omringende weefsel, kan soms als licht pijnlijk worden ervaren.

Nabehandeling
In aansluiting op de behandeling krijgt de patiënt een klasse-II-steunkous en het advies zo veel mogelijk te lopen. Zijtakvarices kunnen tijdens de endoveneuze lasertherapie niet verzorgd worden. Na 4-6 weken is het resultaat zichtbaar. Dan kunnen aanvullende behandelingen plaatsvinden, zoals het verwijderen van resterende aders door sclerotherapie of lokale flebectomie.

Complicaties en tegengestelde effecten
Naast algemene verwikkelingen die na elke operatie kunnen voorkomen zoals pijn, bloeding en infectie zijn n. saphenusparesthesie, induratie in het traject van v. saphena, bloeduitstortingen en flebitis gemeld.

Commentaar
Deze nieuwe methode lijkt aantrekkelijk en op korte termijn gunstig voor de patiënt. Maar lange termijn resultaten over rekanalisatie percentage, herbehandeling, occlusie en reflux zijn nog niet bekend.

Compressiesclerotherapie

Wat wordt met deze behandelingsvorm van varices beoogd?
    Door het injiceren van een ontstekingsverwekkende vloeistof wordt een tromboflebitis veroorzaakt. De organisatie van de trombus kan aanleiding geven tot een

Tabel 15.3 Voor- en nadelen van de verschillende soorten sclerosantia

sclerosantia	voordeel	nadeel
HZ	geen allergische reactie	vernietigt alle cellen intra- en extravasculair
STS	snelle krachtige werking	allergische reacties
POL	vrijwel pijnloos	matige snelle werking
	geen necrose	
	weinig allergische reacties	

HZ: hypertone zoutoplossing; STS: natriumtetradecylsulfaat (Thrombovar®, STD®); POL: polidocanol (Aethoxysclerol®)

rekanalisatie dan wel tot fibrosering. Door compressie over de vene aan te brengen wordt dit laatste proces bevorderd (figuur 15.6).

Er zijn verschillende sclerosantia op de markt waarvan natriumtetradecylsulfaat en polidocanol de bekendste zijn. Deze middelen hebben ieder hun eigen voor- en nadelen (tabel 15.3). Afhankelijk van de venediameter worden deze middelen in verschillende concentraties gebruikt.

Het osmotisch actieve middel, de hypertone zoutoplossing 12-24%, wordt eigenlijk alleen voor venae met een kleine diameter gebruikt (tabel 15.4).

Alvorens met deze behandeling aan te vangen dient een klasse-II-steunkous te worden aangemeten; een kniekous voor varices op het onderbeen, een lange kous met band om het middel voor varices aan het onder- en bovenbeen.

Tabel 15.4 Gebruik en sterkte van sclerosantia

relatieve sterkte	diameter vene (mm)	agens soort	percentage
I	0,4	STS	0,1
		POL	0,5
		HZ	11,7
II	0,6-2	STS	0,25
		POL	0,75
		HZ	23,4
III	3-5	STS	0,5-1,0
		POL	1-2
IV	>5	STS	1,5-3
		POL	3-5

HZ: hypertone zoutoplossing; STS: natriumtetradecylsulfaat (Thrombovar®, STD®); POL: polidocanol (Aethoxysclerol®)

Techniek

De te bespreken techniek is zoals die door Fegan (1967) werd gepropageerd. Bij de staande patiënt worden de varices aangetekend, waarna in liggende positie de insufficiënte vv. perforantes als weke plekken gepalpeerd en gemarkeerd kunnen worden. Ongeveer de helft van de insufficiënte vv. perforantes kan aldus worden opgespoord. Zoals al werd vermeld is het vinden van suspecte insufficiënte gebieden niet eenvoudig en geeft de palpatie de beste informatie over de lokalisatie van deze venae, waarbij men er rekening mee moet houden dat bij het eerste bezoek vaak niet alle insufficiënte venae gevonden worden. Bij het volgende bezoek kunnen indien nodig de overblijvende venae opgespoord en behandeld worden. Vervolgens worden de gemarkeerde vv. perforantes gepuncteerd en wordt om zeker te zijn een beetje bloed geaspireerd. De injectie geschiedt tussen twee vingers die de aan- en afvoerende vene gesloten houden, waarbij het been omhoog wordt gehouden om een zo goed mogelijk contact van het sclerosans met de wand van het lege vat te bewerkstelligen. Als scleroserende vloeistof gebruiken wij polidocanol 3%; hiervan wordt per injectie 0,5-1 ml gebruikt. Vervolgens wordt over de punctieplaats een tweetal wattenbolletjes vastgeplakt. Terwijl aldus van distaal naar craniaal wordt gepuncteerd en geïnjiceerd, wordt telkens over de punctieplaats een tweetal wattenbolletjes aangebracht. Ten slotte wordt over het geheel de tevoren aangemeten elastische kous klasse II aangebracht (figuur 15.7A-E). Direct na de behandeling wordt de patiënt geadviseerd een uur te wandelen; daardoor bereikt men een goede bloedstroom door het diepe veneuze systeem, zodat de scleroserende vloeistof die eventueel in het diepe systeem terecht is gekomen zo veel mogelijk verdund wordt.

Figuur 15.6 Overzicht van de effecten van compressiesclerotherapie.

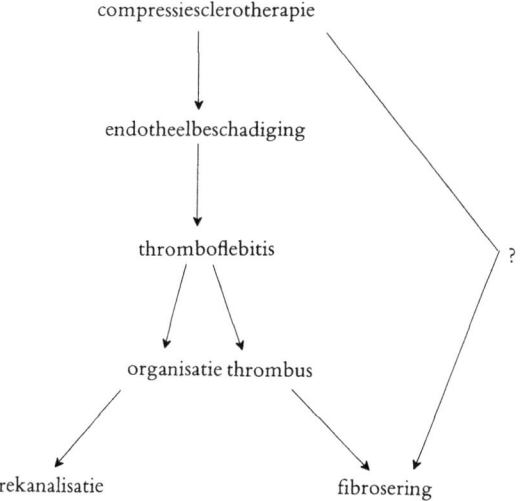

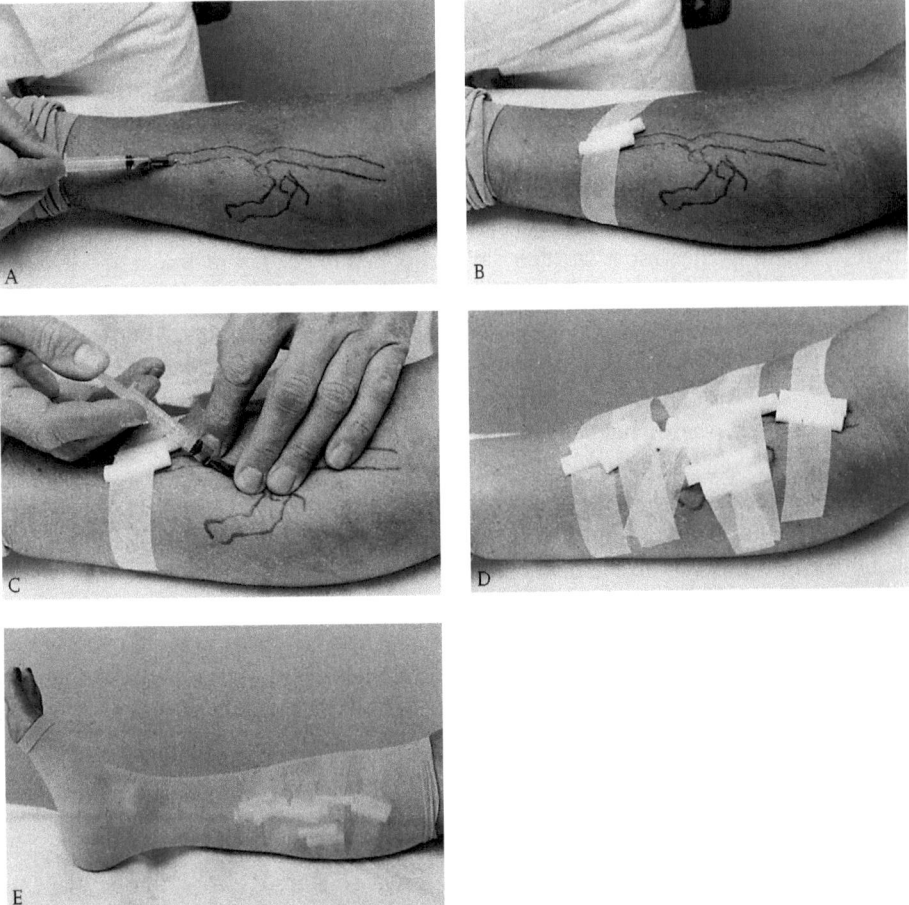

Figuur 15.7 Compressiesclerotherapie. A Puncteren van de vene in liggende houding. Na opzuigen van wat bloed ter controle wordt tussen twee drukkende vingers het sclerosans geïnjiceerd (B). Hieroverheen worden twee wattenbolletjes aangebracht en wordt van distaal naar craniaal werkend opnieuw gepuncteerd, geïnjiceerd en terwijl men wattenbolletjes aanbrengt (C, D), worden de varices gescleroseerd. E Ten slotte wordt hieroverheen een aangemeten klasse-II-steunkous aangebracht.

Nabehandeling

De eerste controle vindt na drie weken plaats. Nog openstaande venen kunnen dan alsnog gescleroseerd worden. Is dit laatste niet het geval, dan hoeft de elastische kous alleen overdag gedragen te worden. Gedurende de gehele behandeling dient de patiënt dagelijks minstens een uur aan één stuk te wandelen.

Foamtechniek

Compressiesclerotherapie is ook mogelijk met de *foam*techniek, waarbij een fijn mengsel van lucht en sclerosans wordt ingespoten. Het in de Angelsaksische literatuur als *foam* aangeduide schuim heeft een groot oppervlak in relatie tot de diameter van de ader. Daarnaast heeft het een zekere stevigheid, afhankelijk van de bereiding, waardoor het van de hoeveelheid bloed die in de vene aanwezig is, weinig invloed ondervindt. Na inspuiting verplaatst zich de schuimprop langzaam door het vat met twee effecten: (1) een langdurig contact tussen endotheel en sclerosans en (2) vaatspasme met als gevolg een betere inwerking van het sclerosans op het endotheel. Met deze techniek is het mogelijk om stamvarices te behandelen. Hiervoor is dan wel echogeleiding noodzakelijk.

Met name bij insufficiëntie van de v. saphena parva wordt deze methode tegenwoordig regelmatig toegepast. De inmondingsplaats in de v. poplitea is zeer wisselend en kan variëren van ter hoogte van de knieplooi tot 8 cm daarboven met een gemiddelde van 4 cm. Soms is er een giacominitype v. saphena parva, hetgeen een inmonding in een gluteale vene inhoudt (zie figuur 15.8). Slechts in 60% van de gevallen is de inmondingsplaats in de knieholte. Onder geleide van duplexscanning kan min of meer à vue het sclerosansschuim ingespoten worden (Krijnen 2009).

Operatieve behandeling, die aangewezen is bij varicositas als gevolg van insufficiëntie van de v. saphena magna en zijn overgang in de v. femoralis, zou eveneens door de foamtechniek vervangen kunnen worden.

Het bezwaar van de foamtechniek voor de behandeling zit in het feit dat na punctie van de varix niet goed geaspireerd kan worden om zeker te zijn dat de naaldpunt in een vene ligt. Eigenlijk moet in dat geval dus een echocontrole plaatsvinden, hetgeen de behandeling wel ingewikkeld maakt.

Een combinatie van chirurgie en sclerotherapie is zeer gebruikelijk: onder lokale anesthesie onderbinden van bijvoorbeeld de safenofemorale overgang gevolgd door scleroseren van de resterende convoluten. Een korte stripping van de insufficiënte v. saphena magna heeft de voorkeur daar een in situ gebleven VSM bij circa 20% van

Figuur 15.8 De inmondingsvariatie van de v. saphena parva (VSP) in de v. poplitea (VP) ten opzichte van de knieplooi (KP).

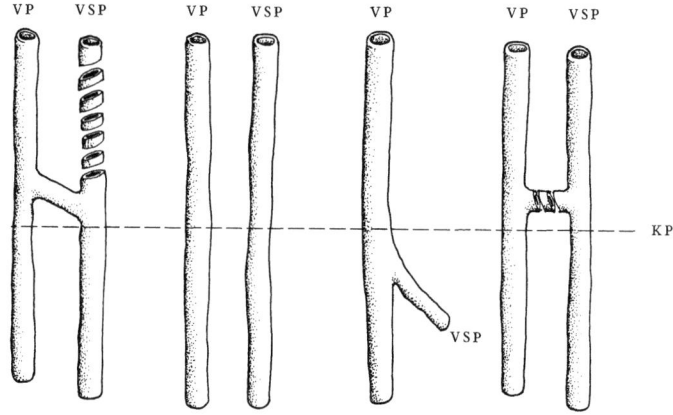

206 KLEINE CHIRURGISCHE INGREPEN

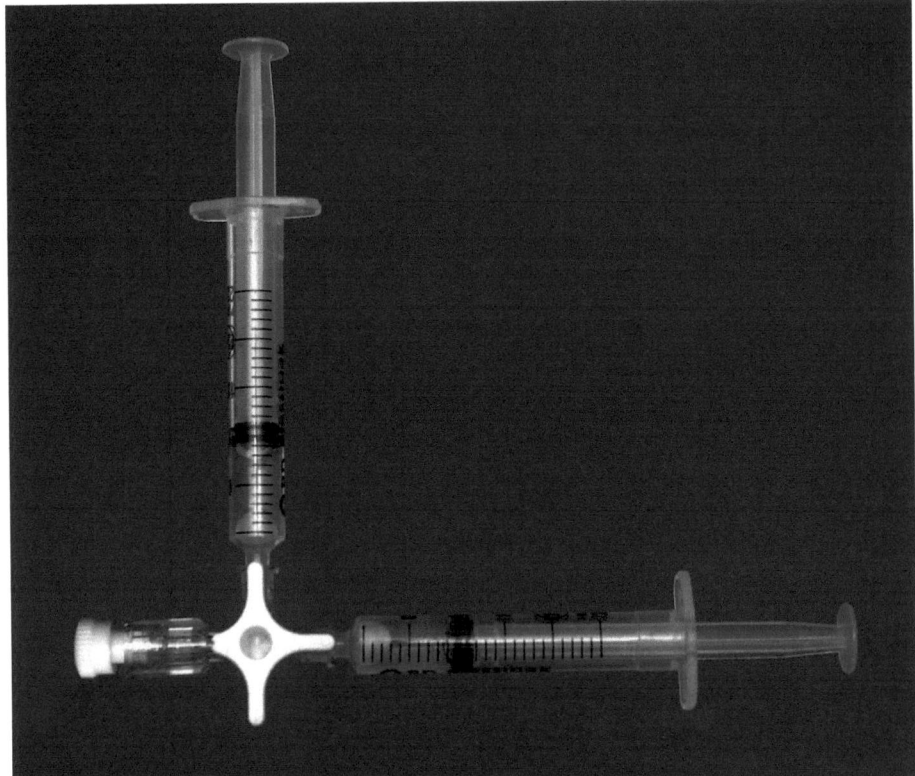

Figuur 15.9 Gebruik van twee spuiten voor het opwerken van een sclerosans tot schuim (foam) voor de compressiesclerotherapie.

de patiënten na kortere of langere tijd aanleiding kan geven tot recidiefklachten. De vraag is nu of scleroseren van de resterende VSM volgens de foamtechniek niet een even goed resultaat oplevert.

Echogeleide sclerocompressietherapie (ESCT)

Deze methode van sclerotherapie met schuim lijkt een patiëntvriendelijke behandeling van varices te zijn. Crossectomie in combinatie met compressiesclerotherapie met behulp van schuim bleek uit een Italiaanse prospectieve studie goed te voldoen. Het schuim wordt bereid volgens de methode Tessari. Twee 3 ml-spuiten worden via een driewegkraan op elkaar aangesloten. In de ene spuit wordt met 3 ml lucht gevuld, de andere met 1 ml polidocanol 3%, waarna de zuigers ongeveer 10 maal heen en weer worden bewogen. Op deze wijze wordt ± 4 ml schuim (1:4) verkregen (figuur 15.9). De effectiviteit van dit mengsel is groter dan alleen vloeistof, maar de bijwerkingen: ontstekingen en hyperpigmentatie zijn ook frequenter. Dit vormt de reden dat in plaats van de 3%-oplossing nogal eens 1% gebruikt wordt, vooral bij de kleinere varices.

De injectie geschiedt onder duplexbegeleiding, waarbij men kan zien of de punt van de naald in het lumen van het vat ligt.

Na de behandeling dient de patiënt voor een optimale verspreiding van het schuim in de varices vijf minuten te blijven liggen. Nabehandeling bestaat uit een compressieverband gedurende een week, gevolgd door een klasse-II-steunkous. De dag na de behandeling kunnen de dagelijkse bezigheden hernomen worden (geen sport). Na één week vindt duplexonderzoek plaats eventueel gevolgd door een herhalingsbehandeling.

Besenreisvenen
Reticulaire varices of blauwscheuten (spider venae) kunnen behandeld worden met een sclerosans naar keuze van wisselende sterkte, afhankelijk van de diameter (tabel 15.3). Om deze kleine venen te kunnen puncteren is een fijn naaldje nodig. Door injectie in een aanvoerende vene is het mogelijk een vrij groot gebied te bestrijken. Over het gescleroseerde gebied worden voor een periode van 48 uren wattenbolletjes aangebracht met hier overheen een compressieverband. Onze ervaring is dat deze puncties veel tijd nemen en dat de behandeling als pijnlijk wordt ondervonden. De resultaten zijn evenwel fraai.

Contra-indicaties tegen sclerotherapie

Relatief
Dikke benen en overgewicht. De bandages zijn essentieel om de venen leeg te houden. Bij patiënten met dikke benen is het effect van de compressie door de bandages te gering zodat de venen onvoldoende worden afgesloten.

Onmogelijkheid tot wandelen. Ook het wandelen gedurende minimaal een uur per dag is voor het slagen van deze behandeling essentieel. Indien de patiënt hiertoe niet in staat is als gevolg van bijvoorbeeld paralyse, artritis of artrose kan de injectietherapie niet worden toegepast.

Verwachting dat de patiënt de steunkousen niet zal dragen, waardoor het compressieve deel van de behandeling grotendeels vervalt. Vooral bij zeer warm weer moet men hiermee rekening houden.

Varices op plaatsen waar compressie onuitvoerbaar is. De varices die bijvoorbeeld in het bovenste gedeelte van het bovenbeen zijn gelokaliseerd, kunnen meestal niet goed gecomprimeerd worden en lenen zich daarom niet zo voor deze behandeling.

Absoluut
- Overgevoeligheid.
- Acute cellulitis. Injecties mogen niet in een ontstoken gebied gegeven worden. Een beperkt gebied van cellulitis rondom een ulcus cruris vormt echter geen contra-indicatie.
- Status na DVT met sterk gestoorde veneuze afvloed.

- Acute flebitis.
- Perifere arteriële insufficiëntie.

Cosmetische contra-indicaties
Men bedenke dat, als men varices gaat behandelen die behalve de cosmetische, geen andere klachten geven, de injecties een bruine verkleuring kunnen achterlaten op de injectieplaatsen. Deze plekken blijven soms wel meer dan een jaar zichtbaar. Bovendien kan huidnecrose ontstaan als de scleroserende vloeistof per ongeluk subcutaan gedeponeerd wordt. Ook dit komt het cosmetische resultaat niet ten goede.

Het is dan ook belangrijk de patiënt van tevoren van eventuele complicaties of tegengestelde effecten op de hoogte te brengen.

Complicaties
Zie tabel 15.5 voor de complicaties van compressiesclerotherapie.

(Systemische) allergische reactie. Overgevoeligheid voor het sclerosans kan een lokale reactie veroorzaken, in de zin van een rode jeukende zwelling, maar ook urticaria, of nog erger een anafylactische shock. Dit laatste kan vooral bij het natriumtetradecylsulfaat voorkomen.

Huidnecrose/ulceratie. Op de injectieplaats kan een ulcus ontstaan als gevolg van lekkage van het sclerosans naar het subcutane weefsel of abusievelijk subcutane injectie ervan. Dit ulcus ontstaat door necrose van de huid en het onderliggende vet en heeft soms de vorm van een uitgeponst defect, meestal niet groter dan een centimeter in doorsnede. In het algemeen geneest het slechts langzaam en laat het een dun (gepigmenteerd) litteken achter. Vooral bij injecties in de omgeving van een ulcus cruris is zorgvuldigheid geboden om te voorkomen dat sclerosans naast het vat gespoten wordt. In dit toch al getroffen huidgebied zou dat een uitbreiding van het ulcus cruris kunnen veroorzaken. Een enkele maal kan injectie in een arteriole aanleiding zijn tot het ontwikkelen van een huidnecrose, meestal over een groter gebied. Daar-

Tabel 15.5 Complicaties compressiesclerotherapie

(systemische) allergische reactie	
huidnecrose/ulceratie	extravasatie
	injectie in arteriole
	vasospasme
	injectie in lymfvaten
trombo-embolische complicaties	oppervlakkige tromboflebitis
	trombosebeen
	longembolie
hemolytische reactie	
injectie in een grote arterie	

naast kunnen vasospasme en injectie in lymfvaten aanleiding zijn voor het ontwikkelen van een huidnecrose. Deze laatste drie oorzaken komen echter gelukkig zelden voor.

Trombo-embolische complicaties. De geringste complicatie op dit gebied is het optreden van een oppervlakkige tromboflebitis.

Veel ernstiger is het een enkele keer optreden van trombo-embolie doordat het sclerosans doorlekt naar het diepe systeem. Ook is het opstijgen van een trombus in de v. saphena magna beschreven, tot in de v. femoralis met embolie als gevolg. In het algemeen wordt daarom aanbevolen niet boven het middelste gedeelte van het bovenbeen te injiceren.

Intra-arteriële injectie van scleroserende vloeistof. Dit kan tot zeer ernstige complicaties leiden en tot gangreen van het been. Dit gangreen wordt waarschijnlijk veroorzaakt door een direct veranderende samenstelling van het bloed, als gevolg waarvan trombose ontstaat tot in de kleinste vaatjes. Preventie is de sleutel tot het vermijden van deze complicatie. De naald moet zeer nauwkeurig in de vene geplaatst worden en niet te diep. Mochten er gedurende de injectie onverhoopt toch symptomen optreden, dan moet de injectie onmiddellijk gestaakt worden. Terstond intra-arterieel inspuiten van heparine en fysiologische zoutoplossing (bijvoorbeeld 50 mg heparine in 100 ml) in het desbetreffende vaatgebied in combinatie met een direct ingestelde algemene heparinebehandeling langs intraveneuze weg kan het bedreigde been nog redden.

Intra-arteriolaire injectie kan ook bij een juiste techniek geschieden en zal huidnecrose tot gevolg hebben. Gelukkig gebeurt dat zelden. Meestal wordt het effect pas bemerkt bij de controle en zal excisie van het necrotische huidstuk de enige oplossing bieden.

Tegengestelde effecten

Het is goed erop bedacht te zijn dat sclerotherapie effecten kan bewerkstelligen die niet beoogd waren. Zie hiervoor tabel 15.6. Hoewel een aantal daarvan niet altijd te vermijden zijn, zijn ze soms wel te voorkomen.

Tabel 15.6 Tegengestelde effecten sclerotherapie

hyperpigmentatie na sclerosering	type en concentratie sclerosans
	techniek
	predispositie voor pigmentatie
	postsclerotherapie coagula
tijdelijke zwelling	oedeem
teleangiëctasieën	
pijn	
reactie op pleister	blaren
	folliculitis

Het optreden van *hyperpigmentatie na sclerosering* is afhankelijk van onder andere het type en concentratie van het sclerosans, maar vooral ook van de techniek. Een juiste techniek waarbij wordt vermeden het sclerosans naast het vat te deponeren kan dit effect voorkomen. Dit neemt niet weg dat sommige mensen op grond van predispositie geneigd zijn pigmentaties te maken. Dit geldt vooral bij de sclerotherapie van blauwscheuten bij gepigmenteerde patiënten. Wanneer na sclerotherapie een oppervlakkige tromboflebitis is ontstaan, is het verstandig eventuele coagula via een steekopening te verwijderen daar anders ook de neiging bestaat een hyperpigmentatie te vormen.

Tijdelijke zwelling kan optreden als reactie op de sclerotherapie of als gevolg van het gebruik van de kous. In het laatste geval moet bekeken worden of de kous wel de juiste pasvorm heeft.

Teleangiëctasieën (teleangiectatic matting) zijn een lastig tegengesteld effect, waartegen een eventuele sclerotherapie met 0,5% sclerosans en soms selectieve laserbehandeling wat verlichting kunnen bieden.

Oppervlakkige veneuze tromboflebitis

Een van de betrekkelijk goedaardige, maar vaak klachten gevende complicaties van varicosis is de oppervlakkige tromboflebitis in de aangetaste venen. De behandeling bestaat uit het aanleggen van een compressieverband of steunkous en de patiënt aansporen tot wandelen. Daardoor verdwijnen de klachten het snelst, terwijl de patiënt ambulant blijft. Zonodig kan men via een steekopening de trombus exprimeren, waarna het compressieverband volgt.

Er is onvoldoende reden voor actieve behandeling van tromboflebitis, maar er bestaat geen bezwaar tegen een korte behandeling met NSAID's om klachten te verminderen en trombusaangroei te voorkomen. Verder is het raadzaam de patiënt te controleren en te instrueren met betrekking tot het risico op DVT bij een dik en/of rood been.

LITERATUUR
Broek ThAA van den, Krijnen RMA, Wittens CHA. Nieuwe behandelmethoden van varices. Het Medisch Jaar 2008/2009;2008:197-210
Fegan WG. Varicose veins. Compression sclerotherapy. Heinemann, London, 1967
London NJM. Duplex ultrasonography and varicose veins. Br J Surg 2007;94:521-22
Weert H van, Dolan G, Wichers I, Vries C de, Riet G ter, Büller H. Spontaneous superficial thrombophlebitis: Does it increase risk for thromboembolism. A historic follow-up study in primary care. J Fam Practice 2006;55:52-7
Weert H van, Dolan G, Wichers I, Vries C de, Riet G ter, Büller H. Oppervlakkige tromboflebitis verhoogt het risico op een veneuze trombose. Huisarts Wet 2006;49:414-7.

16 Afwijkingen van de voet

- Afwijkingen aan de nagels
  - ingegroeide teennagel
  - onychogryphosis
  - subunguaal hematoom
  - subunguale exostose
- Voetwratten
- Clavus en eelt
- Afwijkingen aan de tenen
  - hamerteen
  - malletteen
  - digitus quintus superadductus
  - hallux valgus
  - hallux rigidus

Het is niet de bedoeling om in dit hoofdstuk alle voetafwijkingen uitvoerig en grondig uiteen te zetten, maar meer om een overzicht te geven van de praktische toepassingen van de 'kleine' chirurgische ingrepen aan de voet die op poliklinische basis verricht kunnen worden.

Afwijkingen aan de teennagels
Ziekten van de teennagels komen veel frequenter voor dan elke andere afwijking aan de voet. Slechte hygiëne, grof trauma of onjuist knippen zijn daar de voornaamste oorzaken van.

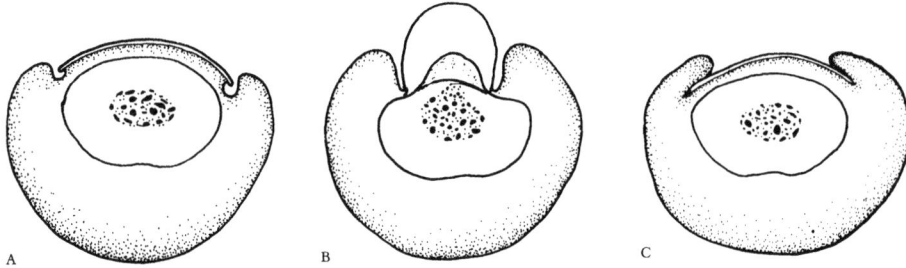

Figuur 16.1   A Normale nagel: de randen liggen min of meer vrij van de nagelwal. B Sterke verdikking van de nagel en het nagelbed. C Ingegroeide nagel, waarbij de nagelwal over de nagel is heengegroeid.

Ingegroeide teennagel (unguis incarnatus)

Ingegroeide teennagels zijn zeer algemeen en komen voor bij bijna 75% van de jongeren tussen 12 en 30 jaar (zie figuur 16.1C). De belangrijkste oorzaak van de ingegroeide nagel is de druk van te nauwe schoenen op de nagelrand. Hoewel de ingegroeide nagel op zichzelf slechts matige of geen pijn behoeft te veroorzaken, is het juist vaak de ontsteking die deze afwijking zo uiterst onaangenaam doet zijn. Soms is de nagel verdikt en in de bocht versterkt zodat de randen in de weke laterale nagelgroeven drukken. Door ontsteking raakt de omgevende huid gezwollen. Regelmatig ontstaat er granulatieweefsel als gevolg van de chronische prikkeling van de nagelrand in de weke nagelwal (zie figuur 16.2). Rond afgeknipte nagels willen deze afwijking nogal eens bevorderen.

Figuur 16.2   Een typisch voorbeeld van een ingegroeide nagel met een granuloom.

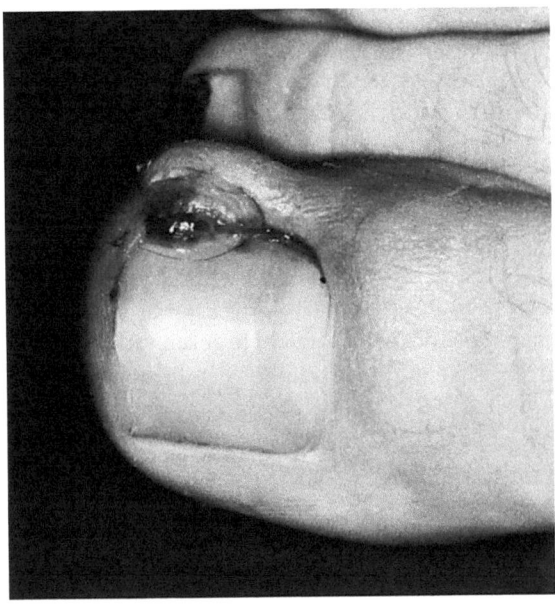

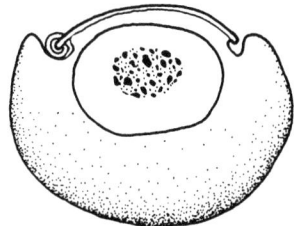

Figuur 16.3 Onder de ingegroeide nagelrand wordt een opengeknipt rubber of plastic buisje geschoven, waarna de nagelrand niet meer in de nagelwal kan drukken.

Behandeling

Conservatief. Het eerste doel van de behandeling moet zijn om de ontsteking te bezweren. De nagel wordt recht afgeknipt; als er pus onder zit, wordt de nagel weggesneden. Het spoelen van de teen in bijvoorbeeld een sodabadje kan als voorbereiding op de operatieve behandeling de ontsteking wat tot rust brengen.

In het midden dun vijlen van de nagel heft de druk van de nagelrand in de nagelwal op waardoor de symptomen minder worden. Deze handeling moet wel regelmatig geschieden.

Operatief. Chirurgische behandeling wordt ingesteld wanneer conservatieve maatregelen gefaald hebben of wanneer de nagel erg dik of misvormd is.

Rubber gootje. Onder geleidingsanesthesie wordt onder de nagelrand een half opengeknipt rubber slangetje gebracht, zodat de nagel niet meer in de weke delen kan drukken (zie figuur 16.3). Tevoren is dan het eventuele granulatieweefsel verwijderd om de rand van de nagel te kunnen identificeren.

Gebleken is dat deze methode slechts tijdelijk helpt. Zodra het gootje wordt verwijderd ligt het recidief op de loer.

Wigexcisie. Onder geleidingsanesthesie wordt een wig van de nagel verwijderd, zodat de nagel niet meer in de nagelgroeve kan drukken. Een wigexcisie van de nagel alleen wordt meestal gevolgd door een recidief zodra de nagel weer is uitgegroeid. Een excisie van een wig van de nagel alsmede van het nagelbed en daarnaast een rand

Figuur 16.4 A De matrix van de nagel reikt praktisch tot aan het PIP-gewricht. B Ter vermijding van bloedverlies, dat zicht op het operatiegebied belemmert en de fenol neutraliseert, is het aanleggen van een tourniquet van belang.

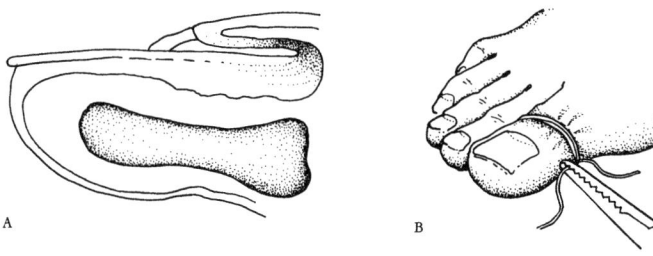

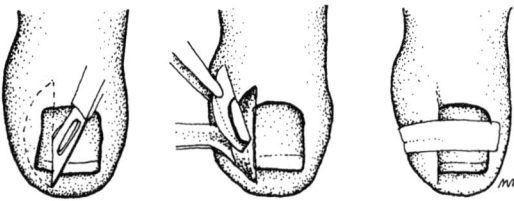

Figuur 16.5 A Onder oberstanesthesie wordt een wig van de nagel en matrix verwijderd. Hierbij kan de nagelwal (met hypertrofische granulaties mede) verwijderd worden. Het hechten is veelal niet noodzakelijk.

van de ontstoken huid met de granulaties werd in het verleden nogal eens gebruikt. Daarbij is het vooral van belang om in de hoek van het nagelbed het weefsel nauwkeurig te verwijderen, daar bij achterlaten van nagelbedweefsel een recidief kan ontstaan of zich een nagelrand met haken kan ontwikkelen. Het nagelbed verloopt praktisch tot aan het proximale interfalangeale gewricht (zie figuur 16.4A en 16.5A).

Gebleken is dat deze methode naast een hoog recidiefpercentage ook een flinke morbiditeit met zich meebrengt.

Er is een methode beschreven waarbij na verwijdering van de nagelwig het nagelbed met 88% fenol wordt aangestipt. De resultaten hiervan zijn vooral wat betreft de recidieven, zeer gunstig.

Fenolcauterisatie

Gebleken is dat de fenolcauterisatie van de matrix na verwijdering van de het ingegroeide deel van de nagel of na totale nagelverwijdering bijvoorbeeld bij een onychogryphosis, de goede behandelresultaten oplevert. Het aantal recidieven is slechts gering; bovendien is de behandeling zeer eenvoudig en kan zij ook uitgevoerd worden bij een flink ontstoken teen, daar de fenol ook bacteriedodend werkt. Deze behandelingswijze van de ingegroeide nagel heeft dan ook onze voorkeur. Daarbij komt nog dat de morbiditeit na de ingreep aanzienlijk geringer is. Deze methode staat dan ook in de lijst van protocollen van de Nederlandse Vereniging voor Heelkunde.

Techniek
Onder oberstanesthesie en na het aanbrengen van een tourniquet wordt met de rechte schaar een wig van de nagel verwijderd, waarbij men de nagelriem intact kan laten. Vervolgens wordt een wattendrager, gedoopt in een 88%-fenoloplossing, onder de nagelriem geschoven en worden nagelbed en matrix hiermede stevig ingewreven. Gedurende 1,5 minuut in situ laten. Vervolgens wordt deze procedure herhaald met een verse wattendrager, eveneens gedurende 1,5 minuut. Vermeden moet worden dat overtollige fenoloplossing de huid van de teen etst. Dit moet dan ook zorgvuldig weggeveegd worden. Na drie minuten cauterisatie wordt de fenol met alcohol 70% geneutraliseerd (zie figuur 16.5B). In het algemeen zal na deze behandeling de wond weinig neiging tot nabloeden vertonen. Een drukverband met elastoplast voor 2 x 24 uur zal voldoende zijn, waarna met een eenvoudige pleister kan worden volstaan. Douchen

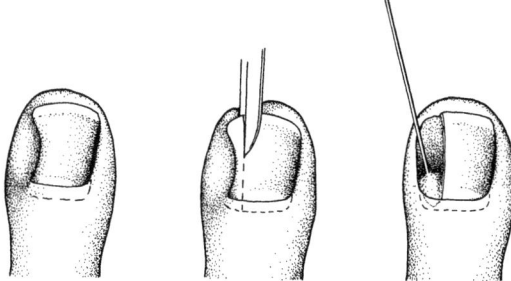

Figuur 16.5 B Met de rechte schaar wordt eerst de nagelrand verwijderd, waarna de wattendrager met fenol 88% onder de nagelriem wordt geschoven.

kan dan ook weer worden toegestaan. Aan de patiënt moet uitgelegd worden dat het wondje nog 1-2 weken afscheiding kan vertonen.

Onychogryphosis

Dit is een hypertrofische groei van een nagel, meestal van de grote teen. Deze afwijking ontstaat vaak als gevolg van een intermitterende druk op de nagel over een langere periode. Bovendien ziet men deze afwijking nogal eens optreden nadat het nagelbed door een flink trauma is beschadigd. Er treedt bij onychogryphosis een lengtegroei op door proliferatie van cellen van het stratum mucosum aan de nagelbasis. Bovendien treedt er een groei in de dikte op door proliferatie van het stratum mucosum in de onderliggende lunula. Een excessieve productiviteit van dit laatste gebied veroorzaakt een sterke verdikking van de nagel; verder toont de nagel verminderde neiging om netjes naar voren te glijden, waardoor deze in een hoek gaat groeien en soms iets produceert dat lijkt op een hoorn (zie figuur 16.1B, 16.6).

Behandeling
Een tijdelijke verbetering kan bereikt worden door het verwijderen van de nagel. Deze zal weer aangroeien. Daar het nagelbed beschadigd is, zal opnieuw een sterk verdikte en verkromde nagel ontstaan. Daarom kan alleen een permanente oplossing gebracht worden door verwijdering van nagel en matrix.

Voor het verwijderen van de gehele nagel is fenolcauterisatie van het gehele matrixgebied aangewezen. Hierbij dient dus na verwijdering van de nagel met drie wattendragers het matrixgebied te worden aangestipt. Deze handelingen zijn in principe gelijk aan die na verwijdering van een nagelwig (zie aldaar). Het nagelbed wordt intact gehouden.

Conclusie
Voor de behandeling van de ingegroeide nagel staan een aantal mogelijkheden tot onze beschikking:
1 dun vijlen van het midden van de nagel;

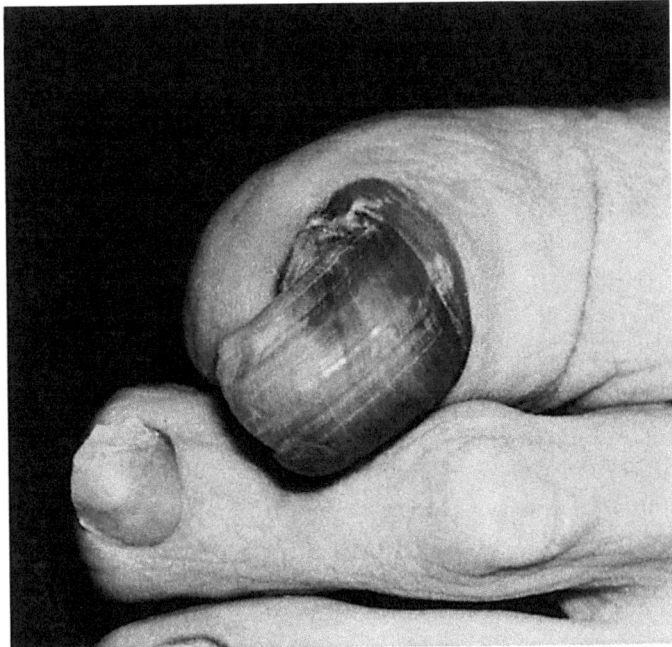

Figuur 16.6 Onychogryphosis.

2 bij acute ingegroeide nagel, eerste presentatie: gootjesbehandeling of mogelijkheid 4;
3 bij acute ingegroeide nagel met subunguaal etter: nagelrandexcisie of mogelijkheid 4;
4 bij recidief ingegroeide nagel of verdikte chronisch ingegroeide nagel: fenolcauterisatie of wigexcisie met wegnemen van matrix en eventueel nagelbedexcisie; bij onychogryphosis: fenolcauterisatie van de gehele matrix.

Subunguaal hematoom

Een dergelijk hematoom kan zich ontwikkelen als gevolg van een trauma door een zwaar voorwerp dat op de grote teen valt. Een uiterst pijnlijke bloeduitstorting is het gevolg. De behandeling kan op eenvoudige wijze geschieden door een gaatje te branden in de nagel met behulp van een roodgloeiend gemaakte naald of paperclip (zie figuur 16.7). Zoals reeds werd vermeld kan zich als gevolg van dit trauma later een onychogryphosis ontwikkelen.

Indien een donkere verkleuring van het nagelbed is opgetreden en er een dubieus trauma in de anamnese bestaat, is het mogelijk dat er sprake van een tumor van het nagelbed is. Soms betreft het in dat geval een melanoom van het nagelbed. Deze diagnose moet men overwegen bij de volgende symptomen:
- pigmentatie van het nagelbed;

AFWIJKINGEN VAN DE VOET 217

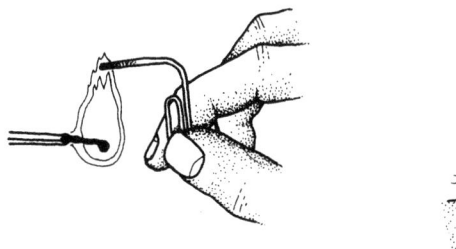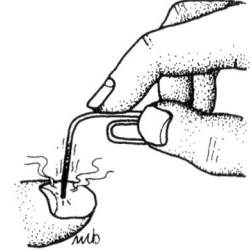

Figuur 16.7 Na het roodgloeiend maken van een paperclip wordt met het hete uiteinde een gaatje in de nagel geboord ter ontlasting van het hematoom.

- persisterende paronychia en granulatie van het nagelbed;
- onverklaarde (kleur)veranderingen van het nagelbed;
- persisterende laesie na trauma van het nagelbed.

Subunguale exostose

Een subunguale exostose is een osteogeen uitgroeisel aan het dorsum van de distale falanx van de grote teen. Zij kan zich ook wel eens distaal van het nagelbed ontwikkelen. Het is een lastige afwijking die veel klachten kan veroorzaken, daar de schoen op de opgeheven nagel en het nagelbed gaat drukken. Verwarring met een ingegroeide nagel kan wel eens ontstaan. Op de röntgenfoto's is bij dwarse opname een duidelijk benig uitgroeisel zichtbaar. De behandeling bestaat uit verwijdering.

Techniek
Onder geleidingsanesthesie wordt een 1 cm grote incisie gemaakt in het distale einde van de teen tot op de distale punt van de falanx. De weke delen worden op periostaal niveau afgeschoven. Met een mosquitoklem wordt het nagelbed proximaal van de exostose losgemaakt. De reden van deze benadering is de bloedvoorziening van het nagelbed niet te verstoren. Met een tandartsenvijltje wordt de exostose glad geschaafd (zie figuur 16.8). Benadert men de exostose door de nagel en het nagelbed heen, dan ontstaat een misvormde nagel.

Voetwratten

Voetwratten (verrucae pedis) zijn een zeer veel voorkomende afwijking, vooral bij jonge mensen. Deze wratten kunnen zeer pijnlijk zijn. Ze kunnen op elke plaats op de voetzool ontstaan, maar meestal op de bal van de voet of aan de hiel (figuur 16.9). Zij worden veroorzaakt door het humanepapillomavirus (HPV) type 1. Het lopen met blote voeten in vochtige ruimten zoals kleedhokjes, gemeenschappelijke douches en zwembaden zou hierbij een belangrijke rol spelen. De wrat heeft een typische papillomateuze structuur, maar in plaats van buiten de huid uit te steken is deze door het erop staan en lopen, begraven onder een eeltlaag waarbij slechts de toppen van de

218 KLEINE CHIRURGISCHE INGREPEN

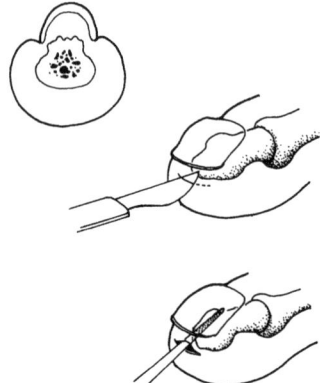

Figuur 16.8 Verwijderen van een subunguale exostose via een kleine dwarse incisie in de top. Onder de nagel wordt de exostose onder het nagelbed weggevijld.

Figuur 16.9 Grote wrat bij de hielhuid.

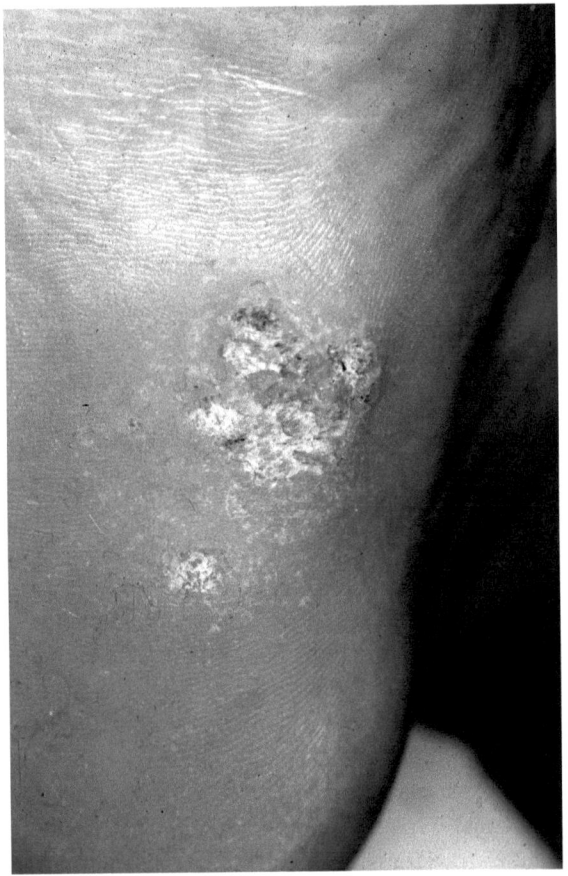

papillae zichtbaar zijn. Na verloop van tijd worden voetwratten door het afweersysteem vernietigd en verdwijnen dan vanzelf, maar dat kan soms wel jaren duren.

Behandeling
Er zijn verschillende conservatieve behandelingen mogelijk:
- Zelfmedicatie met salicylpleister of -zalf, gevolgd door afschuren of -knippen. Deze preparaten zijn bij apotheker of drogist verkrijgbaar. De behandeling vereist wel enige volharding daar het maanden kan duren voordat het effect heeft.
- Vloeibare stikstof die met een wattendrager op de wrat wordt aangebracht. Door de bevriezing wordt het virus gedood, waardoor de wrat met omringende huid na enkele dagen loslaat. Bezwaar is dat de procedure nogal pijnlijk is en mogelijk niet effectief.
- Vooral de grotere wratten zijn moeilijk te vernietigen. Daarom zal de behandeling hiervan eigenlijk moeten bestaan uit een verwijdering met de scherpe lepel. Belangrijk is dat de randen van de voetwrat zich onder de huid uitstrekken, vooral in het gebied waarin een dikke eeltlaag waarneembaar is. Om een recidief te voorkomen is het van belang dat geen delen van de wrat worden achtergelaten. Tot ruim in het gezonde weefsel moet de wrat daarom gecuretteerd worden, waarbij het soms gemakkelijk is om met behulp van de schaar de eeltmassa aan de rand te verwijderen, waarna met de scherpe lepel nagekrabd kan worden. Het is soms verbazingwekkend, welk een groot defect er dan kan ontstaan. Het is altijd een oppervlakkig defect dat zich in enkele dagen sluit zonder een litteken achter te laten (zie hoofdstuk 7, figuur 7.3). Het grote bezwaar van deze procedure is de pijnlijkheid. Deze moet dan ook uitgevoerd worden onder plaatselijke verdoving, die gepaard gaat met een uitermate gevoelige prik.
- Coaguleren onder plaatselijke verdoving. Bezwaar hiervan is dat door de brandwond die dan optreedt, een litteken ontstaat.

Clavus en eelt
Clavi en eelt worden beide gevormd door intermitterende druk en frictie over een gebied met een flinke weerstand. Er is geen bevredigende verklaring waarom zich in het ene geval pijnlijke clavi vormen en in het andere geval niet. Pijnlijke clavi zijn belangrijk, niet zozeer omdat ze pijn geven, maar vooral omdat ze het verkeerde gebruik van de voet bevorderen, hetgeen dan weer aanleiding kan geven tot een metatarsalgie. Deze metatarsalgie kan op iedere leeftijd ontstaan, maar meestal op middelbare leeftijd wanneer er neiging bestaat tot toenemen van het lichaamsgewicht en afnemen van de spiertonus. Elk van de vier laterale metatarsofalangeale gewrichten kan aangedaan worden en vaak meer dan één tegelijk. Het begin is meestal geleidelijk maar kan ook plotseling zijn, bijvoorbeeld door een gering trauma of het dragen van nieuwe schoenen. De pijn wordt eerst gevoeld in de aangedane gewrichten, maar straalt later uit over de hele voet en soms tot in de kuit en het scheenbeen. Deze pijn

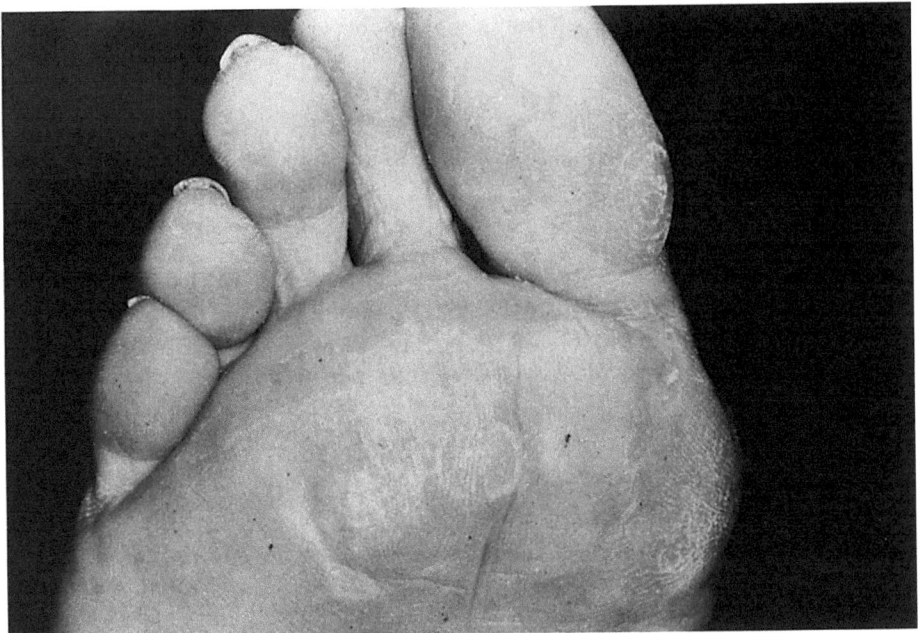

Figuur 16.10 Pathologische eeltvorming op de kopjes van het os metatarsale II en III.

wisselt in intensiteit, maar heeft de neiging om te verergeren en kan zo hevig worden dat het lopen bijna onmogelijk wordt.

Bij onderzoek bestaat er gevoeligheid over het distale gedeelte van het kopje van het os metatarsale wanneer dit vrijgemaakt wordt door dorsiflexie van de teen. Ook wordt drukpijnlijkheid aangegeven over het plantaire en dorsale gedeelte van dit kopje. Een acute pijn kan opgewekt worden door passieve plantaire flexie van het metatarsofalangeale gewricht. Er kan zwelling bestaan op het dorsum van de voet, soms een oppervlakkig oedeem. Bij langdurig bestaande gevallen wordt de bal van de voet convex en doet zich pathologische eeltvorming voor op het prominerende kopje (zie figuur 16.10). Afwezigheid van een normale longitudinale plooi tussen het eerste en tweede os metatarsale is een eigenlijk constante bevinding bij langdurige intrinsieke spierdisfunctie. Deze eeltvorming wordt vaak versleten voor een clavus of voor een voetwrat en aldus behandeld. De oorzaak wordt dan door deze behandeling niet opgeheven. De eeltvorming zal steeds weer terugkeren en de patiënt blijft klagen over pijn in de voet.

Men onderscheidt een harde clavus en een zachte clavus. De harde clavus ontstaat over een benig uitsteeksel, vooral aan de laterale zijde van de kleine teen, op het dorsum van een interfalangeaal gewricht (hamerteen) of onder de punt van de teen vlakbij de nagel (malletteen). Zachte clavi bevinden zich bij voorkeur op vochtige plaatsen waar de huid in contact met huid staat. De meest bekende plaats is tussen de vierde en vijfde teen; een kleine exostose is meestal de oorzaak. Deze clavi hebben een zacht, wittig aspect met een centrale delle, maar structureel zijn ze hetzelfde als de harde clavus.

Behandeling
De behandeling van de anterieure metatarsalgie kan geschieden door middel van rust en fysiotherapie. Een recidief is echter steeds mogelijk, tenzij de primaire oorzaak wordt verwijderd. Een heropvoeding voor het gebruik van de intrinsieke spieren is een belangrijk deel van de behandeling. Genezing is niet waarschijnlijk, tenzij de goede spierfunctie kan worden hersteld. Daarnaast is een goede steunzoolvoorziening van belang, waarbij het gewelf van de steunzool juist posterieur van de kopjes van de metatarsalia moet komen te liggen. Het gebruik van wijdere schoenen en goed aangelegde kussentjes kan bij de zachte clavi hulp bieden. Ook kan conservatieve behandeling van clavi en eelt geschieden met behulp van salicylzuurpleisters waardoor de eeltlaag verweekt wordt en soms loslaat van de onderliggende huid. Een pijnlijke clavus kan op deze manier verwijderd worden, maar een recidief is waarschijnlijk, tenzij de oorzaak van het ontstaan van deze clavus wordt opgeheven.

Chirurgische behandeling bestaat voor de harde clavus als regel in een artroplastiek, terwijl voor de zachte clavi de kleine exostose onder geleidingsanesthesie afgeknabbeld moet worden.

Exostose op de voetrug
Deze voor de patiënt vaak hinderlijke afwijking bestaat uit een vergroting van het basiskopje van het os metatarsale 1 en van het os cuneiforme 1, elk aan beide zijden van hun gewricht. Hoewel hier strikt genomen geen sprake is van een exostose maar slechts van een vergroting of een randwoekering, kan de afwijking bijzonder lastig zijn. Soms ontwikkelt zich een bursa over deze beenharde zwelling.

Behandeling
Soms is het voldoende om de patiënt aan te bevelen een ander soort schoenen te dragen, waarbij over dit gebied niet een strakke band loopt. Soms zijn de klachten van dien aard dat het noodzakelijk wordt het prominerende bot te verwijderen.

Techniek
Onder infiltratieanesthesie wordt een lengte-incisie gemaakt over het bewuste gewricht. Deze incisie wordt ten minste tot anderhalve centimeter voorbij het gewricht aan weerszijden doorgezet. De 'exostose' wordt vrijgeprepareerd met het mes en met een raspatorium, waarna met de knabbeltang het overtollige bot wordt verwijderd, zodanig dat er sprake is van een schotelvormge excisie, daar anders postoperatief de zwelling nog steeds zichtbaar zal zijn. De huid wordt gesloten met monofile nylon.

Afwijkingen aan de tenen

Hamerteen

Een hamerteen heeft een rechthoekige flexiedeformatie in het proximale interfalangeale gewricht. De weke delen daaronder zijn gecontraheerd en beletten het strekken van de teen. Het distale interfalangeale gewricht kan geflecteerd, recht of gehyperextendeerd zijn. In het metatarsofalangeale gewricht bestaat een hyperextensie, waarbij de proximale falanx vaak op het dorsum van het kopje van de metatarsale rust. De afwijking kan aanwezig zijn in slechts één teen, meestal in de tweede, minder vaak in de derde en de vierde. Zij kan symmetrisch, bilateraal bestaan en soms zijn verschillende tenen aangedaan. De oorzaak is onzeker. In sommige gevallen bestaat er een familiaire dispositie. Bij sommige patiënten wordt de teen omhooggetrokken ter vermijding van de druk van een misvormde naastliggende teen. Meestal is er dan sprake van een hallux valgus. Soms, wanneer de teen ongewoon lang is, kan slecht passend schoeisel de oorzaak van het ontstaan van een hamerteen zijn. Veel hamertenen zijn symptoomloos, maar sommige zijn zeer pijnlijk. De pijn wordt dan veroorzaakt door een clavus die op het dorsum van het proximale interfalangeale gewricht ontstaat en tevens door een clavus die optreedt aan het uiterste puntje van de teen. Een metatarsalgie kan eveneens de oorzaak van de pijn zijn. Deze wordt dan veroorzaakt doordat de teen het kopje van het metatarsale naar beneden drukt en het daarbij laat promineren in de voetzool.

Behandeling
Bij heel jonge kinderen kan de teen behandeld worden door deze te verbinden met een pleister aan de naburige tenen. Deze behandeling moet gedurende vele maanden worden voortgezet om een permanent resultaat te verkrijgen. Bij volwassenen wordt verwijdering van de pijnlijke clavus eigenlijk altijd gevolgd door een recidief, zodat dit onvoldoende is. Operatieve correctie van de teen dient dan te geschieden. Ampu-

Figuur 16.11 Eerste wijze van correctie van een hamerteen. Na verwijderen van het PIP-gewricht wordt een kirschnerdraad eerst naar distaal door de falangen gedreven en vervolgens naar proximaal.

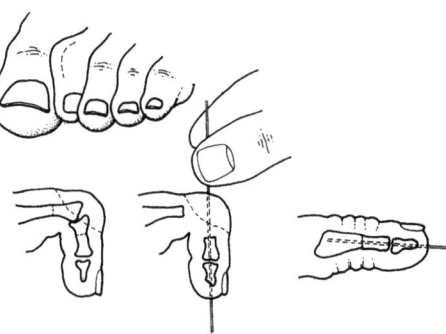

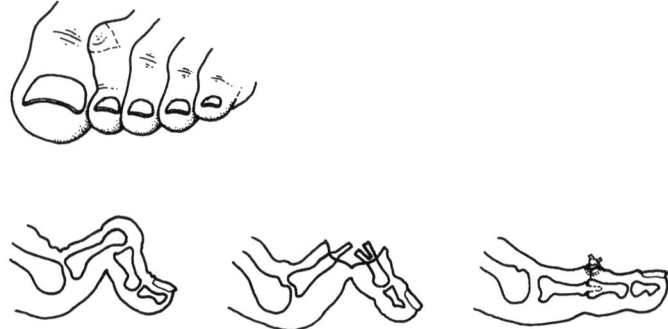

Figuur 16.12 Tweede wijze van correctie van een hamerteen. Na verwijderen van de clavus wordt een aanpassing gemaakt, waardoor de proximale falanx in de middelste falange past.

tatie van de tweede teen dient in het algemeen te worden nagelaten ten einde een valgusstand van de grote teen te vermijden. Daarom verdient een operatie waarbij de teen weer gestrekt wordt, de voorkeur. De meest voorkomende operatieve procedure is de artrodese van het proximale interfalangeale gewricht. Deze kan worden verricht door een excisie van het gewricht, waarbij echter vaak geen consolidatie ontstaat. Deze consolidatie kan wel bewerkstelligd worden wanneer de falangen worden gespalkt door een kirschnerdraad.

Techniek
Er zijn drie technieken mogelijk.

1. Bij de eerste techniek wordt een longitudinale incisie van 2,5 cm over het dorsum van het proximale interfalangale gewricht gemaakt. Indien er een duidelijke clavus bestaat, moet deze worden geëxcideerd. De extensorpees wordt in de lengte gekliefd en opzij gehouden. Het interfalangeale gewricht wordt vrijgelegd en gereseceerd door verwijdering van de basis van de middenfalanx en van het kopje van de proximale falanx. Er moet voldoende bot worden gereseceerd om de afwijking te kunnen corrigeren. De fixatie van de resten van de falangen met behulp van een kirschnerdraad geschiedt als volgt: de draad wordt eerst door het midden van het mergkanaal van de middenfalanx naar distaal geboord, zover dat de draad door de huid naar buiten steekt. Vervolgens wordt de boor distaal op de draad gezet om deze naar binnen in het mergkanaal van de basisfalanx te brengen. Op deze wijze ontstaat een consolidatie in rechte stand. De kirschnerdraad kan na drie weken verwijderd worden. Vaak bestaat er een extensiecontractuur van het metatarsofalangeale gewricht, die kan worden opgeheven door klieven van de extensorpees, of door een dorsale capsulotomie van het metatarsofalangeale gewricht (zie figuur 16.11).
   Nabehandeling. Belasting is voor één week niet toegestaan, waarna met volledige belasting kan worden aangevangen.

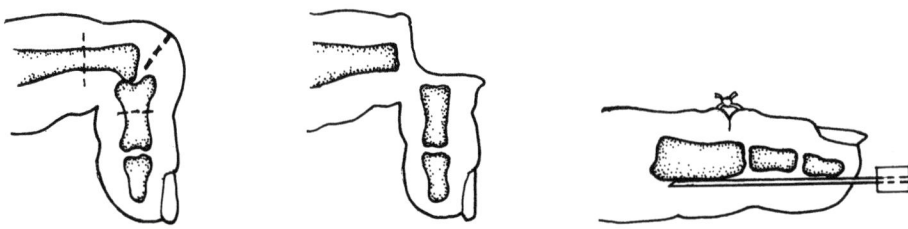

Figuur 16.13 Derde manier van hamerteencorrectie. Na resectie van het PIP-gewricht worden retinaculum en huid gesloten. Onder de falangen wordt een naald geschoven die de teen spalkt. Zo ontstaat een stevige fibreuze verbinding, dan wel een artrodese.

2. Een andere methode is die waarbij aan het eind van de proximale falanx een punt wordt gemaakt. Het kopje van de mediale falanx wordt voor het grootste deel gereseceerd om vervolgens in de mediale falanx een holletje te maken waarin de punt van de proximale falanx past. De techniek is als volgt: de clavus wordt ellipsvormig omsneden en verwijderd. De extensorpees wordt dwars doorsneden en het dorsale kapsel van het proximale interfalangeale gewricht wordt geopend. Het kopje van de proximale falanx wordt schuin gereseceerd, zodat er een punt ontstaat. Het kraakbeen van de middenfalanx wordt gereseceerd en in de mergholte wordt een holletje gemaakt, dat net zo groot is als de punt van de proximale falanx. Deze punt wordt nu in de mergholte van de mediale falanx gedreven, zodat er een stabiele fixatie ontstaan is. Vervolgens wordt de extensorpees gehecht en wordt de huid gesloten. De teen wordt gespalkt aan de buurtenen. Hierna wordt, in geval van een hyperextensiestand van het metatarsofalangeaal gewricht, de extensorpees gekliefd (zie figuur 16.12).

Nabehandeling. Belasting is voor een week niet toegestaan, waarna met volledig belasten kan worden begonnen.

3. De derde methode is gedeeltelijk als de eerste, maar het inbrengen van een kirschnerdraad wordt achterwege gelaten. Er ontstaat dan een fibreuze verbinding tussen de falangen, die vaak een duidelijke vermindering van de klachten geeft. Voor het verminderen van de klachten is de consolidatie van de twee falangen niet essentieel. Het is immers de clavus, die de patiënten klachten geeft en niet zozeer de hamerteen zelf (zie figuur 16.13).

Nabehandeling. Eén dag met het been hoog, waarna met volledige belasting kan worden begonnen.

Malletteen

Bij een malletteen bestaat er een flexiedeformatie van het distale interfalangeale gewricht die kan optreden bij elke van de laterale vier tenen. Deze afwijking kan pijnloos zijn, maar soms wordt er een clavus gevormd, hetzij op het dorsum van de teen ter plaatse van het gewricht, of aan de punt van de teen vlakbij de nagel. Vooral deze laatste afwijking is bijzonder pijnlijk en zeer resistent tegen conservatieve behandeling.

Behandeling
Bij kinderen kan de afwijking behandeld worden door de teen vast te plakken zoals bij een hamerteen; bij volwassenen is het mogelijk de clavus telkens te laten behandelen door de pedicure. Operatieve behandeling heeft echter de voorkeur. Het verstandigst is om het distale interfalangeale gewricht te reseceren, waarbij er een fibreuze verbinding ontstaat tussen de twee falangen, zoals is beschreven bij de hamerteencorrectie. Het duurt gewoonlijk enige tijd voordat de patiënt volkomen pijnvrij is. Is een snelle pijnloosheid wenselijk, dan kan een amputatie van de distale falanx verricht worden.

Digitus quintus superadductus
Bij deze afwijking staat de vijfde teen in varusstand over de vierde. Vaak is dit een congenitale afwijking, die het gevolg is van een te korte extensorpees, mediale huid en kapselcontractuur.

Behandeling
Deze bestaat in het vastplakken van de vijfde teen aan en naast de vierde. De behandeling moet direct na de geboorte aanvangen. Chirurgische behandeling omvat verwijdering van de vijfde teen of een Z-plastiek van de mediale huid waar de webspace tussen vierde en vijfde teen wordt gebruikt, alsmede een tenotomie en een capsulotomie. De teen wordt in een plantairflexiestand gehecht.

Hallux valgus
Dit is de meest voorkomende afwijking van de voet, die in een geringe graad bij zeer vele volwassenen van de westerse volken gezien wordt; zij kan dus nauwelijks abnormaal genoemd worden. De ernstiger misvormingen geven aanleiding tot pijn.

De oorzaak is zeer moeilijk vast te stellen. Kaplan ontdekte door dissectie van kadavers met een hallux valgus een voortzetting van de pees van de m. tibialis posterior in de m. flexor hallucis brevis en m. adductor hallucis. Hij stelde dit niet vast bij normale voeten. Hij meent dat deze anatomische variatie een rol speelt bij de ontwikkeling van de hallux valgus. Er bestaat vaak een familiale dispositie, hoewel vrouwen veel vaker dan mannen door deze afwijking zijn aangedaan. Er zijn aanwijzingen dat het ontstaan van de deformatie begint met een mediale deflectie van het 1e os metatarsale. De basis van de proximale falanx gaat met het kopje van de eerste metatarsale mee, waardoor de proximale falanx om de insertie van de m. adductor hallucis aan zijn basis draait, met als gevolg naar lateraal afbuigen van het distale gedeelte van de teen (zie figuur 16.14). Aangezien het draaipunt vlakbij het gewricht ligt, brengt een kleine beweging aan de basis een sterke verplaatsing aan de top van de teen met

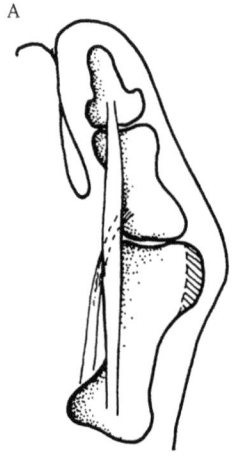
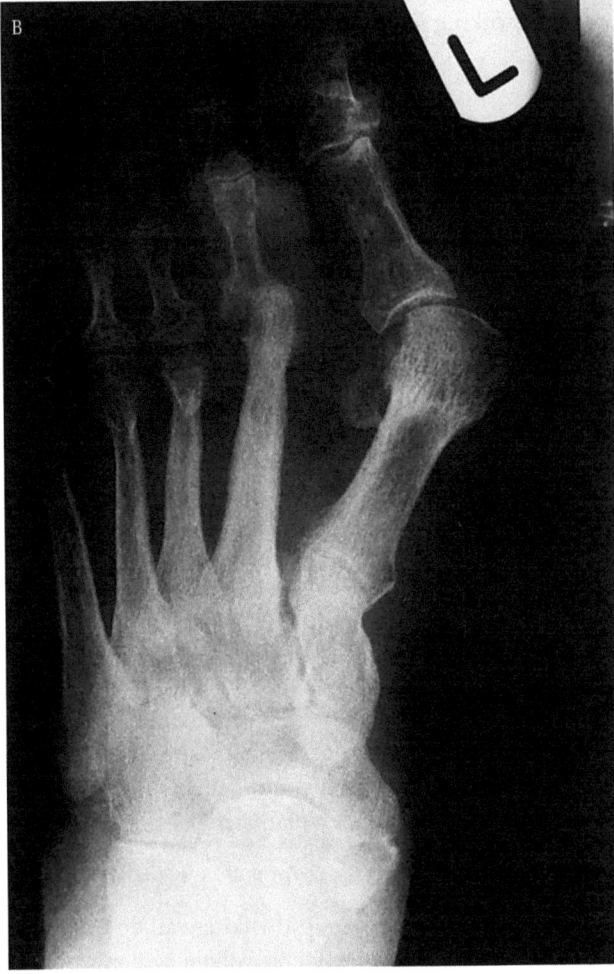

Figuur 16.14   A Door de excentrische trekkracht van de strekpees wordt de grote teen steeds meer in een valgusstand getrokken. B Hallux valgus, waarbij de varusstand van het os metatarsale 1 opvalt, alsmede de rotatiestand van de grote teen.

zich mee. De flexor- en extensorpezen, die door de stand van de teen naar lateraal worden verplaatst, zullen de afwijking alleen maar doen toenemen door het excentrisch werken van hun krachten (zie figuur 16.15). Ten slotte zal er een contractuur van het laterale gedeelte van het kapsel van metatarsofalangeale gewricht ontstaan, alsmede een contractuur van de m. adductor hallucis, zodat zelfs een passieve correctie van de afgebogen falangen onmogelijk wordt. Omdat de m. adductor hallucis is geïnsereerd vlakbij de plantaire zijde van de falanx, gaat de grote teen geleidelijk roteren om zijn lengteas en wijst de nagel naar mediaal. Het gewrichtskraakbeen van het kopje van het metatarsale wordt door de verplaatsing van de basisfalanx beschadigd. Er ontwik-

AFWIJKINGEN VAN DE VOET 227

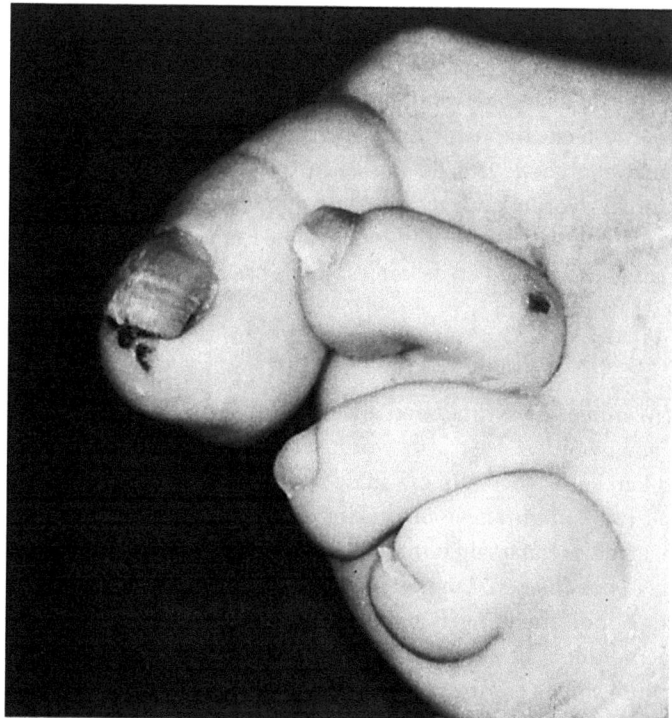

Figuur 16.15   Hallux valgus door het gemis van de steunende werking van de tweede teen bij een patiënt met een diabetische voet.

kelt zich een fibreuze massa over het uitstekende bot van het os metatarsale 1. Oppervlakkig hiervan ontstaat een bursa, die ook wel 'bunion' genoemd wordt. Ten slotte vormt de huid in dit gebied een eeltlaag. Het verwijderen van de tweede teen kan bij een reeds bestaande lichte valgusstand een toename hiervan tot gevolg hebben (zie figuur 16.15).

De pijn is eigenlijk niet zozeer afhankelijk van de ernst van de misvorming, daar er soms een grove afwijking bestaat met weinig klachten, terwijl een zeer geringe afwijking aanleiding kan zijn tot invaliderende pijn. De symptomen vallen uiteen in twee categorieën, namelijk die welke te wijten zijn aan de bursa en die welke het gevolg zijn van de deformatie en de metatarsalgie. De bursa wordt pijnlijk wanneer druk en frictie tegen de binnenkant van de schoen aanleiding geven tot een ontsteking. Door het produceren van vocht zet de bursa wat uit; vaak ontstaat in de huid een zeer kleine, maar zeer pijnlijke clavus. Infectie treedt dan niet zelden op, bijvoorbeeld wanneer de patiënt probeert om de clavus te verwijderen. De huid raakt ontstoken waarbij de bursa ten slotte suppuratieve ontstekingsverschijnselen gaat vertonen. Slechts zelden breidt de ontsteking zich uit naar het bot of gewricht.

Secundaire afwijkingen zoals hamertenen kunnen eveneens een belangrijke oorzaak zijn voor de pijn. Doordat de grote teen onder de tweede en soms de derde teen schuift, ontstaat een dorsale dislocatie van de proximale falanx van de tweede teen en soms ook van de derde teen, die aanleiding geeft tot hevige pijn. Doordat de afwijking interfereert met een goede functie van de intrinsieke voetspieren, waardoor de bal van de voet convex wordt, kan metatarsalgie optreden. Dit kan gemakkelijk worden ontdekt door palpatie van de prominerende kopjes van de metartarsalia. Wanneer de afwijking al lang bestaat, is er op de kopjes van de ossa metatarsalia een pathologische eeltvorming waarneembaar.

Behandeling
Conservatief. Wanneer de symptomen alleen tot de bursa beperkt zijn, kan deze vrij van pijn gemaakt worden. De clavus wordt verwijderd, de bursa wordt soms leeggezogen en het kan soms goed zijn om in de bursa 0,5 ml hydrocortison te deponeren zodat de vaak non-suppuratieve ontsteking tot rust komt. Wanneer de deformatie gering is, maar de metatarsalgie uitgesproken, is de verleiding groot om alleen de metatarsalgie te behandelen. Dit is zelden zinvol.

Bij ernstige oude afwijkingen is van een conservatieve behandeling weinig resultaat te verwachten door de desorganisatie van de voetfunctie. Redelijk resultaat kan verwacht worden van de combinatie van operatie, metatarsale kussentjes en speciale schoenen.

De operatieve behandeling van deze afwijking valt eigenlijk buiten bestek van dit boek, zodat hiervoor verwezen wordt naar orthopedische handboeken.

Hallux rigidus

Hallux rigidus treedt voornamelijk op bij volwassenen, bij mannen meer dan bij vrouwen en vooral bij mensen met een vrij lange grote teen. De afwijking wordt vaak bilateraal gevonden. Trauma kan een etiologische factor zijn. Waarschijnlijk zijn herhaalde kleine letsels de oorzaak van de afwijking. De pathologische veranderingen die optreden zijn als die bij een artrose (zie figuur 16.16). Het gewrichtskraakbeen van het kopje van het metatarsale vertoont erosies en er worden osteofyten gevormd, voornamelijk aan de dorsomediale en laterale oppervlakte. Gelijke afwijkingen treden vaak ook op aan de basis van de proximale falanx en in de corpora sesamoidea. Over dit gewricht heen kan een bursa ontstaan.

De beweeglijkheid van de grote teen is beperkt, waarbij vooral de dorsale flexie sterk verminderd is. De plantaire flexie is in eerste instantie nog normaal. De hevigheid van de pijn is niet overeenkomstig de graad van stijfheid. Sommige mensen hebben een stijve grote teen zonder dat deze pijn geeft; wel kan de bursa die over de osteofyten is ontstaan aanleiding geven tot klachten. Het stijf worden van de teen treedt geleidelijk op en de patiënt leert ermee te leven door bij het lopen gedeeltelijk over de laterale voetrand af te wikkelen. Het begin van de pijn wordt vaak veroorzaakt

AFWIJKINGEN VAN DE VOET 229

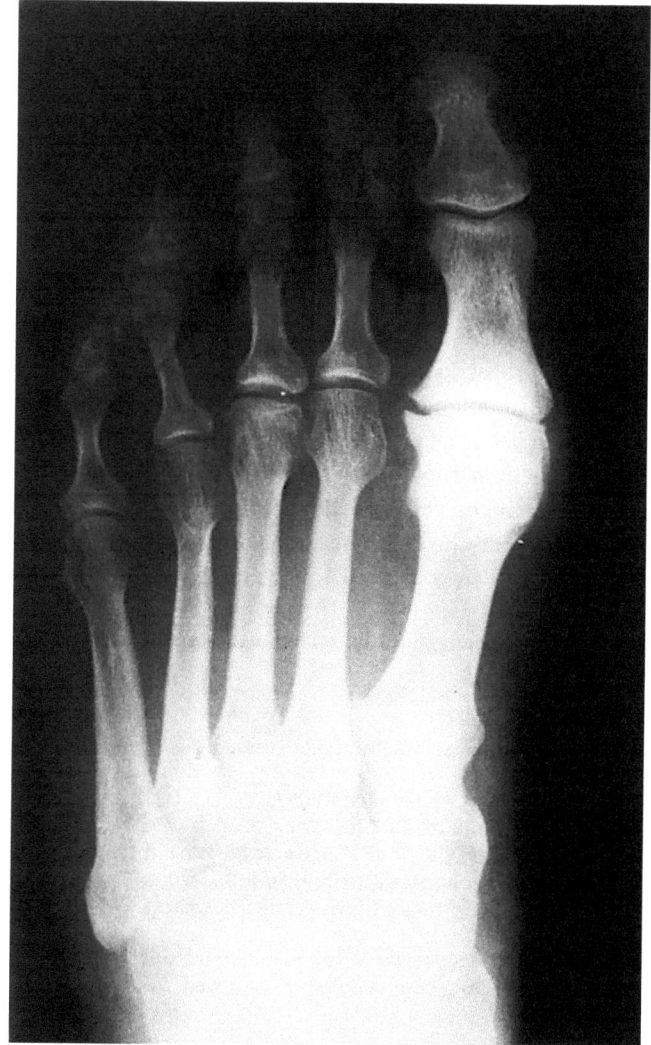

Figuur 16.16 Een typisch hallux rigidus bij een patiënt met een ulcus op de punt van de grote teen. Het ulcus werd genezen door de schoen te voorzien van een afwikkelbalkje.

Figuur 16.17 Afwikkelbalkje

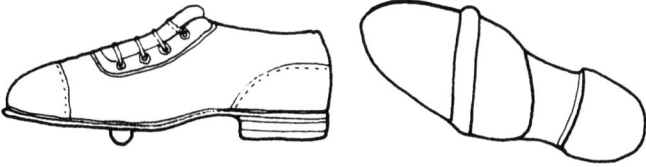

door een gering trauma. Indien er eenmaal pijn is opgetreden, blijft deze bestaan. De werkelijke oorzaak van de pijn varieert nogal: zij kan het gevolg zijn van bewegingen in het artrotische gewricht, van belasting van de artrotische corpora sesamoidea, van druk op de bursa over de exostosen of druk op de exostosen zelf, van extra belasting van het interfalangeale gewricht of van eeltvorming van de huid van de punt van de grote teen. Tevens kan een anterieure metarsale pijn ontstaan doordat het afwikkelen steeds geschiedt over de laterale voetrand.

Behandeling
Vaak kan op eenvoudige wijze verlichting van de klachten bewerkstelligd worden door een afwikkelbalk onder de schoen aan te brengen (zie figuur 16.17). Op deze wijze zijn veel vooral oudere patiënten goed te helpen. Operatie is echter de enige methode om de pijnklachten van het grootste gedeelte van de patiënten te laten verdwijnen. Er zijn twee mogelijkheden: artroplastiek en artrodese. De artroplastiek verdient de voorkeur. Deze behandelingen vallen buiten het bestek van dit boek. Hiervoor wordt verwezen naar de orthopedische handboeken.

LITERATUUR
Coughlin MJ, Shurnas PS. Hallux rigidus: surgical techniques (cheilectomy and arthrodesis). J Bone Joint Surg 2004;86A (Suppl 1 Part 2):119-130
Dieudonne M, Eekhof JAH, Knuistingh Neven A. Ingegroeide teennagel. Huisarts Wet 2002;45:138-9
Freeman DB. Corns and calluses resulting from mechanical hyperkeratosis. Am Fam Physician 2002;65:2277-80
Gerritsma-Bleeker CLE, Klaase JM, Geelkerken RH, Hermans J, Det RJ van. Partial matrix excision or segmental phenolization for ingrowing toenails. Arch Surg 2002;137:320-5
Schneider W, Aigner N, Pinggera O, Knahr K. Chevron osteotomy in hallux valgus: ten-year results of 112 cases. J Bone Joint Surg (Br) 2004;86-B:1016-20
Singh D, Bentley G, Trevino SG. Fortnightly review: callosities, corns, and calluses. BMJ 1996;312:1403-6
Torkki M, Malmivaara A, Seitsalo S, Hoikka V, Laippala P, Paavolainen P. Surgery vs orthosis vs watchful waiting for hallux valgus: a randomized controlled trial. JAMA 2001;285:2474-80.

Register

aambei 136
abces
  anorectaal 145, 146
  pilonidaal 107
afwijkingen, congenitale 128
anale kanaal
  anatomie 129
  onderzoek 131
  pyogene ontstekingen 144
anesthesie
  allergische reacties 26
  complicaties verbonden aan de techniek 27
  intoxicaties 26
  psychogene reacties 27
  reacties op adrenaline 27
anus
  blokkade 35
  inspectie 132
arteria-temporalisbiopt 176
atheroomcyste 99
  excisie 100
  incisie 100
  infectie 99
ATLS®-principe 186

basaalcelcarcinoom 112, 116
basaalcelpapilloom 121
behandelkamer 13
besenreisvenen 207
bijtwonden
  dierlijke 71
  hondsdolheid 72
  menselijke 70
bindweefselherstel 51
biopt
  arteria-temporalis 176

  nervus-suralis 178
  spierfascie 179
  stans 175
  tru-cut 176
bloedstelpende technieken 63
blokkade
  anus 35
  n. medianus 31
  n. radialis 31
  n. ulnaris 32
  penis 35
  rectum 35
  veld 30
  voet 37
Bowen, ziekte van 114
breslowclassificatie 122
bupivacaïne 23, 25
  indicatieschema 28
bursae, oppervlakkige 169
bursitis
  acute traumatische 170
  chronische 170
  subacute 170

calcaneusspoor 172
cambricwindsel 42
celstof 43
centraalveneuze katheter (CVK) 182
  inbrengen 183
  retroperitoneale bloeding 183
chloorethyl 39
circumcisie 151
clarkclassificatie 122
clavus 219

compressiesclerotherapie 195, 201
  complicaties 208
  trombo-embolische complicaties 209
condylomata acuminata 136
condylomata lata 136
congenitale afwijkingen 128
corebiopsie 176
cornu cutaneum 91
corpora aliena 59
crèpewindsel 42
crossectomie 197, 198
cryptitis 144
cysten 125
  digitale mucineuze 102
  geïnfecteerde 100
  myxoïde 102
  oppervlakkige 99
  traumatisch epitheel 102
cytokinen 50

dauerbinde 42
debridement 59
dermatofibroom 120
dermoïdcysten 102
desinfectantia 19
  glutaaraldehyde 20
  lysol 19
  peroxiden 20
desinfectie 17, 19
Dexon® 55
digitus quintus superadductus 225
dikkenaaldbiopsie 176
DKTP-vaccinatie 69
doppler-ultrasound 194

dorsal slit 153
drainage 80
DTP-vaccin 70

echogeleide sclerocompressie-
  therapie (ESCT) 206
eelt 219
Elastofix® 42
EMLA-crème 29
endoscopie 134
Engels pluksel 43
epicondylitis 163
epicondylopathie 163
epithelisatie 50
erysipelas 80
exostose
  op de voetrug 221
  subunguaal 217
extracorporale schokgolftherapie (ESGT) 164

fascia plantaris 172
fenolcauterisatie 214, 215
fibroadenomen 125
fibroma lenticulare 121
fibromen 98
fimosis 149
fissura ani 142
  behandeling 143
  symptomen 143
fistula in ano 145, 146
foamtechniek 204
frenulum, te kort 154
furunkel 81

gaas 43
ganglion 107
  aspiratie 108
  excisie 108
  ruptureren 108
geleidingsanesthesie 30
  n. medianus 31
  n. radialis 31
  n. ulnaris 32
  volgens Oberst 33
genitalia, mannelijke 149
giacomini vene 205

golfspelerselleboog 165
granuloma pyogenicum 95
groeifactoren 50

hallux rigidus 228
  behandeling 230
hallux valgus 225
  behandeling 228
hamerteen 222
  behandeling 222
handdesinfectie 21
handflegmone 89
hand held doppler (HHD) 194
handreiniging 21
hechtingen
  allgöwer 66
  donati 65
  hechtpleisters 66
  intracutaan 66
  leggen 65
  peesletsels 68
  plakstrips 67
  verwijderen 66
hechtmateriaal 55
  Dexon® 55
  kunststofvezels 56
  Maxon® 56
  Monocryl® 56, 66
  PDS 56
  polyglycolzuur 56
  polypropyleen 56
  vicryl 56
hechtpleister 56
hemangiomen 99
hematoom 156
  subunguaal 216
hematoomvorming 60
hemorroïden 136
  inwendige 139
  uitwendig 137
hemostase 63
hepatitis B, actie bij verwonde
  personen 77
hepatitis C, actie bij verwonde
  personen 77
hiv-infectie, actie bij verwonde
  personen 78
hondsdolheid 72
  postexpositievaccinatieschema 73, 74

huidafwijkingen
  maligne 111
  premaligne 111
huiddesinfectie 20
  chloorhexidine 21
  ethylalcohol 20
  hexachlorofeen 21
  jodium 20
huidhoorns 91
huidincisie 61
hydradenitis suppurativa 83
hydrofiele zwachtel 42
hydrokèle 157
  aspiratie en instillatie
    sclerosans 157
  operatie 158
hyperkeratose 115
hyperplasie, pseudo-epithelio-
  mateus 113, 115

ideaalwindsel 42
incisie 80
infiltratieanesthesie 29
infuus 181
  inbrengen van 181
infuusnaalden 181
ingegroeide nagelrand
  wigexcisie 213
ingegroeide teennagel 212
insluitcysten 103
instrumentarium
  anatomisch pincet 15
  chirurgisch pincet 15
  gatdoek 17
  mosquitoklem 15
  naaldvoerder 17
  net 15
  prepareerschaar 17
  rechte schaar 15
  scherpe lepel 17
  wondhaakjes 17
intradermale anesthesie 29

kaposisarcoom 121
karbunkel 82
katheter
  centraalveneuze 182
  verblijfs- 188
keloïd 96

keratoacanthoom *120*
kleurenduplexscanning *194*
knopen *64*
  halfinstrumenteel *64*
  plat *64*

lasertherapie, endoveneuze *197, 201*
laterale interne sfincterotomie (LIS) *144*
lidocaïne *23, 24*
  indicatieschema *28*
ligeren *196*
lipomen *97*
lokale anesthesie *23, 39*
  intoxicatieverschijnselen *26*

malleteen *224*
mamma
  afwijkingen *125*
  benigne afwijkingen *125*
  ontstekingen *127*
mammapoli *125*
mammatumoren *125*
MARIG *73-75*
marisken *137*
mastitis, non-puerperale *127*
mastitis puerperalis *127*
Maxon® *56*
melanoom *112, 116, 121*
melanosis circumscripta precancerosa *115*
melklijsten *128*
mepivacaïne *23, 25*
  indicatieschema *28*
molluscum contagiosum *95*
Monocryl® *56, 66*

naalden
  chirurgische *57*
  infuus *181*
naevus
  blauwe *121*
  fibromateus *117*
  grensvlak- *123*
  intradermaal *123*
  pigmentosus *122*
  pilosus *122*
  samengestelde *123*
nervus-suralisbiopt *178*
non-puerperale mastitis *127*

omspuitingsanesthesie *30*
onderbinding
  van de v. saphena magna *198, 199*
  van de v. saphena parva *200*
onychogryphosis *215*
operatietafel *13*

panaritium *86*
  c.s *86*
  ossale *88*
  tendineum *88*
papilloom *92*
parafimosis *150*
paronychia *84*
  chronische *86*
Pasteurella multocida *71*
PDS *56*
peesletsels, hechten *68*
penisblokkade *35*
pilonidaal abces *107*
plaveiselcelcarcinoom *113, 116, 118*
pleisterverband *43*
  elastisch *43*
poliglecaprone *56*
polyamide *56*
polydioxanon *56*
polyester *56*
polyglactin *56*
polygluconaat *56*
polyglycolzuur *56*
polypropyleen *56, 66*
polytelie *128*
ponsbiopsie *175*
Port-a-Cath *185*
precancereuze laesies *113*
  facultatief *115*
  sobligaat *113*
prikaccidenten *75*
  hepatitis B *75*
  hepatitis C *75*
  hiv *75*
  risico-inschatting *76*

prilocaïne *24*
  indicatieschema *28*
proctoscoop *134*

Quervain, ziekte van De *166*

rabiës *72*
  postexpositievaccinatieschema *73, 74*
randvenen
  getromboseerde perianale *138*
  perianale *137*
rectale toucher *132*
rectoscoop *134*
rectumblokkade *35*
rubberbandligatie *140*

sarcoom, kaposi *121*
sclerosantia
  gebruik en sterkte *202*
  intra-arteriële injectie *209*
  voor- en nadelen *202*
sclerotherapie *195*
  contra-indicaties *207*
  tegengestelde effecten *209*
sfincterotomie, laterale interne *144*
sinus pilonidalis *104, 105*
skin tags *137*
snapping finger *167*
Spaanse kraag *150*
spataders *191*
sperma-analyse *156*
  hardnekkig positief *156*
spermagranuloom *156*
spierfasciebiopt *179*
stansbiopt *175*
Staphylococcus aureus *82*
sterilisatie *17*
  chemische *18*
  droge verhitting *17*
  gammastraling *18*
  verzadigde stoom *18*
steriliteit, geldigheidsduur *18*
Stockinette® *42*
stolsel, perianaal *138*

suppuratieve ontstekingen
79, 81

teenafwijkingen 222
teennagelafwijkingen 211
temporalisbiopsie 177
tendovaginitis stenosans 166, 167
tenniselleboog 163
tetanusimmuunglobuline (TIG) 69
tetanusprofylaxe 68
tetanustoxoïd 69
thoraxdrain 186
traumatische ontstekingen 161
tricotzwachtel 42
trigger finger 167
tromboflebitis 210
tru-cut biopt 176
Tubigrip® 42
tumoren
  oppervlakkige 91
  solide 126

varices 191
  CEAP-classificatie 191
  chirurgische behandeling 195

diagnose 193
indicatiestelling 195
varicosis 191
vasectomie 154
veldblokkade 30
venasectie 185
verbandmiddelen 43
verbandtechniek 41
verbandwisseling 44
verblijfskatheter 188
verende vinger 167
verruca 93
  (condyloma) acuminata 93, 94
  digitata 93
  filiformis 93
  plana juvenilis 93, 94
  plantaris 93, 94
  seborrhoica 94
  vulgaris 93
vetnecrose 98
vicryl 56
voetblokkade 37
voetwratten 217

watten 43
weefsellijm 56
wiener watten 43
wigexcisie 213
wond
  accidentele 59

chirurgische 61
hechten 65
proliferatieve fase 50
remodelleringsfase 52
rijpingsfase 52
substraatfase 49
weefselreactie 49
wondbedekkers 41
wondbehandeling 53, 59
wondclassificatie 53
wondcontractie 51
wondexcisie 60
wondgenezing 49
wondreiniging 59
wondsluiting
  per primam intentionem 53
  per secundam intentionem 53
  per tertiam intentionem 55
wratten 93

xeroderma pigmentosum 112, 114

ziekte van Bowen 114
ziekte van De Quervain 166
zwachtels 42
zwachteltechniek 44

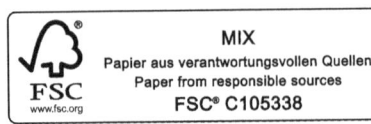

If you have any concerns about our products,
you can contact us on
ProductSafety@springernature.com

In case Publisher is established outside the EU,
the EU authorized representative is:
**Springer Nature Customer Service Center GmbH
Europaplatz 3, 69115 Heidelberg, Germany**

Printed by Libri Plureos GmbH
in Hamburg, Germany